全国食品药品监管人员培训规划教材

餐饮服务食品安全部分

餐饮服务食品安全技术监督

CAN YIN FU WU SHI PIN AN QUAN JI SHU JIAN DU

国家食品药品监督管理局人事司
国家食品药品监督管理局高级研修学院
组织编写

中国医药科技出版社

内容提要

本书是全国食品药品监管人员培训规划教材之一，是依据《2011～2015年全国餐饮服务食品安全监管人员培训指导大纲》的基本要求编写而成。

全书分为六章，重点介绍了餐饮服务食品安全技术监督的内涵、原则、体系和作用，餐饮服务食品安全检验的主要类别、主要项目和食品检验机构资质认定的基本要求，食品安全快速检测的方法，餐饮服务食品安全相关标准，餐饮服务食品安全风险监测与风险评估，信息技术在餐饮服务食品安全监管中的基本应用等，并在编写体例上列入学习要点、知识链接与知识拓展等项目，力求把法律知识、专业知识与实践经验融会贯通，有助于监管人员掌握技术监督的基本概念、基本知识和基本方法，以便更好地从事餐饮服务食品安全监管工作。

本书适合餐饮服务食品安全相关人员培训使用，也可作高等学校相关专业学习使用。

图书在版编目（CIP）数据

餐饮服务食品安全技术监督/国家食品药品监督管理局人事司，国家食品药品监督管理局高级研修学院组织编写. —北京：中国医药科技出版社，2013.1

全国食品药品监管人员培训规划教材

ISBN 978－7－5067－6075－1

Ⅰ.①餐…　Ⅱ.①国…　②国…　Ⅲ.①饮食业－食品安全－监管制度－技术培训－教材　Ⅳ.①R155.6

中国版本图书馆CIP数据核字（2013）第068187号

美术编辑　陈君杞
版式设计　郭小平

出版　中国医药科技出版社
地址　北京市海淀区文慧园北路甲22号
邮编　100082
电话　发行：010－62227427　邮购：010－62236938
网址　www.cmstp.com
规格　787×1092mm 1/16
印张　16 3/4
字数　229千字
版次　2013年1月第1版
印次　2013年1月第1次印刷
印刷　北京宝旺印务有限公司
经销　全国各地新华书店
书号　ISBN 978－7－5067－6075－1
定价　46.00元

全国食品药品监管人员培训规划教材建设指导委员会

全国食品药品监管人员培训规划教材
建设执行委员会

《餐饮服务食品安全技术监督》编委会

主　编　丁丽霞　文东旭

副主编　石阶平

编　者　(按姓氏笔画排序)

丁丽霞　文东旭　石阶平

朱小红　余晓琴　姜　莎

顾颂青　程奇珍　滕南雁

编者的话

我国食品药品监管队伍是政府履行监管职能、保障公众饮食用药安全的主要力量。监管人员直面社会公众，处理与人民群众健康和生命安全息息相关的公共事务，任务艰巨，责任重大。这支队伍的能力和素质，直接关系到社会的和谐稳定，关系党和国家威信和执政能力。

党中央高度重视食品药品监管队伍建设，2010年，《国家中长期人才发展规划纲要(2010－2020年)》将食品药品监管人才列为要加强培养的急需紧缺专门型人才。国务院在《国家药品安全“十二五”规划》又明确提出要形成一支规模适当、结构合理、素质优良的药品监管队伍。为落实党中央、国务院的战略部署，国家局颁布了《全国食品药品监管中长期人才发展规划（2011－2020年)》，对食品药品监管队伍建设做了全面的部署，今后十年，将是全系统教育培训科学发展的大好时期。

国家局始终高度重视监管队伍的教育培训，并对教育培训体系建设做出系统规划，把教材建设作为教育培训体系建设的重要内容之一。为此，成立了培训规划教材建设指导委员会，并于2010年，出版了药品、医疗器械监管培训规划教材（基础知识）共13本。即将出版的药品、医疗器械、餐饮服务食品安全监管规划教材（监管实务类）15本，则是紧密围绕提升监管人员能力和素质这一主题，在内容上，突出了针对性和实用性，力求将一线监管实践经验与专家学者的专业化理论知识有机结合，与食品药品行业发展和科技进步相适应。在形式上，力求体例新颖、操作性强，着重加强读者思考和解决问题能力的训练，突出案例分析，增强可读性，引导建立科学的思想、工作与学习方法。

教材建设是食品药品监管教育培训事业发展的永恒课题，也是食品药品监管理论和实践经验的结晶。这套教材的出版，必将对监管队伍能力建设起到积极的促进作用，希望广大食品药品监管人员认真学习，不断提高监管能力和水平。这套教材是食品药品监管系统成立以来，首次编写的规划教材，还需要在监管实践中不断地加以完善、丰富和提高。国家食品药品监督管理局将继续汲取各方面意见和建议，使这套教材更好地服务于食品药品监管事业发展。

国家食品药品监督管理局人事司

国家食品药品监督管理局高级研修学院

2013年1月

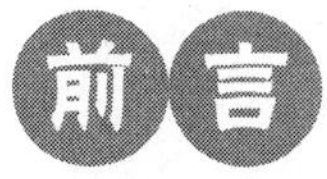

本教材是在近年来餐饮服务食品安全监管实践积累的基础上，对相关技术监督工作的依据、要求、程序、标准和方法等进行了尽可能系统的梳理、归纳和提炼，供各级领导、监管人员和检验人员学习、参照。

全书分为六章，重点介绍了餐饮服务食品安全技术监督的内涵、原则、体系和作用，餐饮服务食品安全检验的主要类别、主要项目和食品检验机构资质认定的基本要求，食品安全快速检测的基本概念、法律定位、技术要求和测定方法，食品安全标准的内容、性质、法律效力和餐饮服务食品安全标准体系的组成及相关标准内容，食品安全风险的基本概念、危害因子的种类及主要来源、餐饮服务食品安全风险特点，信息技术在餐饮服务食品安全监管中的基本应用、远程视频监控系统的主要技术和食品安全信息溯源系统在大型活动食品安全保障中的应用等。在编写体例上列入学习要点、案例示例、知识链接与知识拓展等项目，力求把法律知识、专业知识与实践经验融会贯通，使之有助于监管人员掌握技术监督的基本概念、基本知识和基本方法，以便更好地从事餐饮服务食品安全监管工作。

本教材涵盖了餐饮服务技术监督各方面内容，对实际监管工作具有较强的指导性。由于目前国内没有类似的教材，本教材是在集思广益基础上的一个创新和尝试，难免有不足和不妥之处，加之成书和付梓时间仓促、作者水平有限，敬请读者批评指正。

编者

2013 年 1 月

目录

第一章

总　论

学习要点

掌握餐饮服务食品安全技术监督的内涵和原则。
熟悉餐饮服务食品安全技术监督的体系。
了解餐饮服务食品安全技术监督的地位和作用。

“民以食为天，生以食为本”，随着社会、经济的发展和人民生活水平的提高，我国餐饮业在传承博大精深、源远流长的传统饮食文化基础上，适应时代发展和大众物质文化生活水平不断提高的需要，百花齐放，推陈出新，灵活经营，快速发展，成为我国国民经济的重要支柱行业。各种各样的餐饮服务企业不断涌现，随之而来的是各种食品安全问题，严重威胁着消费者的身心健康。因此，餐饮服务的监督工作就成为现代食品管理工作中的重要部分。

餐饮服务食品安全的监督工作主要分为行政监督和技术监督两种形式，技术监督是行政监督的基础，为其提供科学可靠的技术指标和数据，对行政监督起支撑作用。随着现代科技的不断进步和质检方法更加先进，技术监督与行政监督的良好结合成为深化食品监管工作的重要保障。本书就餐饮服务食品安全的技术监督，做一个系统的阐述。

第一节　餐饮服务食品安全技术监督概述

一、技术监督的由来、发展和内容

（一）技术监督的产生和发展

古代人类社会虽然有产品质量监督及相关的标准化和度量工作，但其往往和行政监督混合在一起，不能独立为技术监督，技术监督产生于以纺织业为主导产业的第一次产业革命时期。英国是第一次产业革命的发源地，发明了纺织工业的蒸汽机、锅炉等重要生产设备，但是由于初期设计和制造技术不成熟、质量不过关，导致生产过程中故障事故不断，甚至发生爆炸，危及生命财产的安全。为此，1862 年英国首先建立蒸汽锅炉监督局，负责对锅炉和变压容器的设计和制造过程的质量进行监督，从此开创了技术监督。尔后，欧美各国先后设立技术监督机构，如：德国设立了技术监督协会；十月革命胜利后的苏联，也在其中央政府下设置统一管理质量、标准化与计量等工作的国家标准化委员会（苏联解体后，在俄罗斯中央政府中设立国家标准化与计量委员会），并在大中型企业设立技术监督处/科。

（二）技术监督的主要对象

自1862年英国在世界上第一个设立技术监督部门——蒸汽锅炉监督局，至今已有150年历史，技术监督的对象和领域早已从蒸汽锅炉和受压容器，逐步扩展到起重提升设备、电器设备、机动车辆、电力、化工设备、玩具及计量仪器仪表等主要工农业产品，甚至延伸到环境保护、动植物生命健康保护等领域。

根据我国技术监督工作的对象分类及其归口部门，可以划分为下列10个主要方面。

（1）工农业产品质量监督；

（2）棉花及纤维产品质量监督；

（3）锅炉、受压容器、电梯、起重机和客运营运、娱乐设备等特种设备安全监察；

（4）计量仪表和器具检定/校准；

（5）船舶的设计制造和航行安全的技术监督；

（6）食品/药品、医疗器械的安全监督和认证；

（7）工程建设的安全和质量监理；

（8）环境质量的监测；

（9）动植物检验检疫和卫生检疫；

（10）合格评定即产品/管理体系认证，实验室和检查机构认可等。

（三）技术监督的工作领域

按照国内外技术监督的分工和管理惯例，一般可以将技术监督分为以下8个领域。

1. 产品质量监督领域 包括一些工业产品生产的行政许可、工农业产品的监督检验和特殊产品的安全/质量监察/监督和认证，是技术监督的主要工作，一般均以产品的安全/质量/卫生法规和标准作为监督依据，计量检测为技术手段，对其质量进行合格评定。

2. 标准化技术和管理领域 标准化活动的产品或成果是标准，标准是技术监督必需的依据，因此标准化技术和管理是技术监督的重要领域。主要包括，各级各类标准的制（修）订，标准的实施，标准实施的监督检查，标准体系的建立、运作及确认，标准适用有效性的后续管理等。

3. 计量/测量技术与管理领域 计量是实现单位统一、量值准确可靠的活动，测量是确定量值为目的的一组操作，它们都是实现技术监督必不可少的技术手段。因此，计量/测量技术和管理也是技术监督的重要领域。

4. 合格评定领域 合格评定是对产品、过程、体系、人员或机构有关的规定要求得到满足的证实，其专业领域包括检测、检查和认证，以及对合格评定机构的认可。尤其是第三方合格评定活动，是世界上公认的技术监督活动。

5. 技术监督行政执法领域 技术监督行政执法主要是依据《中华人民共和国行政许可法》、《中华人民共和国行政复议法》、《中华人民共和国行政诉讼法》和《中华人民共和国行政处罚法》等法律对《中华人民共和国产品质量法》、《中华人民共和国进出口商品检验法》、《中华人民共和国标准化法》、《中华人民共和国计量法》、《中华人民共和国食品安全法》、《中华人民共和国药品管理法》、《中华人民共和国安全生产法》、《中华人民共和国环境保护法》、《中华人民共和国种子法》、《中华人民共和国出入境动植物检疫法》等法律和《中华人民共和国认证认可条例》、《特种设备安全监察条例》等法规实施的行政许可及执法监督。

6. 其他领域 建筑/建设工程监理领域、环境质量监测领域、卫生和动植物检疫领域可参考相关文献。

（四）我国主要的技术监督部门

1. 国家质量监督检验检疫总局 中华人民共和国国家质量监督检验检疫总局（简称国家质检总局）主管全国质量、计量、出入境商品检验、出入境卫生检疫、出入境动植物检疫、进出口食品安全和认证认可、标准化等工作，并对中国国家认证认可监督管理委员会（中华人民共和国国家认证认可监督管理局）（简称国家认监委）和中国国家标准化管理委员会（中华人民共和国国家标准化管理局）（简称国家标准委）实施管理。国家认监委是国务院授权的履行行政管理职能，统一管理、监督和综合协调全国认证认可工作的主管机构。国家标准委是国务院授权的履行行政管理职能，统一管理全国标准化工作的主管机构。

2. 国家食品药品监督管理局 国家食品药品监督管理局负责对药品（包括中药材、中药饮片、中成药、化学原料药及其制剂、抗生素、生化药品、生物制品、诊断药品、放射性药品、麻醉药品、毒性药品、精神药品）、医疗器械、卫生材料、医药包装材料等）的研究、生产、流通、使用进行行政监督和技术监督；负责餐饮服务食品、保健品、化妆品的安全监管。

2009 年 6 月 1 日，《中华人民共和国食品安全法》正式实施。明确由国务院质量监督、工商行政管理和食品药品监督管理部门依照本法和国务院规定的职责，分别对食品生产、食品流通、餐饮服务活动实施监督管理。我国食品安全分段监管体制以法律的形式明确下来。食品药品监管部门承担了原由卫生部门承担的餐饮消费环节的食品安全监管职责。

3. 国家安全生产监督管理总局 2005 年，国家设立中华人民共和国国家安全生产监督管理局（国家煤矿安全监察局），主管安全生产综合监督管理和煤矿安全监察工作。

近些年来，我国一些地方在行政体制改革中，合并成立新的技术监督部门，如市场监督管理局，市场安全监督局等。

二、餐饮服务食品安全技术监督的内涵

（一）餐饮服务

餐饮服务指通过即时制作加工、商业销售和服务性劳动等，向消费者提供食品和

消费场所及设施的服务活动。按餐饮服务经营者的业态和规模可将餐饮服务分为以下几类。

1. 餐馆（含酒家、酒楼、酒店、饭庄等） 是指以饭菜（包括中餐、西餐、日餐、韩餐等）为主要经营项目的单位，包括火锅店、烧烤店等。

（1）特大型餐馆 是指经营场所使用面积在3000m^2以上（不含3000m^2），或者就餐座位数在1000座以上（不含1000座）的餐馆。

（2）大型餐馆 是指经营场所使用面积在500～3000m^2（不含500m^2，含3000m^2），或者就餐座位数在250～1000座（不含250座，含1000座）的餐馆。

（3）中型餐馆 是指经营场所使用面积在150～500m^2（不含150m^2，含500m^2），或者就餐座位数在75～250座（不含75座，含250座）的餐馆。

（4）小型餐馆 是指经营场所使用面积在150m^2以下（含150m^2），或者就餐座位数在75座以下（含75座）以下的餐馆。

如面积与就餐座位数分属两类的，餐馆类别以其中规模较大者计。

2. 快餐店 是指以集中加工配送、当场分餐食用并快速提供就餐服务为主要加工供应形式的单位。

3. 小吃店 是指以点心、小吃为主要经营项目的单位。

4. 饮品店 是指以供应酒类、咖啡、茶水或者饮料为主的单位。

甜品站指餐饮服务提供者在其餐饮主店经营场所内或附近开设，具有固定经营场所，直接销售或经简单加工制作后销售由餐饮主店配送的以冰激凌、饮料、甜品为主的食品的附属店面。

5. 食堂 是指设于机关、学校（含托幼机构）、企事业单位、建筑工地等地点（场所），供内部职工、学生等就餐的单位。

6. 集体用餐配送单位 指根据集体服务对象订购要求，集中加工、分送食品但不提供就餐场所的提供者。

7. 中央厨房 指由餐饮连锁企业建立的，具有独立场所及设施设备，集中完成食品成品或半成品加工制作，并直接配送给餐饮服务单位的提供者。

（二）食品安全

食品是指各种供人食用或者饮用的成品和原料以及按照传统既是食品又是药品的物品，但不包括以治疗为目的的物品。

1974年11月，联合国粮农组织在世界粮食大会上通过了《世界粮食安全国际约定》，从食品数量满足人们基本需要的角度，第一次提出了“食品安全”的概念。世界卫生组织定义食品安全是“食物中有毒、有害物质对人体健康影响的公共卫生问题”。我国《食品安全法》中，对食品安全的定义是指食品无毒、无害，符合应当有的营养要求，对人体健康不造成任何急性、亚急性或者慢性危害。食品安全也是一门专门探讨在食品加工、存储、销售等过程中确保食品卫生及食用安全，降低疾病隐患，防范食物中毒的一个跨学科领域。在我国，国家高度重视食品安全，在1995年就颁布了《中华人民共和国食品卫生法》。在此基础上，2009年2月28日，十一届全国人大常委会第七次会议通过了《中华人民共和国食品安全法》，自2009年6月1日起施行。食品安全法是适应新形势发展的需要，为了从制度上解决现实生活中存在的食品安全问题，更好地保证食品安全而制定的，其中确立了以食品安全风险监测和评估为基础的科学管理制度，明确食品安全风险评估结果作为制定、修订食品安全标准和对食品安全实施监督管理的科学依据。

（三）技术监督

技术监督是国家三维监督体系（行政、经济、技术）的重要组成部分，其主要职能和基本任务是对具有质和量的统一规定性和法制性的经济技术活动实施监督，保证其合法、依规、公正与准确，从而防止、抵制、克服和反对与之相反的经济技术活动及其后果对社会造成的损害和不良影响，保证产品和商品质量，从而保护消费者的利益和宏观社会利益。

尽管国内外都有一些技术监督类的专著和教材，但至今还没有一个统一的权威的定义。

有人认为："技术监督是为提高社会产品质量，促进社会效益提高，以质量为依据，以技术为手段，对社会产品的质量及相关的标准化、计量和质量保证条件进行监督和指导的活动。"

也有人认为："技术监督是技术监督机关或相应的职能部门运用技术手段，法律、法规和规章制度迫使与技术质量有关的行为符合计量、标准化和'质检'的规范。"

总的来说，技术监督是依据国家有关法律、法规、规章、技术法规和标准，运用计量测试仪器和检测技术，对产品、过程、体系、人和组织的质量进行检测、审核或评价，从而做出是否合格的评定、认可、认证/注册的活动过程；是一项重要的、综合性的基础工作，其覆盖范围广泛，涉及到工农业生产、工程建设、科学研究、文化教育、医药卫生、环境保护、核安全、国内外贸易、服务行业等国民经济和社会发展的各个领域，关系到人民生活的各个方面。

技术监督正是直接或间接地确定产品、过程或体系是否达到相应法规和标准要求的合格评定活动过程。由于技术监督这种合格评定活动过程一般由处于第三方公正地位的政府部门或有关技术监督机构独立地开展，因此具有科学性和公正性。

（四）餐饮服务食品安全技术监督

从技术监督概念的基础上，可以延伸出餐饮服务食品安全技术监督就是依据国家有关法律、法规、规章、技术法规和标准，运用计量测试仪器和检测技术，对餐饮服务食品安全相关的产品、过程、体系、人和组织的质量进行检测、审核或评价，从而做出是否合格的评定、认可、认证/注册的活动过程。

从上述定义中，我们可以看出餐饮服务食品安全技术监督的内涵如下。

1. 主体是食品药品技术监督部门和机构 我国与欧、美、日等发达国家不同，技术监督的主体主要是各级政府技术监督部门。其中，餐饮服务食品安全的技术监督部门主要是国家以及各省市食品药品监督管理局。此外，还有政府技术监督部门设立或授权、处于第三方公正地位的技术监督机构，而企业的质量检验机构只有在获得政府技术监督部门的认可和授权后，才能成为技术监督的主体。

2. 目的是监督和监察餐饮服务提供的产品、过程和体系质量 餐饮服务的质量监督检验和安全监察监理是技术监督的主要工作内容，为了确保餐饮服务质量监督检验、安全监察和质量监理的科学、正确、数据准确，还必须展开标准化与计量工作、技术监督法规的制（拟）定和执法检查、各类组织的体系认证与实验室认可等技术监督工作。

3. 依据是相关法律、法规、规章、技术法规和标准/规范 首先是各级立法部门颁发的监督方面的法律（全国人大颁布）、法规（国务院和各省人大颁布）和规章（国务院各部、委、总局、署以及各省人民政府发布）。

其次是各类技术法规即“规定技术要求的法规，它们或者直接规定技术要求，或者通过引用标准、技术规范或规程来规定技术要求，或者将标准、技术规范或规程的内容纳入法规中”（GB/T 20000.1）。在目前，我国技术法规的主要表述形式是国家、行业或地方强制性标准。

第三是各类标准、规范和规程，它们直接、量化地表述了产品、过程或体系的质量，是科学技术和实践经验的综合成果，也是技术监督具有科学性和权威性的重要原因。

4. 手段是计量器具（即仪器仪表）和计量检测技术 技术监督与行政监督、经济监督的根本区别就是要使用相应的计量器具（仪器仪表），采用科学的计量测试或检验检测技术，对产品及过程质量进行科学的测量和检测。没有计量技术与管理手段的保证，技术监督就不可能开展或者不可能有效展开。

5. 技术监督的本质是一个合格评定的活动过程 合格评定是“有关直接或间接地确定是否达到相应要求的过程”，其“典型示例有抽样测试和检验、评价、验证和合格保证（认证）、注册、认可和批准以及它们的组合”（GB/T 20000.1）。

第二节 餐饮服务食品安全技术监督原则

餐饮服务食品安全技术监督的原则是指餐饮服务食品安全技术监督应当遵循的基本准则和指导思想，它对餐饮服务食品安全技术监督的实施起着指导和规范的作用。

一、监督的一般原则

国外对于监督的一般原则有系统性的阐述，主要有以下几点。

1. 全面监督 对于正在进行中的各项工作，必须进行严格的监督。

2. 及时报告 为了正常发挥监督作用，有必要坚持一项原则：对于那些有可能演变成问题的事情，一有迹象就应当立即上报。只要发现得早，大部分问题都能得到及时的解决。

3. 现场检查 不能单独依赖报告，只通过报告是不可能做到有效的监督，当然，放弃报告不用也是不可取的，只是不能单纯依赖报告，必要时，要进行现场考察。

4. 针对性监督 监督必须与个人相关，对于不同的监督对象、不同环节、不同岗位，采取针对性的监督方式和方法。

二、餐饮服务食品安全技术监督的原则

1. 依法监督 即法律、法规以及相关标准是餐饮服务技术监督的惟一依据，监督

管理部门应该做什么、不该做什么和如何做都必须服从法律、法规的有关规定，法律、法规赋予的职责，必须按照法律规定的执法程序，不折不扣地执行。技术检验也必须依照法律、法规以及相关标准进行。

2. 科学公正 以事实为依据，运用科学先进的方法和技术，准确及时地认定有关事实，并在科学理论的指导下正确地运用相应的技术手段，是确保公正的前提条件。科学公正要求餐饮服务监督管理部门在执行监督的过程中，必须以事实为依据，以法律为准绳，确保所有监督相对人在法律面前人人平等，任何组织或个人不能因为与执法者具有某种特殊关系而享有某种特权。在进行技术检验时，必须以数据为基础，确保检测结果的客观公正、科学可靠。

3. 风险管理 风险管理的首要目标是通过选择和实施适当的措施，尽可能控制食品风险，保障公众健康。风险管理的程序包括“风险评估”、“风险管理措施的评估”、“管理决策的实施”、“监控和评价”等内容。风险评估是对所有食品的危险因素进行系统、客观的评估，应用科学手段，研究危害因素的特征，并对它们影响的范围、涉及的人群和危害程度进行分析；风险管理措施的评估包括确定现有的管理选项、选择最佳的管理选项、确定最终的管理措施等；监控和评价指的是对实施措施的有效性进行评估，以及在必要时对风险管理和评估进行审查。风险管理是一个综合工程，不但要考虑与风险有关的因素，还要考虑政治、社会、经济等因素。管理者需要理解与风险评估相关的不确定因素，并在风险管理决策过程中予以考虑。

4. 信息公开 在餐饮服务食品安全技术监督的过程中，风险信息的资源共享与传播是一个非常重要的方面。公众具有知情权，所以要保持每一步监督以及政策制定过程中的透明性。可以通过定时发布市场检测等信息、及时通报不合格食品的召回信息、在互联网上发布管理机构的议案等，使消费者了解餐饮服务的真实情况，增强自我保护能力。政府应提供平台让消费者参与餐饮服务的管理，并加强对媒体的管理，要求媒体以客观、准确、科学的信息服务于社会，不得炒作新闻，制造轰动效应牟取利益，造成消费者对餐饮安全的恐慌。同时，在自愿、平等、互惠的基础上，餐饮服务食品安全检验机构之间以及与其他相关机构之间要建立合作的、相互协调的关系，利用各种技术、方法和途径，共同提示、共同建设和共同利用信息资源，以最大限度地满足信息资源的需求。

第三节 餐饮服务食品安全技术监督体系

餐饮服务食品安全技术监督体系是实施科学有效监督的组织机构，是监督措施手段有力、有效、有威的前提和基础，是防范质量安全风险的组织保障和坚强堡垒。同时，也是餐饮服务食品安全技术监督指导思想、责任主体、措施手段、能力经验的综合体现。

一、餐饮服务食品安全技术监督体系的内容

餐饮服务食品安全技术监督体系，是指在中央政府领导下，对餐饮服务机构的行为进行宏观调控、监督、管理的制度、机构和组织，属于上层建筑范畴，在我国行使

监督职权的是各级食品药品监督管理部门，各级食品药品检验部门为其提供客观可靠的技术支持和有力保障。有效的餐饮服务食品安全体系需要在国家层面上有效地协调，并出台适宜的政策。主要包括建立餐饮服务食品安全管理领导机构或部门，明确这些机构或部门在以下行动中的职责：发展执行国家统一的战略；运作国家餐饮服务食品安全管理项目；获得资金并分配资源；设立标准和规则；参与国际餐饮服务食品安全管理的联合行动；制订紧急事件反应程序；进行风险分析等。

该体系主要由以下几个部分构成。

1. 餐饮服务食品安全检验 餐饮服务食品安全检验过程是通过对健康危害因素的危害识别、危害特征描述、暴露评估、风险特征描述，为监管工作提供科学依据，保障执法检验出证工作的科学性、准确性、公正性、权威性和及时性。为日常餐饮服务监督执法、重大活动食品安全保障、突发食品安全事件现场处置提供科学依据。通过餐饮服务食品安全检验，根据对食品的风险评估和分析，以事实为依据，用监测数据为基础，基本掌握我国食品安全的总体状况。采用国际先进食品安全风险理念与我国的国情相结合，与时俱进，把餐饮服务食品安全检验工作作为食品安全监管的基础，为政府决策提供基础数据支持，并发出相应的健康公示，引导消费者合理规避不安全食品，确保人民群众饮食消费安全。及早发现潜在的安全隐患，通过食品安全管理的实施，把潜在危害降到最低，逐步实现由“事后监管”向“事前预防”的转变。

餐饮服务食品安全检验的主要类别有监督抽验、风险监测、食品安全事故调查的检验。主要项目有物理性危害的检验、化学性危害的检验以及生物性危害的检验。

目前，国际上食品安全检测技术的发展呈现两个方向，一是传统实验室检测向着设备日趋精密、检测限量逐步降低的方向发展；二是现场检测技术向着技术速测化、装备便携化的方向发展。随着社会的进步和科学技术的快速发展以及食品企业内部和监管部门对质量安全及时监督掌控的需要，传统的检测手段已无法满足人们的需要，由此食品安全快速检测技术得到了快速发展和广泛应用。

2. 相关的法律法规以及标准 相应的法律法规是现代餐饮服务食品安全技术监督体系的基本单元，完善的法律体系也是监督体系能顺利进行的法律依据和保障。现代食品法规在很大程度上不仅是为了保证食品安全有法律效力，而且还要允许食品安全管理权威当局依法建立一种预防性的保障体系。

3. 餐饮服务食品安全风险监测与评估 餐饮服务食品安全风险监测和评估是制定、修订相关安全标准、实施安全监督管理以及突发食品安全事件处理的科学依据，在餐饮服务食品安全问题的监管环节中占据了非常重要的地位。食品安全风险监测与评估作为前瞻性的重要制度设计，在发达国家已有多年理论研究及实践经验。食品安全风险监测是指为了掌握和了解食品安全状况，对食品安全水平进行检测、分析、评价和公告的活动。根据食品安全法的规定，主要对食源性疾病、食品污染以及食品中的有害因素进行监测。食品安全风险评估是对食品、食品添加剂中生物性、化学性和物理性危害进行风险评估，即对已知危害的科学了解，以及它们将怎样发生和如果发生后果将会如何的过程。

4. 信息、教育、交流和培训 信息发布、食品安全教育、给餐饮服务多个环节的代理人提出建议等，这些工作在餐饮服务食品安全管理体系中扮演着越来越重要的角色。这些工作包括信息资源的共享；给消费者提供全面真实的信息；对信息进行系统化；推出面向餐饮行业行政管理人员和工作人员的教育项目；执行“培训培训者”项目；向相关部门的广大员工提供参考文献等。例如，食品药品安全监管部门为对餐饮服务的管理工作实施标准化管理而建立的餐饮服务数据库，是建立在与餐饮食品安全相关的大量基础数据之上，为用户提供信息共享和信息服务，并实现对样品信息进行快速查询分析和统计。餐饮服务数据库的建立为监管部门分析餐饮安全的现状和趋势提供了数据支持，为政府部门依法管理和制定相关法律法规提供了技术支撑。随着信息技术的发展，餐饮服务数据库也必然向着智能化的方向发展，具有高效的数据保障系统，更加准确的数学分析模型的餐饮服务数据库将成为食品药品监督管理部门高效办公的基础手段之一。

二、我国餐饮服务食品安全技术监督体系的现状

国家食品药品监督管理局作为我国餐饮服务食品安全技术监督的监管当局，与国务院质量监督、工商行政管理以及各级技术机构密切合作，在餐饮服务食品安全风险的防范和控制中发挥着重要的作用。近年来，相关法律法规的建设、监管机构的调整、监管队伍的部署、监管手段的开发，都表明我国的餐饮服务食品安全监管能力得到了很大提高，具体表现在以下方面。

1. 建立和完善法律法规及制度 中华人民共和国食品安全法》、《食品安全法实施条例》、《餐饮服务食品安全监督管理办法》、《餐饮服务许可管理办法》、《餐饮服务食品安全监督抽验工作规范》、《重大活动餐饮服务食品安全监督管理规范》、《餐饮服务许可审查规范》等已先后出台，并逐步形成较为完善的法律法规体系，为实施餐饮服务食品安全监管提供了有力的制度保障和必要的科学指导。

2. 明确监管目标 餐饮服务食品安全的监管目标是维护餐饮服务的安全与稳定，确保餐饮服务业的有序经营并促其健康发展，确保人民群众饮食安全。同时，对我国餐饮服务业的日常经营活动进行风险管理。

3. 开展风险监测评估 自国家食品药品监督管理局承担餐饮服务食品安全监管职责以来，遵循《食品安全法》的“预防为主、科学管理、明确责任、综合治理”的指导思想，以及“从农田到餐桌”的全程监管重在源头的监管理念，积极组织开展了覆盖全国31个省（自治区、直辖市）的食品安全调查与评价工作，着重对于餐饮服务环节高风险食品及主要食品原辅料的安全状况进行了监测与评价。包括粮油制品、蔬菜水果、肉及肉制品、蛋及蛋制品、水产品、调味品、饮料、凉拌菜等8大类18个品种的食品原辅料及高风险自制食品，开展了化学性危害和生物性危害的调查评价，初步了解了我国餐饮服务环节的基本状况，并相继出台了《餐饮服务许可管理办法》和《餐饮服务食品安全监督管理办法》两个部门规章和多个规范性文件。

4. 加强监管队伍建设 建立和完善了相关监管人员的培训制度、资格考试和任职制度、监管岗位工作人员的奖惩制度，逐步引进专门人才，不断优化队伍结构，提高队伍整体素质，适应事业发展需要，不断提高监管人员的业务管理水平。

第四节 餐饮服务食品安全技术监督的地位和作用

一、餐饮服务食品安全技术监督在国民经济中的地位

中国菜在世界上享有很高的声誉，深受我国和世界人民的喜爱。然而，中国地域广袤，民族众多，菜系流派层出不穷，烹调方法不尽相同，原料、调料难以计数，不同中餐馆、不同厨师做的相同菜肴其口味也未必相同。我国餐饮业是劳动密集型产业，管理人员、从业人员文化层次高低不一，餐饮设施简陋，规模小投资起点低。有的餐饮单位法律意识淡漠，卫生习惯差，人员流动性强。所以，实施全面有效的监督管理还有一定难度。

长期以来，政府对餐饮业的安全监督管理非常重视，由相关部门实施全面的监督管理，使得我国的餐饮业整体的安全卫生面貌和水平有了很大的改变和提高。但是餐饮企业数量庞大，监管任务艰巨而繁重。食品安全事件在全国范围内仍居高不下，成为市民关心的焦点，政府管理的难点。

自2004年以来，媒体相继报道了多起涉及餐饮食品的安全事件，其中包括苏丹红、福寿螺、毒猪油、“口水油”、瘦肉精、多宝鱼、塑化剂、地沟油和细菌超标等事件，引起了社会的广泛关注，引发了民众对食品安全的担忧。

餐饮服务监管不仅是食品安全分段监管的最后环节，也是食品安全从农田到餐桌全程保障的最后一道关口，积累了上游的种植养殖、生产加工、市场流通等各环节的食品安全风险。如何监督好公众饮食安全的最后关口，是履行餐饮服务监管新职能面临的重要课题。

餐饮服务食品安全监督分为行政监督和技术监督，行政机关对餐饮服务所进行的监督管理为行政监督，为行政监督提供检验、检测、技术评审等与专业技术密切相关的监督管理则为技术监督。

餐饮服务食品安全监测检验作为监管的一项重要基础性工作，不仅为餐饮服务食品安全监管决策提供科学依据，也为地区食品安全状况评价提供基础数据。加强餐饮行业食品安全管理，对维护消费者的合法权益，保证食品质量和安全性，引导饮食消费，保障人民身体健康，提高生活环境和生活质量，促进经济发展与社会安定，都有十分重要的意义。随着科技的进步，监管难度不断加大，监管工作越来越依赖于强有力的技术支撑。这就要求餐饮检验技术必须率先超越，做到快速反应。同时，进一步加强行政监督与技术监督协作，形成监管合力，提高监管效能。

二、餐饮服务食品安全技术监督在国民经济中的重要作用

（1）规范餐饮市场运行秩序，保证公平竞争、优胜劣汰。社会主义市场是竞争经济，更是法制经济。这就是说，在市场交易、竞争过程中，所有参与市场交易或竞争的企业或个人都处于平等的地位，具有均等的机会，任何企业或个人不能有任何特权，但只有根据统一的市场经济法规和产品/服务质量标准，采用量值准确一致的计量器具，才能保证公平、公开、有序的交易和平等的质量与价格竞争，真正做到优胜劣汰。

而要做到这些，就必须建立和实施技术监督法律法规、技术法规和标准，既要严厉打击假冒伪劣，又要严格实行许可证和名牌等质量奖励制度，督促企业提高和保证产品质量。技术监督部门/机构通过对企业产品质量的监督检验、标准信息服务、计量标准的检定/校准等技术监督工作，无一不是有效的督促。

（2）引导和帮助餐饮行业提高和保证服务质量，增强其在国内外市场的竞争力。国内外技术监督工作实践证明：技术监督部门或机构在严格实行技术监督的同时，充分应用其标准和检测方面的人才、设备等优势，并通过采用国际标准，验收培育中国或世界名牌，实行合格评定制度，可以有效地指导和帮助广大餐饮服务行业提高成品质量，增强其在国内外市场的竞争能力。

（3）消除技术壁垒，促进我国进出口贸易发展。通过采用国际标准，实施产品认证、管理体系认证、实验室和检查机构认可及国际的双边或者多边互认，可以有效地消除国际贸易中的技术壁垒，是我国的进出口贸易量迅速增长，成为世界贸易大国、强国。

（4）保障人民群众饮食安全，维护广大消费者权益。广大人民群众都是消费者，消费者就应该享有人身财产不受损害、公平交易等权利，而技术监督工作的正常有效展开，就可以确保市场商品质量安全可靠，计量准确可靠，以保护广大消费者不会受质量低劣商品的危害和不法奸商的欺诈。同时，相应的，消费者一旦受到权力侵犯，利益受损，也可以依据相应的法律法规和标准获得赔偿和权益保护。

（5）充分发挥技术监督效力是餐饮服务科学监管的需要。加强餐饮服务监管、保障公众饮食安全是餐饮服务监管的神圣职责和使命。保证餐饮服务食品安全是一项系统工程，实现对餐饮服务的科学监管，必须以科学的技术和手段作为依托。我国餐饮业准入门槛低，餐饮经营者管理水平普遍不高，安全意识、风险意识、诚信意识和责任意识比较淡薄，在原料选控、加工过程及餐具消毒、餐饮场所卫生等餐饮服务食品安全的关键环节上存在着标准参差不齐、操作不规范等现象，给餐饮服务带来许多食品安全隐患。特别是我国广大的县乡基层及学校食堂、幼儿园食堂、建筑工地食堂、农家乐旅游点、小型餐饮单位等是餐饮食品风险的高发区。同时，餐饮服务环节囊括了来自食品链各个环节的各类食品，种类繁多、数量巨大，具有即加工即食用的特性，给监管工作带来了新的机遇和挑战。因此，实现对餐饮服务的科学监管越来越依赖于强有力的科技支撑。为了进一步加强餐饮服务食品安全管理，落实餐饮服务单位食品安全主体责任，提高餐饮服务食品安全监管效能和水平，根据《食品安全法》、《食品安全法实施条例》、《餐饮服务许可管理办法》、《餐饮服务食品安全监督管理办法》等法律、法规、规章的有关规定，食品药品监督管理部门实施了餐饮服务食品安全监督量化分级管理工作。严格依照食品安全法律法规等要求，对取得餐饮服务许可证的各类餐饮服务单位开展食品安全监督量化分级管理；建立科学规范的评定标准和程序，及时向社会公示餐饮服务单位食品安全监督量化分级情况，接受社会监督，确保公开、公平和公正；鼓励餐饮服务单位加强食品安全管理，提高餐饮服务食品安全等级，鼓励监管部门合理配置监管资源，努力提高监管效能和水平。

（6）把科技成果转化为生产力。科学技术是第一生产力，技术标准是科学技术转化为生产力的桥梁和纽带，因此也是重要的生产力。随着全球救济一体化步伐的加快，各国竞争的成败取决于能否把高新技术转化为生产力，而技术监督机制的建立，能有效地加快高新技术成果转化为生产力。

（7）积极推行质量工程。质量工程是21世纪各类组织的核心，标准化与计量是必不可少的基础工作。通过开展质量奖、标准创新奖等质量工程，激励广大企业和其他组织开展各类环境、质量、职业健康安全等管理体系认证，标准化部门开展企业标准化体系水平确认，计量机构开展测量管理体系认证评审，不仅可以有效地促进各类组织的质量/环境/安全水平、标准化与计量水平，而且还可以帮助其提高经营管理水平。为建立健全餐饮服务食品安全责任落实的有效机制，充分发挥餐饮服务食品安全示范单位的引领带动辐射作用，进一步提高餐饮服务食品安全保障水平，国家食品药品监督管理局和商务部决定在全国开展餐饮服务食品安全百千万示范工程建设活动。以科学发展观为指导，大力践行科学监管理念，坚持政府推动与企业争创相结合、分类指导与分级联创相结合、逐步推进与滚动发展相结合、突出重点与全面统筹相结合、政策扶持与资金扶助相结合，从2010年开始，力争在“十二五”期间，在全国创建数百个餐饮服务食品安全示范县（含县级市、区）、数千条餐饮服务食品安全示范街，数万个餐饮服务食品安全示范单位（店、食堂），形成点线面相结合的多层次、全方位、全业态的餐饮服务食品安全示范群体，充分发挥示范单位的引领带动辐射作用，促进餐饮服务食品安全保障水平的稳步提高。

（8）服务餐饮行业，保障饮食安全，为建立和谐社会做出重大贡献。“国以民为本，民以食为天，食以安为先”，食品是人类生存和繁衍的基础，而作为终端环节的餐饮服务，更是其中的重中之重。保障食品安全是构建和谐社会的必要条件，关系到广大人民群众的身体健康和生命安全，关系到国民经济的健康发展和社会的和谐、稳定，更关系到小康社会的全面建成。

思考题

1. 我国的主要技术监督部门有哪些？餐饮服务食品安全监管由哪个部门承担？
2. 餐饮服务食品安全技术监督的内涵是什么？有哪些基本原则？
3. 我国餐饮服务食品安全技术监督体系的构成？
4. 餐饮服务食品安全技术监督在国民经济中的作用有哪些？

学习小结

餐饮服务监管不仅是食品安全分段监管的最后环节，也是食品安全从农田到餐桌全称保障的最后一道关口，积累了上游的种植养殖、生产加工、市场流通等各环节的食品安全风险。如何监督好公众饮食安全的最后关口，是履行餐饮服务监管新职能面临的重要课题。

餐饮服务食品安全技术监督属于技术监督，与行政监督一起构成我国餐饮服务食品安全监督体系。餐饮服务食品安全技术监督就是依据国家有关法律、法规、规章、技术法规和标准，运用计量测试仪器和检测技术，对餐饮服务食品安全相关的产品、过程、体系、人和组织的质量进行检测、审核或评价，从而做出是否合格的评定、认可、认证/注册的活动过程。《中华人民共和国食品安全法》中规定，由国家食品药品监督管理局承担餐饮服务食品安全的监管职责。

餐饮服务食品安全技术监督的原则是依法监督；科学公正，以事实为依据；以监督为中心，"监、帮、促"相结合；实施风险管理以及信息公开透明，资源共享。

餐饮服务食品安全技术监督在我国国民经济中有着重要的地位，是促进餐饮业健康有序发展的重要保障，也是切实保障餐饮服务食品安全、提高人民群众健康水平的重要手段。

参考文献

[1] 洪生伟. 技术监督概论 [M]. 北京：中国质检出版社，中国标准出版社，2011.
[2] 苏志明. 质量技术监督管理 [M]. 北京：中国计量出版社，2003.
[3] 弗雷德蒙德·马利克. 管理成就生活 [M]. 北京：机械工业出版社，2009.

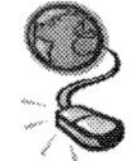

知识链接

一、我国技术监督的产生和发展

1949 年，中华人民共和国成立后，在接受苏联委派专家援助建设 156 个大中型企业项目时，我国也在这些国有企业内设置了技术监督处/科。

1950 年初，中央财政经济委员会在技术管理局下设立标准规格处、度量衡处。

1954 年，全国人大常委会第二次会议批准成立国家计量局。

1956 年，成立国家技术委员会后，即设立国家标准局。

尔后，国家先后成立国家标准计量局、国家标准总局、国家计量总局，并在国家经委下设立质量局。

1988 年，为了统一和加强技术监督管理职能，国家标准局、国家计量局和国家经委质量局合并组建为国家技术监督局。

1998 年，将劳动部门的锅炉、压力容器安全监察，电力、邮电部门的电表、电话计费器具计量检定等技术监督工作划归国家技术监督局，并改名为国家质量技术监督总局。次年，又对各省（市、自治区）以下技术监督部门实行垂直管理体制，各级技术监督行政部门统一改名为质量技术监督局。

2001 年，国家质量技术监督局又与国家出入境检验检疫局合并，组建为国家质量监督检验检疫总局，统一了国内及进出口主要技术监督工作的领导，以符合 WTO/TBT 的要求。

2005 年我国成立国家安全生产监督管理总局和国家食品药品监督管理局，也成为我国主要的技术监督部门。

二、国际技术监督组织概况

从工业革命至今，世界经济已先后发生了五次产业革命，21 世纪又要进入以认知科学和信息、生命、纳米技术为核心的第六次产业革命。高新技术的迅速创新和发展，必然推动技术监督工作的发展。我国加入WTO后，技术监督工作的发展又必然受到国际和区域技术监督工作的影响，因此，我们有必要了解国际技术监督组织基本情况。

1. 国际质量组织 对我国质量工作有较大影响的主要有下列4个。

（1）国际质量科学院（IAQ） 于1969年在东京召开的首次质量国际大会上成立，每3年举行一次国际质量大会，由美洲、欧洲、亚洲各选出院士20名，每年新提名的院士2~3名，现共有院士63名，其宗旨为传播质量管理思想和理论，提供论文交流。

（2）国际认可论坛（IAF） 于1993年成立，是全世界合格评定认可机构和其他在管理体系、产品、服务、人员和其他类似领域从事合格评定机构的联盟组织。其宗旨是遵循WTO/TPT的原则，促进和实现质量论证的国际互认，减少和消除由于合格评定导致国际贸易技术壁垒，促进国际贸易发展。1998年第十一届在广州召开的认可大会上签署了国际认可论坛的多边互认协议（IAF/MLA），中国是首批签字成员国之一。

（3）国际认证协会（IPC） 国际审核员培训与注册协会（IATCA）于1995年7月成立，成员为各国质量管理机构、认证/认可机构，旨在通过世界范围内统一审核员培训与注册移交，统一审核员培训机构及其培训评估批准，以保证质量管理体系（QMS）审核员水平。现在，各国互相承认培训员与注册法律，其主要活动是制定有关准则，举办培训班，开展同行评审，实施多边互认。

我国参加了IATCA多次会议，并在成立大会上签署了IATCA/MOLL，被选为历届执委会成员。2004年9月的IATCA第十届年会上改名为“国际人员认证协会（IPC）”，秘书处迁到希腊。2006年后，我国以中国认证认可协会（CCAA）正式替代原中国认证人员与培训机构国家认可委员会（CNAT）在IPC中的地位，享有IPC成员的权利和义务，同时拥有了IATCA/IPC的国际互认协议成员资格。

（4）国际认证联盟（IQNET） 是由各国认证机构参加的国际认证组织，其宗旨是通过各种可行的适宜的措施来维持和支持其成员机构推进质量管理。特别是对各成员颁发“IQNET”证书，在所有成员范围内给予承认。可以换取IQNET其他成员国权威认证机构的证书，享受各国给予的优惠政策，从而简化认证过程和降低认证费用，提高认证企业在国际市场上的竞争力。参加IQNET的认证机构一般都是各国具有权威性的认证机构，如我国的认证机构是方圆标志认证中心（CQM）和中国质量认证中心（CQC）。

2. 国际标准化机构

（1）国际标准化组织（ISO） 前身为1926年成立的国际标准化协会（ISA），因第二次世界大战而被迫停止活动。1946年10月14日来自中、美、法、英等25个国家64名代表在伦敦聚会，研究决定成立ISO，起草了ISO的第一个章程和议事规则，并认可通过了该章程草案。1947年2月23日，国际标准化组织正式成立，总部设在瑞士日内瓦，是目前最大的国际标准化机构，拥有158个成员，主要活动是制定ISO标准。我国于1950年加入ISO，1982年被选为理事会会员，2008年正式成为ISO常任理事国，代表中国参加ISO的国家机构是国家质量监督检验检疫总局。

（2）国际电工委员会（IEC） 于1906年6月成立，是世界上成立最早的国际性电工标准化机构，负责有关电气工程和电子工程领域中的国际标准化工作。1947年迁到日内瓦并入ISO，1976年又分离。其宗旨是电工电子领域的标准化与认证，现有成员63个，并设有电子元器件（IECQ），电气设备（IECEE）和防爆电气设备安全（IECEX）三个产品认证体系。

（3）ISO 认可的40个国际标准化机构 其中，与食品安全密切相关的有食品法典委员会（CAC）、国际乳品业联合会（IDF）、世界卫生组织（WHO）等，也是我国采用国际标准的组织范围。

3. 国际计量组织 与我国计量工作密切相关的国际计量机构主要有以下4个。

（1）国际计量局（BIPM） 国际米制公约（MB）成立于1875年，总部在巴黎，其最有权力的机构是国际计量大会（CGPM），每4年一次，闭会期间设立国际计量委员会（CCPM），由18个成员国的18名计量专家组成，常设机构是国际计量局（BIPM）。米制公约组织现有51个成员国，我国于1976年加入，1979年被选为国际计量委员会委员。

（2）国际法制计量组织（OIML） 成立于1955年，最有权力的机构是国际法制计量大会，领导机构是国际法制计量委员会，常设机构为国际法制计量局（BIML），设在巴黎。是各个政府间有关法制计量的国际组织，其宗旨是交流各个国家的法制计量领域的经验，协调各个法制计量要求，保护消费者权益，消除法制计量方面的技术壁垒，促进国际贸易，目前，OIML 已公布了120多个国际规程（计量规范）。OIML 现有57个正式成员，52个通信成员，中国于1985年加入 OIML。

（3）国际计量测试联合会（IMEKO） 是各国计量科学技术有关的科学技术测量联合组织，创立于1958年，主要讨论研究反映当代计量测试和仪器制造发展动态和趋势的应用计量测试技术，现有34个成员，总部设在布达佩斯。主要活动是召开 IMEKO 大会和技术委员会，组织学术讨论会，出版论文集、教材、术语集等，以及与其他有关国际组织合作，我国是发起国之一。

（4）国际实验室认可合作组织（ILAC） 原为国际实验室认可大会，成立于1977年，1994年改为现名，成为一个组织。其主要任务是建立协调一致的实验室认可的程序和指导文件；出版指导性文件和报告；把实验室认可作为促进贸易的有效手段，在全球推广实验室认可制度。其宗旨是宣传和推广国际实验室认可活动，讨论、协调和制定共同的程序和有关技术性文件，交流实验室认可活动的进展情况。国际实验室认可合作组织是非政府组织，无固定总部地址，秘书处常设在澳大利亚。我国自1980年已参加历次 ILAC，并签署了 ILAC 的互认协议（MIL）。

4. 主要区域技术监督组织 对我国技术监督工作影响较大的区域技术监督机构主要有下列5个。

（1）欧洲质量组织（EOQ） 成立于1956年，有33个成员，总部设在瑞士的伯尼尔。其使命是推行欧洲统一的质量策略，提高欧洲经济的竞争力，保证其稳定而持续的发展；采用先进的质量管理办法；促进质量管理理论和方法的发展，增进质量知识与经验的交流。

（2）欧洲标准化组织 欧洲的主要标准化机构是由制定欧洲标准（EN）的欧洲标准化委员会（CEN）、欧洲电工标准化委员会（CENELEC）和欧洲电信协会（ETSI）共同组成的。上述三大欧洲标准化机构制定的标准统称为欧洲标准。此外，欧洲还有泛欧森林认证体系（PEFC），开展森林标准化的认证工作。

（3）亚太实验室认可组织（APLAC） 成立于1992年，其宗旨是在亚太地区内为实验室认可机构提供信息交流、实验室水平比对、实验室人员培训等工作，以达成亚太地区各国实验室结果的相互认可。我国1993年加入 APLAC 互认协议（MIL），至今已参加了长度、力学等方面的实验室验证实验。

(4) 亚太计量规划组织（APMP） 亚太地区的区域性计量组织，现有28个正式成员和5个附属成员，其宗旨是通过加强本地区国家或经济体计量院所的合作，提高其计量技术水平和标准/测量服务能力，以增强本地区计量基准溯源性、可能性并获得国际认可。2004年10月在北京召开第二十届大会即计量发展与作用研讨会。

此外，与我国有来往的其他区域技术监督组织还有太平洋认可合作组织（PAC），亚太法制计量论坛（APLMF），太平洋地区标准大会（PASC），亚洲、大洋洲开放系统互联研究会（ACW）、独联体标准化计量和质量认证委员会，欧亚标准化、计量与认证委员会（EASC），欧亚国际计量机构合作组织（KOOMET），阿拉伯计量与标准化组织和非洲地区标准化组织。

无论哪个区域的技术监督组织都在密切结合本区域经济贸易的发展开展质量/标准/计量的区域一体化活动，并与国际质量/标准/计量活动整合起来。

第二章

餐饮服务食品安全检验

学习要点

掌握餐饮服务食品安全检验的主要项目。
掌握餐饮服务食品安全检验机构资质认定的基本要求和条件。
熟悉餐饮服务食品安全检验的主要类别。
了解餐饮服务食品安全检验的目的和作用。

第一节　餐饮服务食品安全检验目的和作用

近年来，食品安全事件频繁发生，三鹿奶粉、问题馒头、地沟油等事件给我们敲响了警钟。食品安全问题不仅是经济发展的重大战略问题，也是关系社会和谐的重大政治问题。餐饮服务食品安全监管从过去以场所为主的卫生监督转变为以安全为主的健康产品监管。改革开放30多年来，我国食品安全工作取得了很大成绩，但与广大人民群众日益增长的需求相比，还存在着较大的差距。我国处于社会主义初级阶段，食品安全仍然处于风险高发期，食品安全形势依然十分严峻。与其他环节食品安全工作相比，餐饮服务环节作为从农田到餐桌整个食品供应链的最末端，安全风险更加现实和直接；食品供应链上游各环节存在的安全隐患，都可能传递到餐饮服务环节，食品安全风险更为复杂和严峻；餐饮服务直接面对广大消费者，安全风险更为广泛和具体。

2009年6月1日，《中华人民共和国食品安全法》正式施行，《食品安全法》体现了“预防为主、科学管理、明确责任、综合治理的食品安全监管的指导思想，设计了食品安全风险监测制度、食品安全风险评估制度等七项重要制度。餐饮消费环节食品安全监管是食品安全监管工作的最末端，具有饮食习惯的多样性、食物链的复杂性和安全风险的累积性等特质，同时食品链的完整性与我国食品安全监管的分段性，使餐饮消费环节食品安全监管面临极高的风险和压力，有效监管、保障餐饮服务食品安全，责任重大。

一、食品安全现状

食品是每个人的生存必需品，食品安全关系到广大人民群众的身体健康和生命安全，关系到国民经济的健康发展和社会的和谐稳定，也关系到国家和政府的整体形象。餐饮服务食品安全的保障，是从流通环节到消费者食用这个过程的安全。我国是一个具有56个民族的大国，民风民俗非常丰富，而我国食品安全监管目前还处于分段管理的阶段。食物链的完整性与分段管理的分散性，饮食习惯的多样性、食物链的复杂性和食品安全危害的累积性，使处于食物链末端的消费环节的监管面临巨大的压力。

（一）产业迅猛发展，产业、监管基础薄弱

在我国小康社会发展的进程中，餐饮业蓬勃发展，生机盎然，据不完全统计，持有许可证的餐饮服务单位约为210万家，餐饮市场呈现出经营数量不断增加、经营类型多种多样、经营特色异彩纷呈的繁荣活跃景象。但是，餐饮业总体发展不平衡，我国既有可以与发达国家相媲美的现代化饭店，也有大量低水平的小餐饮店，甚至还有许多无证经营者。餐饮服务单位中，90%以上为中小型企业。中国烹饪协会的统计数据显示，我国现有餐饮网点480万个，从业人员将近2000万人，厨师700万人，平均每185人拥有1名厨师。餐饮业已经成为拉动消费、实现增长、扩大就业的重要因素之一。同时，餐饮市场相对来说是最分散的一个市场，国内没有一个大的餐饮集团可以占据1%的市场份额，餐饮行业是完全竞争、行业集中度相当低的行业。前100家餐饮企业销售额总和不足全行业销售总额的10%。餐饮业规模化、产业化程度不高，企业管理水平参差不齐，监管能力还不适应监管工作需要。经济欠发达地区、农村、城乡结合部学校、建筑工地食堂存在死角。小型餐饮单位的餐具消毒存在安全隐患等给监管工作带来了严峻的挑战。餐饮需求是复杂多变的，其消费口味和消费心理，会随着社会环境的变化而变化。餐饮市场细分不断深化，中餐、西餐、中西合璧餐，正餐、快餐，火锅、休闲餐饮、主题餐饮等业态快速发展。目前国内中餐市场的呈多元化、连锁化、规模化发展特征。

（二）社会高度关注，企业自律性不强

近年来，社会各界对食品安全的关注程度高，参与食品安全监督的积极性空前高涨。广大人民群众也通过多种方式表达了确保饮食安全的强烈愿望。国务院连续多年对食品安全监管和整治工作进行部署。但是，目前有些餐饮服务提供者的责任意识、诚信意识、安全意识还比较淡薄，管理水平参差不齐，违法违规行为时有发生；有的餐饮企业内部管理制度不健全，从业人员健康管理、进货查验记录、餐具清洗消毒等操作规范执行还不到位，给餐饮服务食品安全带来了诸多隐患；个别企业还存在滥用添加剂、违法使用非食用物质等行为。据统计数据显示，在餐饮业和集体食堂发生的食物中毒事故比例较高。

（三）食品安全保障要求提升

随着社会经济的飞速发展，人们的生活水平的提高，各类政治、经济、文化活动交往日益增多，食品安全保障工作的重要性逐渐受到各级领导的重视和各界的关注，并已成为直接影响到重大活动能否正常进行的重要影响因素。北京奥运会、上海世博会、广州亚运会食品安全保障是重大活动食品安全保障的成功典范。

二、餐饮服务食品安全检验目的和作用

餐饮服务食品安全的风险来自两部分，一是餐饮服务前端食品安全风险因子的带

入，如不安全食品原辅料、餐饮加工用具和餐饮具等可能带入；二是餐饮服务加工经营过程中产生的，如不正确的烹饪温度、不正确的储藏温度、交叉污染、人员卫生和消毒剂的残留等。

餐饮服务食品安全的风险因子主要有农药与兽药残留、食品添加剂、饲料添加剂、环境持久性有毒污染物、生物毒素、违禁化学品、食品包装材料以及食源性病原微生物和人兽共患病病原体（细菌、病毒、寄生虫等）等，其最大的特点就是危害因子的隐蔽性和食源性疾病发生的滞后性。如果没有有效的技术监督手段予以支撑，《食品安全法》等相关制度的落实、餐饮服务食品安全风险控制的策略的实施和防患食源性疾病的发生，保障百姓饮食安全都将难于实现。

餐饮服务食品安全检验过程是通过对健康危害因素的危害识别、危害特征描述、暴露评估、风险特征描述，为监管工作提供科学依据，保障执法检验工作的科学性、准确性、公正性、权威性和及时性，为日常餐饮服务监督执法、重大活动食品安全保障、突发食品安全事件现场处置提供科学依据。

通过餐饮服务食品安全检验工作，以及对食品进行风险评估和分析，以事实为依据，以监测数据为基础，基本掌握我国食品安全的总体状况。采用国际先进食品安全风险理念与我国的国情相结合，与时俱进，把餐饮服务食品安全检验工作作为食品安全监管的基础，为政府决策提供基础数据支持，并发出相应的健康公示，引导消费者合理规避不安全食品，确保人民群众饮食消费安全。及早发现潜在的安全隐患，通过食品安全管理的实施，把潜在危害降到最低，逐步实现由“事后监管”向“事前预防”的转变。同时通过餐饮服务食品安全检验工作，可以验证检验体系运行是否有效，为合格评定提供依据。

第二节　餐饮服务食品检验机构的资质认定

一、食品检验机构资质认定办法

食品检验是指食品检验机构根据相关国家标准，对食品原料、辅助材料、成品的质量和安全性进行的检验。建立食品检验机构，开展食品安全检验工作，是一种重要的食品安全监督支撑手段，也是世界通行的做法。《食品安全法》专门单列一个章节对食品检验做了明确、具体的法律规定。《食品安全法》第五十七条对食品检验机构资质认定做了规定；第五十八条对食品检验机构检验人做了规定；第五十九条对食品检验机构和检验人对检验报告共同负责的规定；第六十条是关于抽样检验的规定；第六十一条是关于食品生产经营企业自行检验、委托检验，消费者及有关组织委托检验等的规定。

为规范食品检验机构资质认定工作，加强食品检验机构的监督管理，提升食品检验机构的技术能力和管理水平，根据《食品安全法》、《中华人民共和国认证认可条例》等有关法律、行政法规的规定，制定了《食品检验机构资质认定管理办法》。食品检验机构资质认定，是指依法对食品检验机构的基本条件和能力，是否符合食品安全法律法规的规定以及相关标准或者技术规范要求实施的评价和认定活动。对向社会出具具有证明作用的数据和结果的食品检验机构开展资质认定活动应当遵守《食品检验机构资质认定管理办法》。国家质量监督检验检疫总局（国家质检总局）统一管理食品检验机构资质认定工作。国家认证认可监督管理委员会（国家认监委）负责食品检验机构资质认定实施、监督管理和综合协调工作。各省级质量技术监督部门按照职责分工，负责所辖区域内食品检验机构资质认定实施和监督检查工作。

食品检验机构应当按照国家有关认证认可的规定依法取得资质认定后，方可从事食品检验活动。未依法取得资质认定的食品检验机构，不得向社会出具具有证明作用的检验数据和结果。

二、食品检验机构资质认定条件

食品检验机构应当符合国务院卫生行政部门规定的资质认定条件。2010 年 3 月 4 日卫生部印发《食品检验机构资质认定条件》和《食品检验工作规范》，认定条件规定了食品检验机构在组织机构、检验能力、质量管理、人员、设施和环境、仪器设备和标准物质等方面应当达到的要求，适用于依据《食品安全法》开展食品检验活动的食品检验机构资质认定。食品检验机构应当是依法设立（注册）或相对独立的检验机构，能够承担法律责任，不得聘用法律法规规定禁止从事食品检验的工作人员。申请食品检验机构资质认定的机构应当能够保证检验活动的独立、诚信和公正性，符合《实验室资质认定评审准则》和《食品检验机构资质认定条件》的要求。

食品检验机构应当具备下列一项或多项检验能力：①能对某类或多类食品相关食品安全标准所规定的检验项目进行检验，包括物理、化学与全部微生物项目，也包括对食品中添加剂与营养强化剂的检验；②能对某类或多类食品添加剂相关食品安全标准所规定的检验项目进行检验，包括物理、化学与全部微生物项目；③能对某类或多类食品相关产品的食品安全标准所规定的检验项目进行检验，包括物理、化学与全部微生物项目；④能对食品中污染物、农药残留、兽药残留等通用类食品安全标准或相关规定要求的检验项目进行检验；⑤能对食品安全事故致病因子进行鉴定；⑥能对食品安全风险评估和行政许可进行食品安全性毒理学评价；⑦能开展《食品安全法》规定的其他检验活动。食品检验机构应当建立和实施与其所开展的检验活动相适应的质量管理体系，应当具备与其所开展的检验活动相适应的检验人员和技术管理人员等。

三、食品检验机构资质认定程序

国务院有关主管部门所属和经其批准设立的食品检验机构资质认定，由国家认监委负责实施；除上述机构外的食品检验机构资质认定，由省级质量监督部门负责实施。《食品检验机构资质认定管理办法》第二章第十条规定了食品检验机构资质认定程序：“（一）申请资质认定的食品检验机构（以下简称申请人），应当向国家认监委或者省级质量监督部门（以下统称资质认定部门）提出书面申请，并提交符合食品检验机构应当符合国务院卫生行政部门规定的资质认定条件的相关证明材料，申请材料应当真实有效。（二）资质认定部门应当对申请人提交的申请材料进行书面审查，并自收到材料之日起 5 日内作出受理或者不予受理的书面决定；申请材料不齐全或者不符合法定形式的，应当一次性告知申请人需要补正的全部内容。（三）资质认定部门应当自受理申请之日起6个月内，对申请人完成技术评审工作，评审时间不计算在作出批准的期限内。（四）资质认定部门应当自技术评审完结之日起20日内，对技术评审结果进行审查，并作出是否批准的决定。决定批准的，向申请人颁发资质认定证书，并准许其使用资质认定标志；不予批准的，应当书面告知申请人，并说明理由。”

第三节 餐饮服务食品安全检验主要类别

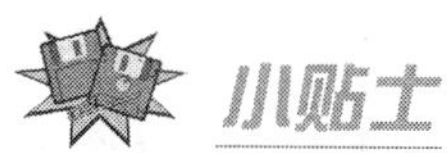

广义的食品检验是指研究和评定食品质量及其变化的一门学科，它依据物理、化学、生物化学的一些基本理论和各种技术，按照制订的技术标准，对原料、辅助材料、成品的质量进行检验。

餐饮服务食品安全监管的复杂性在于原料辅料来源复杂，加工过程和产品复杂，就餐人群复杂。我国餐饮服务的潜在风险有：餐饮制作场所环境带来的安全风险，餐饮烹调制作过程的安全风险，餐饮原辅料的风险，人员素质风险，消毒风险，制成品储藏风险。餐饮服务食品安全检验主要包括以下内容。

一、监督抽验

餐饮服务食品安全监督抽验是指餐饮服务食品安全监管部门对餐饮服务提供者所使用的食品（含原料、半成品和成品）、食品添加剂、食品相关产品、餐饮服务场所和环境等依法进行抽样和检验的活动。监督抽验突出的是当前食品存在或可能存在的问题，具有针对性。为加强餐饮服务食品安全监管，规范监督抽验工作，根据《食品安全法》、《食品安全法实施条例》、《餐饮服务食品安全监督管理办法》，国家食品药品监督管理局制定了《餐饮服务食品安全监督抽验工作规范》。内容分为六章，共三十九条，并附有三个附件，一是食品分析方法学验证。二是监督抽检文书要求。三是项目绩效自评要求。

（一）监督抽验的计划和方案

《餐饮服务食品安全监督抽验工作规范》指出，国家食品药品监督管理局根据国家食品安全风险监测结果和食品安全监管部门食品安全风险通报、食品安全调查与评价结果以及餐饮服务食品安全监管工作需要，制定国家餐饮服务食品安全监督抽验工作计划。省级食品药品监管部门应当根据国家餐饮服务食品安全监督抽验工作计划和本区域餐饮服务食品安全监管工作中发现的突出问题，有针对性地制定本区域餐饮服务食品安全监督抽验工作方案，开展餐饮服务食品安全监督抽验工作。

餐饮服务食品安全监督抽验的重点是：①餐饮服务提供者使用的主要食品原、辅料；②餐饮服务提供者使用的食品添加剂和食品相关产品；③餐饮服务食品加工经营的重点环节；④食物中毒事件报告较多的业态和场所；⑤对人体有潜在危害、对其安全性必须严格控制的物质。餐饮服务食品安全监督抽验工作方案至少应当包括下列内容：①承担抽样任务的监管机构、负责人及其负责的抽样区域等；②承担检验任务的技术机构、负责人及其负责的检验任务等；③抽检样品的种类、来源、批次、频次和检验项目等；④采样方法、抽样量、样品封装、传递和储运条件等；⑤检验方法标准和检验依据或其他判定标准等；⑥结果汇总和报送机构；⑦完成时间和结果报送日期。

建立餐饮服务食品安全调查评价与监督抽检联动机制，国家食品药品监督管理局及时将食品调查与评价执行过程中发现的餐饮服务食品安全隐患通报省级食品药品监管部门。省级食品药品监管部门根据通报，确定重点地区、重点环节、重点产品和重点危害因素，及时开展监督抽验。

（二）抽样

《餐饮服务食品安全监督抽检工作规范》指出，抽样任务主要由当地食品药品监管部门或其执法机构负责，根据需要，食品药品监管部门可以要求检验机构协助进行抽样和样品预处理等工作。抽样人员不得少于2名。抽取样品时，抽样量应当不少于检验需要量的3倍。对于均匀性较好的样品，应当现场分为三份，一份检验，两份留样；对于均匀性不好的样品，抽样量应当满足实验室处理分样的需要，检验前将抽取的样本分为三份，一份检验，两份留样，并做好分样操作记录。抽取的样品还应当严格按照样品的物理、化学和生物学等特性，或其标签标识上注明的储运条件储藏运输，以确保样品在检测前的完整性和原始性。

（三）检验

《餐饮服务食品安全监督抽检工作规范》指出，制定餐饮服务食品安全监督抽验工作方案的食品药品监管部门遴选具备资质的食品检验机构承担检验工作。

检验过程中，样品的前处理应当严格按照检验方法标准的要求进行，样品处理量应当能满足方法检测限的要求。食品检验机构应当遵循检验规程，按照监督抽验方案中规定的方法和依据进行检验和判定。检验方法应当采用食品安全国家标准中规定的方法或其他具有法律效力的检验方法。承担的食品检验机构应当按照相关要求，对检测方法进行方法学验证（见《餐饮服务食品安全监督抽检工作规范》附件1），按照相应标准建立本实验室的标准操作程序，并经食品检验机构技术负责人审核发布。在餐饮服务食品安全监督抽验工作中，可以采用国家食品药品监督管理局认定的快速检测方法进行初步筛查。对初步筛查结果表明不符合相关食品安全标准的，可采取临时控制措施，并按实验室方法进行检验。

（四）报告

《餐饮服务食品安全监督抽检工作规范》指出，食品检验机构应当将检验结果及时报送委托检验的食品药品监管部门。对检验结果不合格的，还应当附具检验报告书。检验结果接近限量标准的临界值时，承检的食品检验机构应当重新选择食品复验机构的实验室，安排备份样品的复检，复检结果为最终结果。

二、风险监测的检验

为有效实施食品安全风险监测制度，规范国家食品安全风险监测工作，根据《食品安全法》、《食品安全法实施条例》，卫生部、工业和信息化部、工商总局、质检总局、国家食品药品监管局联合制定了《食品安全风险监测管理规定（试行）》。食品安全风险监测，是通过系统和持续地收集食源性疾病、食品污染以及食品中有害因素的监测数据及相关信息，并进行综合分析和及时通报的活动。风险监测的基本特征一是具有系统性，即将整个食物链的全过程纳入监测范围，是从农田、生产加工、销售到餐桌各个环节开展的监测工作是否完全依据国家食品安全标准，最终目标是要评价我国食品安全总体状况。二是具有连续性，对系统的风险进行连续监测，从中发现规律性的问题。

餐饮服务食品安全风险特点：微生物是主要的风险因素，常见致病微生物有腊样芽孢杆菌、布氏杆菌、空肠/结肠弯曲菌、肉毒梭菌、大肠埃希菌、单核细胞增殖利斯特菌、伤寒沙门菌等。化学中毒也常有发生。

（一）相关术语定义

1. 食源性疾病监测 指通过医疗机构/疾病控制机构对食源性疾病及其致病因素的报告、调查和检测等收集的人群食源性疾病发病信息。

2. 食品污染 指根据国家食品安全管理的一般规则，在食品生产、加工或流通等过程中因非故意原因进入食品的外来污染物，一般包括金属污染物、农药残留、兽药残留、超范围或超剂量使用的食品添加剂、真菌毒素以及致病微生物、寄生虫等。

3. 食品中有害因素 指在食品生产、流通、餐饮服务等环节，除了食品污染以外的其他可能途径进入食品的有害因素，包括自然存在的有害物、违法添加的非食用物质以及被作为食品添加剂使用的对人体健康有害的物质。

（二）监测计划的制定

国家食品安全风险监测计划应根据食品安全风险评估、食品安全标准制定与修订和食品安全监督管理等工作的需要制定。国务院有关部门根据食品安全监督管理等工作的需要，提出列入国家食品安全风险监测计划的建议，建议内容应包括食源性疾病、食品污染和食品中有害因素的名称、相关食品类别及检测方法、经费预算等。同时，监测应遵循优先选择原则，兼顾常规监测范围和年度重点，将以下情况作为优先监测的内容：①健康危害较大、风险程度较高以及污染水平呈上升趋势的；②易于对婴幼儿、孕产妇、老年人、病人造成健康影响的；③流通广泛、消费量大的；④以往在国内导致食品安全事故或者受到消费者关注的；⑤已在国外导致健康危害并有证据表明可能在国内存在的。应包括食品、食品添加剂和食品相关产品。国家食品安全风险监测计划应规定统一的检测方法。

（三）监测计划的实施

卫生部会同国务院质量监督、工商行政管理、国家食品药品监督管理及国务院工业和信息化等部门制定国家食品安全风险监测质量控制方案并组织实施。省、自治区、直辖市卫生行政部门组织同级质量监督、工商行政管理、食品药品监督管理、工业和信息化等部门，根据国家食品安全风险监测计划，结合本地区人口特征、主要生产和消费食物种类、预期的保护水平以及经费的支持能力等，制定和实施本行政区域的食品安全风险监测方案，报卫生部备案，并向卫生部报送监测数据和分析结果。

承担食品安全风险监测工作的技术机构应具备食品检验机构资质认定条件和按照规范进行检验的能力，原则上应当按照国家有关认证认可的规定取得资质认定（非常规的风险监测项目除外）。技术机构根据法律法规的规定和计划实施指南的要求，完成监测任务，按时向下达任务的部门报送监测数据和分析结果，保证监测数据的真实、准确、客观。

三、食品安全事故调查的检验

食品安全事故，指食物中毒、食源性疾病、食品污染等源于食品，对人体健康有危害或者可能有危害的事故。例如：三鹿奶粉三聚氰胺事件、安徽劣质奶粉事件（大头娃娃事件）、福寿螺事件、海南毒豇豆、毒节瓜事件、咸鸭蛋含有苏丹红、饮料中含有塑化剂等。

食品安全事故分为重大食品安全事故和一般食品安全事故。重大食品安全事故是指《重大食品安全事故应急预案》规定的重大食品安全事故（Ⅰ级：特别重大食品安全事故；Ⅱ级：重大食品安全事故；Ⅲ级：较大食品安全事故；Ⅳ级：一般食品安全事故）；一般食品安全事故是指未列入《重大食品安全事故应急预案》规定的其他食品安全事故。《食品安全法》中指出，对食品安全事故的处置，“封存可能导致食品安全事故的食品及其原料，并立即进行检验；对确认属于被污染的食品及其原料，责令食品生产经营者依照规定予以召回、停止经营并销毁。”应急检验工作程序如下。

1. 样品采集 采样人员到达现场后，应对食品安全事故进行初步调查，分析可能的危害因素，根据调查分析结果进行有针对性地采集相关样品，样品量应满足检验、复检和仲裁需要量。采样和样品送检工作应填写相关记录。

2. 样品检测 危害因素明确的食品安全事故，由调查采样人员提出检测项目；危害因素不明确的食品安全事故，由检测人员与调查采样人员共同分析可能的危害因素，提出检测项目。

承担检测的机构对未取得资质的检测项目和没有能力检测的项目实行分包检测或技术求援，由专人进行样品传递。

微生物检验检出的致病菌株应按规定程序保留，由检测科室按规定程序送上级机构进行鉴定，并取得鉴定报告。

3. 结果报告 检测科室对食品安全事故的检测验结果应经授权签字人批准后才能出据正式报告。采用国标方法对危害因素进行检测且结果明确可进行正式报告。

采用非国标方法对危害因素进行检测的，由检测人员将样品送上级检测机构或有资质的检测机构复检后才能出据正式检测验报告。

第四节 餐饮服务食品安全检验的主要项目与方法

食品安全的危害因素包括由原料本身、环境污染或加工过程等环节引发的化学性危害、生物性危害、物理性危害和人为引发的掺假、伪劣的危害等，其中人为方面的问题更加影响人们的身体。如果食品中危害无法有效地消除及控制，就会危及人的健康和生命安全。其所造成的危害主要表现为急性中毒、慢性中毒、致畸作用、致癌作用等。食品危害按照 HACCP 危害分析的通常分类分为三种类型——即物理性危害，化学性危害和生物性危害。结合餐饮食物中常见的危害因素，无论是监督抽验的检验、风险监测的检验，还是食品安全事故调查的检验，餐饮服务食品安全检验也可从以下三个方面进行检验。

根据餐饮服务食品安全的特点，《2012年餐饮服务食品安全重点工作安排的通知》要求，在深化食品非法添加和滥用食品添加剂专项治理方面，各地要继续加强对提供自制火锅底料、自制饮料和自制调味料等餐饮服务单位的监管，严厉打击添加罂粟壳、罂粟粉、苏丹红、抗生素等非食用物质的违法行为；加大对餐饮服务单位超范围、超剂量使用食品添加剂问题的治理，严格规范食品添加剂采购、贮存、使用行为；加大对餐饮服务单位落实食品添加剂备案、公示、承诺以及宣传材料张贴等要求的监督检查。督促餐饮服务单位进一步落实主体责任。

一、物理性因素

（一）物理性危害

物理性危害是指在食品中不正常存在，对消费者可能产生疾病或者伤害的物质，包括植物收获过程中掺进玻璃、铁丝、铁钉、石头等，水产品捕捞过程中掺杂鱼钩等，食品加工设备脱落的金属碎片、灯具及玻璃容器破碎后碎片等，畜禽在饲养过程中误食的铁丝，畜禽肉和鱼肉剔骨时遗留骨头碎片或鱼刺，食品操作人员加工时落入食品中的毛发。物理性危害不仅令食品造成污染，而且时常也损坏消费者健康，例如，伤害口腔和咽喉、磕破牙齿、胃肠道的穿孔等。

（二）物理性危害的检验

物理性危害与化学性危害和生物性危害相比，有其特点，检验过程中往往仅需要通过观察感官性状等即可发现，而部分杂质还可以依靠针对性的仪器进一步检验。常见的有害异物、来源及检验手段见表2－1。

表2－1　常见的物理危害及检验手段

物理危害	来源	检验手段
玻璃	原料，容器，照明设施，加工设备	目测，过滤筛网
金属	原料，办公用品（图钉，曲别针），电线，金属屑，清洁用具（例如，钢丝绒）	目测，金属探测器
石粒，嫩枝，树叶	原料（通常来自植物），食品加工周围环境	目测，过滤筛网
木制品	原料（通常来源植物），包装（例如箱柜，篓，垫板）	目测，过滤筛网
虫	原料，食品加工周围环境，肮脏的建筑设施	目测
首饰	操作人员	目测，过滤筛网
塑料	包装（柔性塑料，硬性塑料）	目测

二、化学性因素

（一）化学性危害

化学性危害可分成天然存在的化学物质、人工添加的化学物质、环境污染或偶尔进入食品的化学物质、食品加工中产生的有害化学物质和含有对某些特定人群致敏原成分的食物。常见的化学性危害有重金属、自然毒素、农药残留、兽药残留、洗消剂及食品添加剂等。

1. 重金属　餐饮食品中的重金属主要来源于三个途径。①自然环境：有的地区因地理条件特殊，土壤、水或空气中这些元素含量较高。在这种环境里生存的动物、植物体内及加工的食品中，往往也有较高的含量。②食品生产加工：在食品加工时使用的机械、管道、容器或加入的某些食品添加剂中，存在的有毒元素及其盐类，在一定条件下可能污染食品。③农用化学物质及工业“三废”的污染：随着工农业生产的发展，有些农药中所含的有毒元素在一定条件下，可引起土壤的污染和在食用作物中的残留。含有各种有毒元素的工业废气、废渣和废水不合理的排放，也可造成环境污染，并使这些工业“三废”中的有毒元素转入食品。

食品中的重金属经消化道吸收，通过血液分布于体内组织和脏器，除了以原有形式为主外，还可以转变成具有较高毒性的化合物形式。多数有毒元素在体内有蓄积性，能产生急性和慢性毒性反应，还有可能产生致畸、致癌和致突变作用。

2. 自然毒素　自然毒素有的是食物本身就带有，有的则是细菌或霉菌在食品中繁殖过程中所产生的。这些毒素由于毒性大，且与食品混为一体，不容易被认识和确定，从而对健康威胁更大。食品中常见的毒素有霉菌毒素、动物性天然毒素和植物性天然毒素。其中常见的霉菌毒素有黄曲霉毒素、展青霉毒素、单端孢霉烯族化合物、玉米赤霉烯酮、杂色曲霉素、棒曲霉素、岛青霉毒素和其他霉菌毒素；常见的动物性天然毒素有动物肝脏中的毒素，河豚毒素、岩蛤毒素、螺累毒素和组胺；常见的植物性天然毒素有氰苷、红细胞凝集素、龙葵碱、秋水仙碱、棉酚和毒蘑菇。

3. 农药残留　餐饮食品原料在生长过程中，使用的杀虫剂、除草剂、抗氧化剂、抗菌素、促生长素、抗霉剂以及消毒剂等会残存于原料体内，最后通过食物链进入到人体，将对人体产生急性毒性和慢性毒性，包括致突变性、致癌性和对生殖及后代的不良影响等后果。食品中农药残留的来源如下。①施药后直接污染：在农业生产中，农药直接喷洒于农作物的茎、叶、花和果实等表面，造成农产品污染；在农产品贮藏中，为了防止其霉变、腐烂或植物发芽，使用农药造成食品农产品直接污染。②从环境中吸取：农田、草场和森林施药后，有40%～60%农药降落至土壤，5%～30%的药剂扩散于大气中，逐渐积累，通过多种途径进入生物体内，致使农产品、畜产品和水产品出现农药残留问题。③通过食物链污染：农药污染环境，经食物链传递时可发生生物浓集、生物积累和生物放大致使农药的轻微污染而造成食品中农药的高浓度残留。④其他途径：包括加工和贮运中污染、意外污染、杀虫剂污染等。

目前餐饮食品中农药残留主要为有机氯农药、有机磷农药、氨基甲酸酯类农药和拟除虫菊酯类农药。

我国使用的有机氯农药主要有六六六和滴滴涕，由于其性质稳定，虽然早于1983年就被停止生产和使用，但是由于以前的长期滥用，环境中的蓄积常常会迁移到食物当中，故目前很多食品中仍需要检验该指标；有机磷农药是我国使用最普通的一类农药，被广泛应用于各类食用作物当中，主要的有机磷农药有乐果、敌百虫、马拉硫磷等。有机磷农药治虫杀菌而污染食品主要是表现在植物性食品中残留，尤其是含有芳香物质的植物，如水果、蔬菜等最易吸收有机磷，且残留量也高。有机磷农药按照农药急性毒性分级标准属于剧毒型，在餐饮食品的农药中毒案例中较为突出；氨基甲酸酯类农药作用方式与有机磷类相同，是一种新型的高效、低毒、低残留农药，毒性变化值很大，如涕灭威是剧毒的，西维因和抗蚜威毒性相对较低。拟除虫菊酯类农药作为代替有机氯农药的主要类型之一，由于其降解迅速而降低了农药的残留，是近年发展较快的农药。

环境中农药被生物摄取或通过其他方式进入生物体蓄积于体内，通过食物链传递并富集，使进入食物链顶端——人体内的食物不断增加，严重威胁人类健康。大量流行病学调查和动物实验研究结果表明，农药对人体的危害可概括为以下三方面。

（1）急性毒性　急性中毒主要由于职业性（生产和使用）中毒、自杀或他杀以及误食农药，或者食用刚喷洒高毒农药的蔬菜和瓜果，或者食用因农药中毒而死亡的畜禽肉和水产品而引起，中毒后常出现神经系统功能紊乱和胃肠道症状，严重时会危及生命。

（2）慢性毒性　目前使用的绝大多数有机合成农药都是脂溶性的，易残留于食品原料中。若长期食用农药残留量较高的食品，农药则会在人体内逐渐蓄积，可损害人体的神经系统、内分泌系统、生殖系统、肝脏和肾脏，引起结膜炎、皮肤病、不育、贫血等疾病。这种中毒过程较为缓慢，症状短时间内不很明显，容易被人们所忽视，而其潜在的危害性很大。

（3）特殊毒性　目前通过动物实验已证明，有些农药具有致癌、致畸和致突变作用，或者具有潜在“三致”作用。

4. 兽药残留　为了提高生产效率，满足人类对动物性食品的需求，畜、禽、鱼等动物的饲养多采用集约化生产，然而这种生产方式带来严重的食品安全问题。在集约化饲养条件下，由于密度高，疾病极易蔓延，致使用药频率增加；同时由于改善营养和防病的需要，必然要在天然饲料中添加一些化学控制物质来改善饲喂效果。这些饲料添加剂的主要作用包括完善饲料的营养特性、提高饲料的利用效率、促进动物生长和预防疾病、减少饲料在贮存期间的营养物质损失以及改进畜、禽、鱼等产品的某些品质。但这也往往造成药物残留于动物组织中，对公众健康和环境具有直接或间接危害。

兽药残留对人体的危害有以下几方面。①毒性作用：人长期摄入含兽药残留的动物性食品后，药物不断在体内蓄积，当浓度达到一定量后，就会对人体产生毒性作用。②过敏反应和变态反应：经常食用一些含低剂量抗菌药物残留的食品能使易感的个体出现过敏反应，这些药物包括青霉素、四环素、磺胺类药物及某些氨基糖苷类抗生素等。③菌群失调：在正常条件下，人体肠道内的菌群由于多年共同进化过程中与人体能相互适应，对人体健康产生有益的作用。但是，过多应用药物会使这种平衡发生紊乱，造成一些非致病菌的死亡，使菌群的平衡失调，从而导致长期腹泻或引起维生素的缺乏等反应，造成对人体的危害。

目前，餐饮食物原料中主要产生的兽药残留有①抗生素类：大量、频繁地使用抗生素，可使动物机体中的耐药致病菌很容易感染人类；而且抗生素药物残留可使人体中细菌产生耐药性，扰乱人体微生态而产生各种毒副作用。目前，在畜产品中容易造成残留量超标的抗生素主要有氯霉素、四环素、土霉素、金霉素等。②磺胺类：磺胺类药物主要通过输液、口服、创伤外用等用药方式或作为饲料添加剂而残留在动物源食品中。在近15～20年，动物源食品中磺胺类药物残留量超标现象十分严重，多在猪、禽、牛等动物中发生。③激素和β受体激动剂类：在养殖业中常见使用的激素和β受体激动剂类主要有性激素类、皮质激素类和盐酸克仑特罗等。目前，许多研究已经表明盐酸克仑特罗、己烯雌酚等激素类药物在动物源食品中的残留超标可极大危害人类健康。其中，盐酸克仑特罗（瘦肉精）很容易在动物源食品中造成残留，健康人摄入盐酸克仑特罗超过20μg就有药效，5～10倍的摄入量则会导致中毒。④其他兽药：呋喃唑酮和硝呋烯腙常用于猪或鸡的饲料中来预防疾病，它们在动物源食品中应为零残留，即不得检出，是我国食品动物禁用兽药。

5. 食品添加剂 食品添加剂是食品工业发展的重要影响因素之一。食品添加剂是指其本身不作为食品消费，也不是食品特有成分的任何物质，而且不管其有无营养价值；在食品的制造、加工、调制、处理、装填、包装、运输或保藏过程中，由于技术上的需要向食品中加入的物质，但不包括污染物或者为提高食品营养价值而加入食品中的物质。

食品添加剂按来源可分为天然物质和化学合成物质两大类。天然食品添加剂是指利用动植物或微生物的代谢产物等为原料，经提取所获得的天然物质；化学合成的食品添加剂是指采用化学手段，使元素或化合物通过氧化、还原、缩合、聚合、成盐等合成反应而得到的物质。目前使用的食品添加剂大多属于化学合成添加剂。我国的《食品添加剂使用标准》将其分为23类，即酸度调节剂、抗结剂、消泡剂、抗氧化剂、漂白剂、膨松剂、胶基糖果中基础剂物质、着色剂、护色剂、乳化剂、酶制剂、增味剂、面粉处理剂、被膜剂、水分保持剂、营养强化剂、防腐剂、稳定剂和凝固剂、甜味剂、增稠剂、食品用香料、食品工业用加工助剂及其他添加剂。

一些不法分子为谋取暴利而滥用食品添加剂，或在食品中添加禁止加入的有毒有害物质。如使用矿物油加工大米、饼干；在面粉中加入超量过氧化苯甲酰；用工业用甲醛、烧碱处理水发产品；将吊白块加入米粉、米线、粉丝中；将胭脂红等色素加入卤制的鸡、鸭、鹅、猪肉等。

滥用食品添加剂会对人体造成危害，引起人体慢性中毒或者急性、亚急性中毒。不同的添加剂对人体器官产生不同损害，如过氧化苯甲酰可引起人体的肝脏、肾脏的损害。据日本学者研究，天然的色素也能致癌；甲醛是世界学者公认的致癌物质；矿物油加工的食品，可引起腹痛、腹泻、呕吐等症状。

6. 加工过程中产生的有害物质 餐饮服务食品安全检验体现在即时性、风险的累积性、广泛性和复杂性。在餐饮食品加工过程中会产生一些危害物质，多数有害成分是温度过高所产生，常见的有*N*-亚硝基化合物、多环芳烃类化合物、杂环胺、丙烯酰胺、反式脂肪酸等。N-亚硝基化合物、多环芳烃类化合物、杂环胺、丙烯酰胺等都具有潜在致癌性，这些都和动物性食品、高油食品、高温食品等有关。

用于水果、蔬菜或加工设备的清洁剂和消毒剂是一个常被忽视的食品安全危害。由于使用非食品用的洗消剂，造成对食品及食品用具的污染。例如，有些餐馆使用洗衣粉清洗餐具、蔬菜或水果，造成洗衣粉中的有毒有害物质残留，如增白剂等；或者由于不按科学方法使用洗消剂，造成洗消剂在食品、包装、用具及餐饮具的残留。

（二）化学性危害的检验

1. 重金属的检验 在样品中，重金属一般以化合态形式存在。因此，在检测时需要对样品进行前处理，使重金属以离子状态存在于试液中，才能进行客观准确地分析。此外，样品的前处理也为了去除干扰因素，保留完整的被测组分，或使被测组分浓缩。传统的方法主要有湿法消化和干法灰化。微波消解具有消化样品能力强、速度快、消耗化学试剂少、金属元素不易挥发损失、污染小及空白值低等优势，且一次样品处理后就可同时测定几种元素。

食品中重金属元素的分析方法通常有比浊法、斑点比较法、紫外可见分光光度法（UV）、原子吸收光谱法（AAS）、原子荧光光谱法（AFS）、电感耦合等离子体法（ICP）、X荧光光谱法（XRF）、电感耦合等离子体质谱法（ICP-MS）、电感耦合等离体原子发射光谱（ICP-AES）。

原子吸收光谱法灵敏度高，检出限低。火焰原子吸收光谱法的检出限可达μg/ml级；无火焰原子吸收光谱法的检出限可达 $10^{-10} \sim 10^{-14}$g，准确度好。石墨炉原子吸收法的准确度一般约为3%~5%。原子吸收光谱法被广泛应用各领域中，它可以直接测定铅、镉、砷、铁、钙、镁等70多种金属元素，也可以用间接方法测定一些非金属和有机化合物。但是其不足之处由于分析不同元素，必须使用不同元素灯，因此多元素同时测定尚有困难，有些元素的灵敏度还比较低（如钍、铪、银、钽等），对于复杂样品仍需要进行复杂的化学预处理，否则干扰将比较严重。

原子荧光光谱法（AFS）的检出限低于原子吸收光谱法，谱线简单且干扰少，但线性范围较宽，应用元素有限，仅用于砷、锑、铋、硒、碲、锗、锡、铅、锌、锡、汞的分析。

电感耦合等离子体质谱法（ICP-MS）是痕量元素分析领域中最先进的方法，但其价格昂贵，易受污染，可用于除汞以外的绝大多数重金属的测定。

电感耦合等离体原子发射光谱（ICP-AES）可同时或顺序测定多种金属元素，有对高温金属元素进行快速分析的特点。但检测灵敏度较ICP-MS略差，可用于除镉、汞等绝大部分金属元素的测定。

食品中铅的常用检测方法有石墨炉原子吸收光谱法、火焰原子吸收光谱法、单扫描极谱法、二硫腙光度法；氢化物原子荧光光谱法；镉的常用检测方法有石墨炉原子吸收光谱法、火焰原子吸收光谱法、光度法、原子荧光法；总汞的常用检测方法有原子荧光光谱分析法、冷原子吸收光谱法、二硫腙光度法；甲基汞的分析常常先用酸提取巯基棉吸附分离，然后用气相色谱法或冷原子吸收光谱法进行测定；总砷常用的检测方法有氢化物原子荧光光谱法、银盐法、砷斑法、硼氢化物还原光度法。

2. 自然毒素的检验 近些年，随着检验手段的提高，国内外关于毒素的检测研究也很多，但是相对来讲，食品中自然毒素的检测对很多机构来说还是属于接触较少的领域，因为自然毒素品种繁多，常常需要依赖高端检验技术，表2-2中列举出了一些常见的自然毒素以及相应的检验手段。

表2-2 常见的自然毒素及其检验

食物	危害因素	检验手段
蔬菜	龙葵素	紫外可见分光光度法
	皂素、植物血凝素	高效液相色谱法、酶联免疫法
	秋水仙碱	紫外可见分光光度法、高效液相色谱法
	苦杏仁苷	离子选择性电极法、气相色谱法
动物	贝类毒素	动物试验、酶联免疫法、高效液相色谱法、气质联用法
	鱼肉毒素	动物试验、酶联免疫法、高效液相色谱法、液质联用法
	鲭鱼毒素（组胺）	酶联免疫法、紫外可见分光光度法
	河豚毒素	高效液相色谱法、酶联免疫法
谷物、油料类中	黄曲霉菌毒素	薄层色谱法、酶联免疫测定法、高效液相色谱法和荧光光度法
	小麦赤毒素（赤霉烯酮、F-2毒素）	酶联免疫测定法、液质联用法
蘑菇类	毒蘑菇	液质联用法

3. 农药残留的检验 农药残留检测方法常见的主要有分光光度法、色谱法、色谱-质谱联用、免疫分析法、生物传感器、生物化学检测法等。

在检测技术方面，目前国际上已普遍采用多残留检测技术。这些方法的建立得益于气质联用（GC-MS）、液质联用（LC-MS）技术的应用以及常规使用的气相色谱仪（GC）、液相色谱仪（LC）技术上新的突破，并在提高农药定性定量准确性、多残留检测、快速检测等方面发挥着巨大的作用。

色谱技术以其快速、高效、灵敏和具有极强的分离能力在农药残留检测方面发挥了重要作用。目前，气相色谱、高效液相色谱、超临界流体色谱、凝胶渗透色谱、薄层色谱等仪器都已在农药残留检测中广泛应用。其中，最为常用的是气相色谱法，它是目前进行农药残留检测最为常见的方法。由于农药的种类很多，不同类型农药的结构差异很大，而每一种检测器仅能对一类或几类原子和官能团进行响应，因而不同类型的农药常常需要采用不同类型的检测器，再加上农药的残留量一般都很低，所以检测器的选择十分关键，如分析有机氯类和拟除虫菊酯类农药采用电子捕获检测器（ECD），分析有机磷农药采用火焰光度检测器（FPD），分析含氮的农药和氨基甲酸酯类农药采用氮磷检测器（NPD）等，四类农药的提取净化方法以及检测技术见表2-3。

各种色谱技术以其极好的分离性能在农药残留检测方面得到广泛应用，但是它们的鉴别能力不强，把具有较高鉴别能力的分析技术联机使用就可以弥补色谱的不足，从而提高分析性能。目前，在农药残留分析方面使用最广泛的联用技术是色谱和质谱联用。最常用的两种色质联用技术是气质联用技术（GC-MS）以及液质联用技术（LC-MS）。气质联用技术利用色谱柱的高效分离特性将样品组分分离，进行定量分析，再导入质谱，进行定性鉴别，简化了农药多残留检测的分析步骤，而采用SIM模式仅对待测组分的定性定量离子进行采集，减少了杂质峰的干扰，提高了灵敏度。

表 2-3 常见农药残留的检测

农药类别	提取方法	净化方法	检测技术	农药名称	标准举例
有机氯农药	均质提取、索氏萃取、超声波萃取、加速溶剂萃取、微波辅助萃取、超临界流体萃取	液液分配净化法、凝胶渗透色谱净化法、固相萃取柱净化法、基质固相分散技术、固相微萃取技术	色谱检测技术——薄层色谱法、高效液相色谱法、气相色谱法（电子捕获检测器）；联用技术——气质联用技术、液质联用技术	六六六、滴滴涕、五氯硝基苯、狄氏剂、艾氏剂、七氯、氯丹、三氯杀螨醇等	GB/T 5009.19－2008 食品中有机氯农药多组分残留量的测定 GB/T 5009.218－2008 水果和蔬菜中多种农药残留量的测定 GB/T 5009.146－2008 植物性食品中有机氯和拟除虫菊酯类农药多种残留量的测定 GB/T 5009.162－2008 动物性食品中有机氯农药和拟除虫菊酯农药多组分残留量的测定
有机磷农药			酶活性抑制技术、免疫标记技术、生物传感器技术、生物芯片技术、气相色谱法（火焰光度检测器，氮磷检测器）、高效液相色谱法、气质联用技术、液质联用技术	甲胺磷、乙酰甲胺磷、毒死蜱、氧化乐果、三唑磷、马拉硫磷等	GB/T 5009.161－2003 动物性食品中有机磷农药多组分残留量的测定 GB/T 5009.218－2008 水果和蔬菜中多种农药残留量的测定
氨基甲酸酯类农药			免疫标记技术、生物传感器技术、气相色谱法（氮磷检测器）、高效液相色谱法（紫外检测器或者荧光检测器）、气质联用技术、液质联用技术	克百威、杀螟丹、多菌灵、速灭威等	GB/T 5009.163－2003 动物性食品中氨基甲酸酯类农药多组分残留高效液相色谱 GB/T 5009.104－2003 植物性食品中氨基甲酸酯类农药残留量的测定
拟除虫菊酯类农药			免疫标记技术、气相色谱法（电子捕获检测器或氮磷检测器）、高效液相色谱法、气质联用技术、液质联用技术	联苯菊酯、氰戊菊酯、溴氰菊酯、氯氰菊酯、氯氟氰菊酯等	GB/T 5009.218－2008 水果和蔬菜中多种农药残留量的测定 GB/T 5009.146－2008 植物性食品中有机氯和拟除虫菊酯类农药多种残留量的测定 GB/T 5009.162－2008 动物性食品中有机氯农药和拟除虫菊酯农药多组分残留量的测定

4. 兽药残留的检验 兽药残留检验是复杂基质中痕量组分含量的测定，具有待测物质浓度低、浓度波动范围大、样品基质复杂、干扰物质多等特点，要求其分析技术必须具有高灵敏度、高选择性、高分离能力。

兽药残留检验按照分离或检测原理可分为理化分析方法，包括波谱法、色谱法及其联用技术，如高效液相色谱法、气相色谱法、薄层色谱法、气质联用技术和液质联用技术等；免疫分析法，如放射免疫测定法、酶联免疫法、荧光免疫测定法等；生物测定法，如微生物学测定法、放射受体测定法等。另外，目前按照分析目的还可分为快速筛选法，常规定量法和确证分析法。这种分类方法主要是基于一种实用和管理上的观念，通常作法是先筛选再确证，常用的快速筛选技术包括各种免疫测定法和微生物测定法等。

兽药残留分析同重金属检验、农药残留分析一样，由于残留兽药的痕量而对目标待测物检出限越来越低的要求以及基质本底的各种干扰，样品的前处理过程显得尤为重要，是测定的保障，所有的手段只为获得最终最少待测成分损失和最少本底干扰的样品。随着分离科学的发展，兽药残留样品前处理也有了很大的改变，经典的样品前处理方法不仅操作繁琐、费时，提取与净化效率低，容易引入误差，且需要使用大量有毒溶剂，而现代的样品前处理手段逐渐向仪器化、自动化方向发展，近年来发展较快的方法主要有超声波辅助提取法、超临界流体萃取法、微波辅助萃取、固相萃取、固相微萃取等方法。

在得到较好的前处理保障前提下，测定技术就成了核心，从目前兽药残留种类的分类来看，抗生素类残留分析主要包括氯霉素类及大环内酯类药物残留、氨基糖苷类与四环素类药物残留、β－内酰胺类药物残留和喹诺酮类药物残留，分析检测技术主要有酶联免疫法、微生物受体法、高效液相色谱法、气质联用技术和液质联用技术；磺胺类药物分析检测技术主要有高效液相色谱法和液质联用技术；激素和β受体激动剂类残留分析主要包括盐酸克仑特罗、莱克多巴胺、沙丁胺醇及己烯雌酚等残留，分析检测技术一般有酶联免疫吸附法、气质联用法和液质联用法等。

5. 食品添加剂的检验　目前，我国商品分类中的食品添加剂种类共有35类，包括增味剂、消泡剂、膨松剂、着色剂、防腐剂等，含添加剂的食品达万种以上。其中，《食品添加剂使用标准》和卫生部公告允许使用的食品添加剂分为23类，共2400多种，制定了国家或行业质量标准的有364种。

食品中添加剂的检测多数属于微量分析范畴，通常是百万分之几十到千分之几，检测底限一般要求为1～5mg/kg，涉及的检测手段包括气相色谱法、液相色谱法、分光光度法等。餐饮行业中常见的几类食品添加剂检测方法如下。

（1）防腐剂　常用的有苯甲酸钠、山梨酸钾、二氧化硫、乳酸等，用于酱油、罐头等食品中，目前对防腐剂的检测手段主要有薄层色谱法、高效液相色谱法、毛细管电泳法、气相色谱法、液质联用法等，近来多种防腐剂同时测定的检测方法研究较多。

（2）着色剂　亦称食用色素，是使食品染色后提高商品价值的一类呈色物质。食品中着色剂的检测方法目前主要集中在合成着色剂上。常用的合成色素有胭脂红、苋菜红、柠檬黄、靛蓝等，合成色素如果不按照国家规定的限量用于食品制作，可能会给人体带来危害。目前对合成色素的检测方法主要有示波极谱法（GB/T 5009.35－2003《食品中合成着色剂的测定》第三法）、薄层层析法（GB/T 5009.141－2003《食品中诱惑红的测定》和GB/T 5009.35－2003《食品中合成着色剂的测定》第二法）、液相色谱法（GB/T 5009.35－2003《食品中合成着色剂的测定》第一法等。

（3）漂白剂　为了消除食品在加工过程中染上或保留原料中某些令食品颜色不正，易使人产生不洁或厌恶等感觉的有色物质而使用的漂白物质。还原漂白剂多为亚硫酸及其盐类，如二氧化硫、焦亚硫酸钠或亚硫酸钠等，这些物质能分解产生二氧化硫或亚硫酸基团，因此食品中亚硫酸盐的含量测定方法也就是测定食品中二氧化硫的含量，并据此进行结果换算。由于食品基质的差异性，使还原漂白剂检测需要不同的方法，且检测原理也各不相同，目前应用于食品中还原漂白剂检测方法有比色法（如 GB/T 5009. 34 –2003《食品中亚硫酸盐的测定》规定的盐酸副玫瑰苯胺比色法）、滴定法（直接滴定碘量法、蒸馏–碘量法、蒸馏–碱滴定法）和色谱法（气相色谱法、离子色谱法）等；而应用于食品中的氧化漂白剂主要有过氧化苯甲酰和过氧化钙，对氧化漂白剂的检测方法又分化学分析法（氧化还原滴定）和仪器分析法（紫外分光光度法、气相色谱法和高效液相色谱法等）。

（4）增味剂 食品增味剂又称为风味增强剂或鲜味剂，可用于补充或增强食品风味的一类物质，根据来源分为动物性增味剂、植物性增味剂、微生物增味剂和化学合成增味剂。食品中增味剂的测定方法包括比色法（食品中氨基酸增味剂的检测代表方法为 GB/T 5009. 124 –20003《食品中氨基酸的测定》）和高效液相色谱法（核苷酸类化合物均可测定）。

（5）护色剂 在食品的加工过程中，为了改善或保护食品的色泽，除了使用色素直接对食品进行着色外，有时还需要添加适量的护色剂，使制品呈现良好的色泽。如为使肉制品呈鲜艳的红色，在加工过程中多添加硝酸盐（钠或钾）或亚硝酸盐。硝酸盐、亚硝酸盐等食品中护色剂的测定方法有比色法、示波极谱法、离子色谱法和电化学分析法，大部分的护色剂测定均可采用高效液相色谱法。

三、生物性因素

（一）生物性危害

据统计，导致食品产生危害的因素中，生物性危害占93%，化学性危害占4%，物理性危害占3%。由此可见，生物性的危害最为广泛。生物性危害包括有害细菌（病原菌或致病菌）、病毒、寄生虫以及霉菌。其中，尤以那些种类极其繁多的微生物所造成的危害最大。尽管它们微小，小到了人们用肉眼无法看到的程度，但还是无法否认，这些微小生物体几乎遍布于人们日常生活中的各个环节和所有场所，而食品的一切加工、制作、烹制环境和环节都有可能受到有害微生物的侵袭。在餐饮业的生物性食物中毒中，有88%是由细菌引起的，由病毒引起的占5%。

1. 有害细菌 食品中致病菌的来源主要有如下几个方面。①原料污染：原料食品在采集、加工前已被细菌污染；②产、储、运、销过程中的污染：这是细菌污染几率最多的一些环节，由于不卫生的操作和管理而使食品被环境、设备、器具中的一些细菌所污染；③从业人员的污染：食品从业人员不认真执行卫生操作规程，通过手、上呼吸道而造成食品的污染；④烹调加工过程的污染：在食品加工过程中，未能严格执行烧熟煮透、生熟分开等卫生要求，再加以不卫生的管理方法，使食品中已存在或污染的细菌大量繁殖生长，从而损坏食品质量、危害人的健康。

餐饮业中引起食物中毒和食源性传染病的常见病原菌主要有以下几种。①副溶血性弧菌：常见于海产品及受该菌污染的食品中，食品通过受该菌污染的食品接触面（容器、水池、工具、抹布、手等）受到污染；②金黄色葡萄球菌：常见于生牛奶、熟肉、糕点及其他受该菌污染的食品中，食品通过人体伤口、炎症部位（皮肤、鼻子、口腔）等受到污染；③沙门菌：常见于家禽、蛋、生肉中，食品通过老鼠、昆虫和污水等受到污染；④腊样芽孢杆菌：呕吐型常见于谷物（尤其大米）、含淀粉食品中，腹泻型常见于奶类、肉类、蔬菜中，食品通过土壤和灰尘受到污染；⑤大肠埃希菌：常见于生牛肉及受到该菌污染的食品中（如蔬果），食品通过牛粪便、污水、食品接触面受到污染；⑥痢疾杆菌：常见于水、牛奶、色拉、蔬菜中，食品通过人畜粪便、污水、食品接触面、手等受到污染；⑦单核细胞增生李斯特菌：常见于冷藏后未经彻底加热的肉制品、水产品、水果蔬菜中，食品通过土壤、污水、动物粪便和健康携带者受到污染；⑧肉毒梭状芽孢杆菌：常见于自制发酵豆、谷类制品（面酱、臭豆腐）、自制罐头中，食品通过环境、土壤、人畜粪便等受到污染。

2. 病毒 病毒是体积很小的微生物，非细胞结构，只含一种核酸，只能在活细胞内以复制方式增殖。病毒的种类有150种，当它们通过食品传播时就有可能引发食物中毒。病毒只能在其宿主即人和动物身上繁殖。病毒一般通过粪、口途径传播。病毒可以在自然界环境存活很长时间，但不生长。病毒对食品的污染不像细菌那么普遍，但一旦发生污染，产生的后果将非常严重。

餐饮业中常见病毒主要有以下两种。①甲肝病毒：常见的污染食品为冷菜、水果和果汁、乳制品、蔬菜、贝类和冷饮。其中水、沙拉和贝类是最常见的食品中毒原因。②诺如病毒：被粪便污染的水源及水产品、沙拉，生食蚶类、牡蛎是最常见的食品中毒原因。

3. 寄生虫 寄生虫是需要有寄主才能存活的生物，生活在寄主体表或其体内。世界上存在几千种寄生虫。只有约20%的寄生虫能在食物或水中发现，所知的通过食品感染人类的不到100种。通过食物或水感染人类的寄生虫有线虫、绦虫、吸虫和原生动物。这些虫大小不同，从几乎用肉眼看不见到几米长。人食用了含有寄生虫的畜禽和水产品后，就会感染寄生虫。

餐饮业中常见寄生虫主要有如下几种。①旋毛虫：常见于受到旋毛虫污染的猪和其他畜类动物中；②肺吸虫：常见于生或不熟的淡水蟹、虾中；③肝吸虫：常见于生或不熟的肉淡水鱼、虾中。

4. 霉菌 霉菌是一些丝状真菌的统称。霉菌在自然界分布很广，同时由于其可形成各种微小的孢子，因而很容易污染食品。霉菌污染食品后不仅造成腐败变质，而且有些霉菌还可产生毒素，造成误食人畜霉菌毒素中毒。人和动物一次性摄入含大量霉菌毒素的食物常会发生急性中毒，而长期摄入含少量霉菌毒素的食物则会导致慢性中毒和癌症。

目前，已知可污染粮食及食品并发现具有产毒菌株的霉菌有以下属种：曲霉属、青霉属、镰刀菌属、交链孢霉属等。例如霉变谷物会产生黄曲霉毒素和脱氧雪腐镰刀菌烯醇等。

（二）生物性危害的检验

1. 细菌 反映食品卫生质量的细菌污染指标，可分为三方面，一是细菌总数，反映食品的一般卫生指标；二是大肠菌群，反映食品的粪便污染的指标，三是致病菌。

细菌总数是指食品检样经过处理，在一定条件下（如培养基、培养温度和培养时间等）培养后，所得每1g（ml）检样中形成的微生物菌落总数。更确切地说即在需氧情况下，36℃ ±1℃培养48h，能在普通营养琼脂平板上生长的菌落总数，常用平板计数法，具体的检验方法见GB 4789.2－2010《食品安全国家标准　食品微生物学检验菌落总数测定》。

大肠菌群系指在一定培养条件下能发酵乳糖、产酸产气的需氧和兼性厌氧革兰阴性无芽孢杆菌。该菌主要来源于人畜粪便，故以此作为粪便污染指标来评价食品的卫生质量，推断食品中有否污染肠道致病菌的可能。食品中大肠菌群系以100ml（g）检样内大肠菌群最可能数（MPN）表示。大肠菌群MPN是采用一定的方法，应用统计学的原理所测定和计算出的一种最近似数值。大肠菌群MPN常规的检验方法有三管系列、五管系列和其他系列，最常用的是三管系列，具体的检验方法见GB 4789.3－2010《食品安全国家标准　食品微生物学检验　大肠菌群计数》

餐饮业中常见的致病菌均有相应的国标检验方法。①副溶血性弧菌：GB 4789.7－2008《食品微生物学检验　副溶血性弧菌检验》；②金黄色葡萄球菌：GB 4789.10－2010《食品微生物学检验　金黄色葡萄球菌检验》；③沙门菌：GB 4789.31－2003《食品卫生微生物学检验　沙门菌、志贺菌和致泻大肠埃希菌的肠杆菌科噬菌体检验方法》；④腊样芽孢杆菌：GB 4789.14－2003《食品卫生微生物学检验　蜡样芽孢杆菌检验方法》；⑤痢疾杆菌：GB 4789.5－2003《食品卫生微生物学检验　志贺菌检验》；⑥单核细胞增生李斯特菌：GB 4789.30－2010《食品微生物学检验　单核细胞增生李斯特菌检验》；⑦肉毒梭状芽孢杆菌：GB 4789.12－2003《食品卫生微生物学检验　肉毒梭菌及肉毒毒素检验》。

2. 病毒　近年来，国际上有关食源性病毒性疾病的报道日益增多。其中，最重要的病原体是诺沃克样病毒（NLV）和甲肝病毒（HAV）。但由于缺乏快速灵敏的检测方法，无法有效地监控高危食物。为有效控制食源性NLV和HAV的流行，必须有效地进行食品中NLV和HAV的检测。目前，美国、日本和澳大利亚等国家普遍采用分子生物学中的RT－PCR方法进行食品中NLV和HAV的检验。该方法通过对病毒目标基因片段的扩增进行检测，具有特异和灵敏度高的特点，能检测到10～40个拷贝的病毒核酸。但由于食品成分复杂，存在各种RT－PCR抑制剂，仍需要探索更加有效的食品中病毒富集方法和RNA提取方法。另外，NLV病毒的检测中，还需寻找更加广谱的，可适合扩增不同基因型病毒的引物。

3. 寄生虫　食品中寄生虫的检验方法目前常见的有GB 10136－2005《腌制生食动物性水产品卫生标准》附录以及SN 1748－2006《进出口食品中寄生虫的检验方法》，主要分为消化法、烛光法（白光烛光法和紫外光烛光法）、挤压烛光法、机械分离沉降法、浓缩集卵法。消化法适用于检验寄生于牛肉和猪肉中的囊尾蚴，猪肉中的旋毛虫，牛肉、猪肉和羊肉中的住肉孢子虫、肉和贝类中的吸虫囊蚴，鱼肉中的棘颚口线虫的包囊、广州管圆线虫的幼虫、阔节裂头绦虫裂头蚴；烛光法适用于检验寄生于鱼肉中的吸虫囊蚴、棘颚口线虫的包囊、广州管圆线虫的幼虫和阔节裂头绦虫裂头蚴；挤压烛光法适用于检验半透明贝类肉中的吸虫囊蚴；机械分离沉降法适用于检验寄生于鱼肉中的吸虫囊蚴、棘颚口线虫的包囊、广州管圆线虫的幼虫和阔节裂头绦虫裂头蚴；浓缩集卵法适用于检验污染新鲜蔬菜的毛首鞭形线虫卵和蛔虫卵。

4. 霉菌　霉菌的检验同菌落总数的检验一样常用平板计数法，霉菌菌体是由分支或不分支的菌丝组成，菌丝细胞均由细胞壁、细胞膜、细胞质、细胞核、线粒体、核糖体以及内含物组成。在固体培养基上，部分菌丝深入培养基内吸收养料，称为营养菌丝；另一部分则向空气生长，称为气生菌丝；有的气生菌丝发育到一定阶段分化为繁殖菌丝。霉菌的菌落一般比细菌菌落大几倍到几十倍，同一种霉菌，在不同成分的培养基上形成的菌落特征可能有变化，但各种霉菌，在一定的培养基上形成的菌落大小、形状、颜色等却相对稳定。霉菌最显著的特征就是一般有菌丝，不规则无固定大小，最初往往是白色或浅色，当长出孢子后就呈现许多颜色，如红色、绿色、黑色等。菌落特征也是鉴定霉菌的重要依据之一。具体的检验方法见 GB 4789. 15 – 2010《食品微生物学检验　霉菌和酵母计数》。

第五节　餐饮服务食品安全检验的组织实施

开展餐饮服务食品安全检验工作，主动获取我国消费环节食品安全的关键基础数据，基本掌握我国餐饮服务食品消费环节重点品种食品安全的总体状况，并按照国际通行的食品安全风险评估原则进行评估和分析，及早发现潜在的安全隐患，通过食品安全风险管理的实施，把潜在危害降到最低，逐步实现由“事后监管”向“事前预防”的转变。

一、计划

以主动获取我国餐饮服务食品安全的关键基础数据，基本掌握我国消费环节重点品种食品安全的总体状况为目的，以消费环节高风险、低合格率和公众认为安全隐患大的食品为重点品种，开展食品安全检验工作。以当前国内外广泛关注的食品安全危害因子为基础，进行品种检验指标的遴选并制定检验计划。品种的选择可采取以下几种方式。

1. 前期调研　通过查阅全国各地居民膳食消费资料，了解全国食品消费状况，为品种的选择提供信息；通过问卷调查，对各地居民日常饮食消费习惯进行了解，获取居民膳食日常消费数据、各类食品品种消费量数据；查阅发达国家开展食品调查工作模式，获取确定品种的做法和经验。

2. 监管人员研讨　邀请有关食品监管部门人员、各地方食品监管工作人员及一线食品监管人员开展专题讨论，根据其从事日常监管工作经历，为品种的选择提出意见，使品种的选择涵盖我国居民膳食消费的重点食品品种。

3. 专家学者座谈　邀请食品行业各有关协会/学会专家、部分知名食品企业管理人员和食品安全领域专家学者开展专题讨论，以当前国内外广泛关注的食品安全危害因子为基础，集中就品种的选择和品种评价指标进行详细论证，为品种的选择和品种评价指标的遴选提供建议，确定食品品种及指标。

二、方案

餐饮服务食品安全检验计划制定以后，工作方案至少应当包括下列内容。

（1）承担抽样任务的监督机构、负责人及其负责的抽样区域等。

（2）承担检测任务的技术机构、负责人及其负责的检验任务等。

（3）监督抽检的内容，包括样品种类、来源、数量、频次、检验项目等。

（4）采样方法、抽样量、样品的封装、传递及储存条件。

（5）检验方法标准及检验依据（判定标准）等。

（6）结果汇总及报送机构。

（7）完成时间和结果报送日期。

各项目承担单位要按照科学、合理、可行的原则，认真务实地制定方案实施细则。样本的抽取要严格遵循随机的原则，以充分保证样品的代表性。抽样（包括抽取样本的数量）、送样、收样、存样和检测（处理样本的数量）、数据处理等应严格执行相关操作规程，检测实验室要严格实行实验室质量控制，确保检测数据真实、准确。

采样的全过程严格执行相关操作规程，样本的数量应有代表性，能准确反映采样地区的总体状况；采样地区能够兼顾不同地域；样本的采样量应考虑检验用量和备份留样量；每一批样品的信息应记录完整，标识清晰，以免混淆；样品的运输和贮存必须保证其质量稳定，防止污染或变质。采样的人员应加以培训，采样的前期准备工作应覆盖采样、预处理、运输、贮存等整体过程的准备。

根据检测项目，确定具体的检验方法，对于实验室首次使用的检验方法，无论是现有标准还是实验室建立的非标准方法，实验室必须对其进行充分的验证，保证该方法在实验室的开展稳定、可靠；必要时，实验室应建立检验标准操作规程（SOP）。同时，实验室应针对检测过程制定合理的质量控制方案，以保证检测数据的准确，质量控制应体现在每一个检测项目的过程中，并将质量控制方案以 SOP 的形式明确下来，便于技术人员执行。

在方案中应明确数据的接收方式，以及数据的传送方式，数据的传递应信息完整，不丢失，并充分考虑保密性。

检测数据是否符合标准要求的判断时，采用修约数值比较法，离散度大的数据应经过统计学检验决定取舍，对于同一检测指标应统一判定限度。

原则上一个类别的调查品种由一个任务承担单位统一汇总数据并进行风险评估，制作风险评估报告。风险评估应明确采用的评估模式，依据国际认可的基本原则和科学评估标准编写食品的风险评估报告，报告需要概述风险评估涉及的危害识别、危害描述、暴露量评估和风险描述四个方面，介绍不确定性及其原因，并应阐明减少或消除风险的方法，作出结论。

报告主要内容包括：封页、摘要、目录、正文（项目背景、项目组织实施情况、存在的问题及原因分析、风险管理策略与建议）、附件（风险评估方法和过程）和主要参考文献。

对于形成的工作报告，国家食品药品监督管理部门的分管部门邀请有关专家进行审评，经审评修改后的报告由国家食品药品监督管理部门的分管部门邀请社会各界认识进行评议，最终进行再评估。

三、抽样

样本采集与处置应保证食品采样的随机性、广泛性和代表性，所采样品供检测和必要时作为查处的物证。样品所代表的总体应包括所有进入消费领域的食品，而非特制或特备的样品。

1. 采样样本量 为充分利用有限资源，各省样本量原则上定为60个，其中省会城市占50%，地级市占25%，县以下占25%。

2. 样品的量 样品的采样量应当满足检验和备份的需求，一般将一个样本抽取的样品量，制成2份或3份样品，不复检的制成1份即可。采样量以单份样品量和备份数的乘积标注，固体样品的单倍量质量要大于1000g，液体样品单倍量大于500ml，特别贵重的品种，则根据检验需求量确定。例如，单份猪肉样品500g，需要备份1份，那么用500g×2标识，共要采集1000g猪肉样品，然后分装成2份，分别包装，贴上封条。

3. 样品编号规则 样品编号规则为：样品名称（拼音编码）+采样省份+采样区域（汉语拼音大写）+样品序号（2位阿拉伯数字。省会城市01~12为城区样品，13~20为城郊，21~26为县城，27~30为乡镇，20%地级市31~45，5%县城46~60）样品品种编号见表2-4，样品产地省（区、市）编号见表2-5。

采样区域编号如下：省会城市-CS，20%地级市-DS，5%县城-XC。

如：山东省青岛市辽宁产大米31号样品 写作：DM-SD-DS-31

表2-4 样品品种编号

序号	食品类别名称	食品名称（举例）	编号
1	粮食加工品	小麦粉	XM
		大米	DM
		挂面	GM
2	食用油、油脂及其制品	食用植物油	SY
3	调味品	酱油	JY
		食醋	SC
		味精	WJ
		鸡精调味料	JJ
		酱类	JL
4	肉制品	肉制品	ROP
5	乳制品	乳制品	RUP
		婴幼儿配方乳粉	YRF
6	饮料	饮料	Yl
7	方便食品	方便面	FBM
8	饼干	饼干	BG
9	罐头	罐头	GT
10	冷冻饮品	冷冻饮品	BB
11	速冻食品	速冻面米食品	SDS
12	薯类和膨化食品	膨化食品	Ph
13	糖果制品（含巧克力及制品）	糖果制品	TG
		果冻	GD
14	茶叶及相关制品	茶叶	CY

续表

序号	食品类别名称	食品名称（举例）	编号
15	酒类	白酒	BJ
		葡萄酒及果酒	PTJ
		啤酒	PJ
		黄酒	HJ
16	蔬菜及制品	酱腌菜	JYC
17	水果制品	蜜饯	MJ
18	炒货食品及坚果制品	炒货食品	CH
19	蛋制品	蛋制品	DAP
20	可可及焙烤咖啡产品	可可制品	KK
		焙炒咖啡	KF
21	食糖	糖	ST
22	水产制品	水产加工品	SCP
23	淀粉及淀粉制品	淀粉及淀粉制品	DF
24	糕点	糕点食品	DG
25	豆制品	豆制品	DOZ
26	蜂产品	蜂产品	FCP
27	特殊膳食食品		TSSP
28	其他食品		以具体食品拼音字首标注

表2－5 样品产地省（区、市）编号

序号	省(区、市)	代号	序号	省(区、市)	代号	序号	省(区、市)	代号
1	北京	BJ	12	安徽	AH	23	四川	SC
2	天津	TJ	13	福建	FJ	24	贵州	GZ
3	河北	HBJ	14	江西	JX	25	云南	YN
4	山西	SXJ	15	山东	SD	26	西藏	XZ
5	内蒙古	NMG	16	河南	HNY	27	陕西	SXQ
6	辽宁	LN	17	湖北	HBE	28	甘肃	GS
7	吉林	JL	18	湖南	HNX	29	青海	QH
8	黑龙江	HLJ	19	广东	GD	30	宁夏	NX
9	上海	SH	20	广西	GX			
10	江苏	JS	21	海南	HNQ	1	新疆	XJ
11	浙江	ZJ	22	重庆	CQ			

4. 样品处置、包装、封签和储运要求

（1）样品的处置　根据样品自身的物性以及待检测项目的特殊性制定合理的具体

操作要求，如不易保存的蔬果类的样品应当匀浆后分装；禽肉类食品进行初步处理，去毛，去鳞，去头尾内脏后分装；遇到含有微生物指标检测的样品的抽样操作要符合无菌操作规范，戴无菌手套，使用无菌袋包装样品，避免污染；如有微生物指标的蛋类食品，需将蛋壳消毒后将蛋打入无菌袋中。

（2）包装和盛样容器　接触食品的取样工具和盛样容器应当不与食品发生作用，对于有包装的食品，应当以包装的整数倍作为基本样品单元。对于无包装或者包装件过大而必须购买散装食品时，液体、半流体食品（如植物油、鲜乳、酒或其他饮料），用大桶或大罐盛装，应充分混匀后再采样，用准备的盛样容器收集，再以包装袋装好并做好标记，每一样品单倍量大于500ml。固体食品（如大米）应自每批产品上、中、下三层中的不同部位分别采取部分样品，混合后按四分法对角取样，再进行几次混合，最后取有代表性的样品，用自封袋包装，每一份样品单倍量不少于1000g。

（3）封签　封签应当完整，字迹清晰，并覆盖住包装或盛样容器封口。对于要冷藏储运的，要有针对封签的防潮措施，以免造成字迹模糊。

（4）储存要求　鲜活的肉禽、水产品、巴氏奶、鸡蛋等需冷藏的食品要－18℃冻结并随冰块装入泡沫箱后运输，生物性危害评价的品种采样后立即在4℃以下的周转箱内保存3～4小时，随后于－18℃冻结保存，运输过程中应保持冷冻状态，对于检测项目有特殊规定的，按照国家相关标准的时限送达检测单位，其他食品常温、避光保存。

5. 采样

（1）采样区域的确定　为保证所采样品的代表性，根据行政区域的划分随机选择省会城市、20%的地级市（不足一个按一个计算），5%的县作为采样区域。其中省会城市采样点应有城市、城郊和农村，并涵盖不同的餐饮服务场所，如餐馆（特大、大、中、小型）、快餐店、小吃店、饮品店、食堂等类型等，根据所采品种样本量，明确每个采样区域的采样点的数量。

（2）采样准备工作　收集有关资料，了解当地餐饮业情况、餐饮服务场所数量与分布，采样种类和数量，以及当地消费情况等信息。准确了解每种所采样品的物性和样本量，并准备相应的处理工具、存放容器和存储条件等，如标签、封条、自封袋、样品瓶、预处理器械、泡沫箱、冰袋等。准备好采样记录，采样记录信息包括：属地、名称、批号、生产企业信息、采样单位、被采样单位信息；对于零售点重包装的样品，需要向业主或者管理者询问产品信息和标签信息或参照批发包装上的信息。采样凭证一式二份，采样单位1份，随样品1份（表2－6）。

表2－6　采样凭证

样品编号：

<table>
<tr><td colspan="2">任务来源</td><td colspan="3">国家食品药品监督管理局</td></tr>
<tr><td rowspan="5">抽样市场信息</td><td rowspan="2">名称及通讯地址*（填写具体摊位）</td><td colspan="3"></td></tr>
<tr><td colspan="3"></td></tr>
<tr><td>市场类型*</td><td colspan="3">超市□　集贸市场□　批发市场□　食杂店□　其他________</td></tr>
<tr><td>法人代表</td><td></td><td>联系人及电话</td><td></td></tr>
<tr><td>营业执照</td><td></td><td>卫生许可证</td><td></td></tr>
</table>

续表

<table>
<tr><td rowspan="10">受检产品信息</td><td rowspan="2">产品名称 *</td><td rowspan="2"></td><td rowspan="2">规格型号 *</td><td colspan="2">散装</td><td colspan="2">包装</td></tr>
<tr><td colspan="2"></td><td colspan="2"></td></tr>
<tr><td>生产单位名称
（产品来源） *</td><td></td><td>联系电话</td><td colspan="4"></td></tr>
<tr><td>单位地址 *</td><td></td><td>邮政编码</td><td colspan="4"></td></tr>
<tr><td>生产日期/批号 *</td><td></td><td>商标 *</td><td colspan="4"></td></tr>
<tr><td>抽样数量 *</td><td></td><td>产品等级</td><td colspan="4"></td></tr>
<tr><td>抽样基数</td><td></td><td>明示标准 *</td><td colspan="4"></td></tr>
<tr><td rowspan="2">抽样日期 *</td><td rowspan="2"></td><td rowspan="2">认证情况</td><td>QS 认证</td><td>无公害食品</td><td>绿色</td><td>食品</td></tr>
<tr><td></td><td></td><td></td><td></td></tr>
<tr><td>单位名称</td><td></td><td>联系人</td><td colspan="4"></td></tr>
<tr><td rowspan="3">有机食品抽样单位</td><td>单位地址</td><td></td><td>联系电话</td><td colspan="4"></td></tr>
<tr><td>邮政编码</td><td></td><td>传真/Email</td><td colspan="4"></td></tr>
<tr><td colspan="7"></td></tr>
<tr><td colspan="8">备注（需要说明的其他问题）：</td></tr>
<tr><td colspan="4">抽样人（签名）
年　月　日</td><td colspan="4">抽样单位（公章）
年　月　日</td></tr>
</table>

注：1. “ * ”为必填项目，散装样品可不填受检产品信息栏中的生产单位名称、单位地址、商标，但需填写产品来源。

2. 各项目执行单位根据实际情况如实填写。

（3）在每个采样点采用简单随机购买的方式采样。

（4）采样的一般步骤　根据计划复核采样点，采集样本数量。根据检验标准规定的采样量，将购买的样品分别包装成单倍量，根据编码规则给样品编号、贴上封条，填写好该单元样品的抽样记录及凭证。将抽样记录及凭证随同样品交付检验单位。

（5）采样人员要求　采样人员必须由专业人员担任，接受过采样知识和技能的培训，并在一定时间内保持稳定。采样人员必须到采样现场严格按采样程序取样，并有 2 人以上同行，不得由被采检单位或他人取样后送采样人员。采样人员按采样程序进行分样、编号、密封，采取样品的数量及质量应满足检测工作的需要。采样人员要认真逐项填写采样单，填写的采样信息应齐全、准确、字迹清楚，有可追溯性。经两名采样人员签字。监督性抽样要加盖被抽样单位公章。所抽取的样品经适当的方式处理后，贴上封条后进行妥善保存并按有关规定传递，防止样品破损变质。抽取的样品一经封样，不得擅自拆封或更换，否则该样品作废。

四、检验

（一）检验方法的确定

我国已初步建立了包括国家标准、行业标准、地方标准和企业标准的食品标准体系。开展的检验工作中应当按照以下顺序选择相关标准。

1. 国家标准　首选国家现行标准。

2. 行业标准　未颁布国家标准的评价指标，选择现行行业标准。

3. 地方标准 未颁布国家标准和行业标准的评价指标，选择现行地方标准。

4. 国际标准 国内未颁布任何标准的评价指标，选择国际标准作为参考。

5. 自建方法 未颁布任何标准的评价指标，可自行建立方法，检测方法经验证后，用于食品检测和评价工作。

检验标准确定后，各检测机构必须进行方法验证，必要时建立统一的标准操作规程（SOP），以便统一标准、统一方法、统一水平。

（二）检测方法的验证

为提供适当、可靠的检验方法，保证各项检验工作符合要求，确保检验结果的一致性，对于实验室首次使用的检验方法，无论是现有标准还是实验室建立的非标准方法，实验室必须对其进行充分的验证，保证该方法在实验室的开展稳定、可靠。

已有标准的方法验证包括：准确度（回收率）、精密度（包括重复性、中间精密度和重现性）、线性范围、检测限、定量限，并评定不确定度。

自建非标准方法的方法学验证包括：准确度（回收率）、精密度（包括重复性、中间精密度和重现性）、专属性、线性范围、检测限、定量限，并评定不确定度。

检测方法验证同时也应考虑以下几方面。

（1）模拟样品的选择 模拟样品一般至少选择2个品种以上，且要覆盖规定范围内的主要类别（如某个国标规定可以检测禽畜肉、蛋、奶和内脏，则新建项选择模拟样品时要选取最常见的样品，要至少包括如猪肉、猪肝、鸡蛋、牛奶等），在自建方法方案中需详细说明。

（2）仪器设备、人员的比对 模拟试验过程中，如有可能，选择不同品牌仪器设备进行试验，由不同的操作人员进行试验，并比对结果差异。

（3）根据不同项目类别，依据法律法规、法定标准等起草详细的策划方案，包括方法验证内容及需达到的要求。

方法验证应符合的要求，对于已有相关法律法规的或有相关标准的（国家标准、行业标准、地方标准），可以按照相应的法律法规、或标准中的有关要求执行；对于自建检验方法，应执行表2-7的要求。

表2-7 食品类新建项方法验证内容及要求

项目类别（常量/痕量）	方法（设备）类别	验证内容	规定范围	依据
农药残留（痕量）	GC/LC	外标法标准品进样变异系数	≤15%	行业共识
		标准曲线法相关系数	$r \geq 0.99$	行业共识
		标准品回校	80%~120%	行业共识
		回收率	70%~120%	参照NY/T 761-2004
		精密度	≤20%	行业共识

续表

项目类别（常量/痕量）	方法（设备）类别	验证内容	规定范围	依据
农药残留（痕量）	GC/MS，LC/MS（≤10种农药）	外标法标准品进样变异系数	≤15%	行业共识
		标准曲线法相关系数	r≥0.99	行业共识
		标准品回校	80%～120%	行业共识
		回收率	60%～130%	行业共识
		精密度	≤20%	行业共识
	GC/MS，LC/MS（>10种农药）	外标法标准品进样变异系数	≤15%	行业共识
		标准曲线法相关系数	r≥0.99	行业共识
		标准品回校	80%～120%	行业共识
		回收率	30%～130%	行业共识
		精密度	≤20%	行业共识
真菌毒素及其他生物毒素（痕量）	HPLC	外标法标准品进样变异系数	≤10%	行业共识
		标准曲线法相关系数	r≥0.995	行业共识
		标准品回校	90%～110%	行业共识
		回收率	①10～100μg/kg：70%～120%；②1～10μg/kg：60%～120%；③<1μg/kg：70%～120%	行业共识
		精密度	≤15%	参照GB/T 5009.23－2006
	TLC	回收率	同“HPLC”项下	行业共识
		精密度	≤20%	参照GB/T 5009.96－2003
	ELISA	回收率	同“HPLC”项下	行业共识
		精密度	≤15%	参照GB/T 5009.118－2003
	LC/MS	外标法标准品进样变异系数	≤10%	行业共识
		标准曲线法相关系数	r≥0.995	行业共识
		标准品回校	90%～110%	行业共识
		回收率	70%～120%	行业共识
		精密度	≤15%	行业共识

续表

项目类别（常量/痕量）	方法（设备）类别	验证内容	规定范围	依据
元素分析（痕量）	测汞仪（冷原子吸收分光光度法）	标准曲线法相关系数	r≥0.995	行业共识
		标准品回校	80%～120%	行业共识
		回收率	70%～130%	行业共识
		精密度	≤20%	参照 GB/T 5009.17－2003
	电感耦合等离子原子发射光谱法（ICP－OES）	标准曲线法相关系数	r≥0.990	参照 USP 31
		标准品回校	80%～120%	行业共识
		回收率	60%～130%	行业共识
		精密度	≤20%	参照 GB/T 5009.12－2003
	火焰原子吸收分光光度法	标准曲线法相关系数	r≥0.995	行业共识
		标准品回校	80%～120%	行业共识
		回收率	80%～120%	行业共识
		精密度	≤10%	参照 GB/T 5009.92－2003
	氢化物原子荧光光谱法	标准曲线法相关系数	r≥0.995	行业共识
		标准品回校	80%～120%	行业共识
		回收率	80%～120%	行业共识
		精密度	≤10%	参照 GB/T 5009.16－2003
	显色－分光光度法	标准曲线法相关系数	r≥0.995	行业共识
		回收率	70%～130%	行业共识
		精密度	≤10%	参照 GB/T 5009.18－2003
兽药残留和污染物（痕量）	LC/MS/MS	回收率	（1）＜1ug/kg：20%～50%；（2）1ug/kg～10ug/kg：10%～30%；（3）＞10ug/kg：10%～20%。	欧盟
		检测限	无具体要求，因方法而异	欧盟
		精密度	1000ug/kg：CV≤16% 100ug/kg：CV≤23% 10ug/kg 以下：CV 无具体规定，但应尽量小	欧盟

（三）建立检验标准操作规程

为了规范检测方法的操作和实施，使检验人员能够统一操作，从而确保检测结果的可靠性，应建立检验标准操作规程（SOP）。其中自建方法必须建立SOP，如已有检验标准中的操作方法的描述已非常详尽，可不编写SOP，但如检验标准引入实验室中时有调整或细化，应编写SOP。

SOP应操作性强，内容详细明确，不产生歧义。内容应包括：简述（检验依据、适用范围、测定原理）、仪器和器具、试剂与试药、操作方法、注意事项（如对使用试剂处理要求及方法、操作步骤中特殊的要求、对某一步骤的进一步解释、错误操作可能导致的后果）、准确度/不确定度、记录与计算、结果判断、方法的检测限/定量限、回收率、附录（如相关原始记录表单）。

（四）制定合理的质量控制方案

为保证检测数据的准确，质量控制应体现在每一个检测项目的过程中，并将质量控制方案在SOP中明确下来，便于技术人员的执行。

考虑到不同检测方法的特点，质控方式可以采用质控趋势图、关键处理步骤设置回收率、质控样品与待测样品同时平行操作、定间隔批次回测标准液、定间隔批次增加回收率等等，具体方式视项目而定。

（五）检测条件

从样品处理到出具检测结果，环境、设备、人员、各类试剂必须满足所开展检测的要求，数据运算应准确无误。

五、结果报告

实验室的检测工作离不开数据，而对于这些数据的整理、分析和解释都离不开统计方法。通过对大量样本的检测，得到很多检测数据，这些检测数据通常都是杂乱无章的，必须经过整理汇总才能用于进行评估工作。

（一）检测数据的汇总

检测数据的修约及判定原则如下。

（1）在食品样本检测中，记录测定数据时，用来表示测试结果的数值所表示的准确程度应与测试时所用的测量仪器及测试方法的精度一致。

（2）数字修约规则应依据国家标准（GB/T 8170－2008 数值修约规则与极限数值的表示和判定）规定进行。

（3）将检测所得的测定值与标准规定的极限数值相比较，判断检测值是否符合标准要求时，有两种比较方法，即全数值比较法和修约值比较法。采用修约数值比较法，即将测定值或其计算值进行修约，修约数位应与规定的极限数值数位一致，例如，规定食品中某有害物质含量标准≤0.05，实际测定结果为0.052，这时可以数字修约报告结果为0.05。

（二）检测数据的统一报出

（1）各检测室对于同一检测指标应统一判定的限度值。限度值检索举例：《食品添加剂使用卫生标准》GB 2760－2007。

（2）检测结果的汇总填报时，应有统一的最低检出限和定量限。当检测数据在最低检出限以下的结果，均以最低检出限1/3的数值报出，参加统计时“未检出”统计；当检测数据在定量和定性检出限之间时，在检验报告中应按“<0.xxxx（定量限）”报

出；参加统计时可按（检出限+定量限）/2 计算；检测数据的单位要严格按照结果汇总表规定的单位上报。

（3）填报数据时必须采用电子表格，不能使用文本格式输入，采样区域代码应严格按照采样指导原则记录和填报。

（三）检测数据的可疑判定

1. 某一检测指标整体数据的失常 根据专业背景知识以及日常的检测经验，当发现某一检测指标的整体数据均出现异常的检出或者异常的大范围超标，应立即查找最新的相关报道以及期刊文献，对检测指标发展近况，检测方法比较等加以了解，选择其他的1~2个成熟检测方法对一部分样品做方法比对实验，帮助分析整体异常情况。

2. 某一阶段数据的小范围异常（接连小范围均超标，超标程度高，或者与标签标识的添加量相违背） 考虑这一阶段连续实验操作可能带来的交叉污染，随机抽取若干个样本，进行留样再测，做重复性实验，帮助分析小范围异常情况。

3. 总体数据处理 样本中的一个或几个观测值，它们离开其他观测值较远时，暗示它们可能来自不同的总体，该观测值称为离群值。离群值按显著性的程度分为歧离值和统计离群值。离群值可能是测定值随机波动的极端表现，它虽然明显地偏离其余测定值，但仍然处于统计上所允许的合理误差范围之内，与其余测定值属于同一总体，该观测值称为歧离值；离群值亦可能是与其余测定值来自于不同的总体，该观测值称为统计离群值。

对于离群值，必须首先从技术上设法找出其出现的原因，如果查明确由实验技术上的失误引起的，不管这样的观测值是否为离群值，都应舍弃，而不必进行统计检验。但是有时候由于各种原因未必能从技术上找出它出现的原因，在这种情况下，既不能轻易的保留它，也不能随意的舍弃它，应对它进行统计检验，以便从统计上判明该观测值是否为离群值。几乎所有舍弃异常值的准则都是建立在测定值遵从正态分布与随机抽样理论的基础之上的，首先根据标准《GB/T 4882 正态性检验》对样本进行正态性检验（有一些简单的数据软件比如 easyfit 等可以直接进行正态性检验，一般来说，科学实验中很多随机变量的概率分布都可以近似地用正态分布来描述），然后使用标准《GB/T 4883-2008 数据的统计处理和解释 正态样本离群值的判断和处理》进行数据处理。

4. 报告的格式要求

（1）编排顺序 ①封面；②目录；③摘要；④项目背景；⑤项目组织实施情况；⑥监测与评估；⑦存在的问题及原因分析；⑧风险管理策略与建议；⑨附件；⑩主要参考文献。

（2）封面

①题目：宋体，加粗，初号字。

②承担单位，完成单位：宋体，加粗，小二号字。

③完成时间：应采用大写形式，宋体，加粗，小二号字，如二〇〇九年三月。

（3）目录 目录的文字左对齐，页码右对齐。文字与页码之间加点线连接。

（4）文字大小 所有标题均用宋体，加粗，三号字。正文部分为宋体，小四号字，行间距为1.5倍；文中表格为宋体五号字。参考文献中文为宋体五号字，英文为小四

Times New Roman。

（5）文中图表、附注、参考文献、公式　一律采用阿拉伯数字连续编号。图序及图名置于图的下方；表序及表名置于表的上方。

（6）打印和装订　用A4纸双面打印；一律左侧装订。

六、评价

（1）工作报告评审是餐饮服务食品安全检验与监测工作的重要环节，重点评审以下内容：①采样、检验工作是否按实施方案执行；②数据汇总是否符合要求；③数据处理和评价是否科学、客观、合理；④提出的问题是否具有实际意义，风险管理的策略和建议是否具有前瞻性；⑤综合研究水平。

（2）审评部门对收集的意见、建议，进行认真、细致的分类归纳、汇总梳理，并向工作报告完成单位通报情况，反馈意见。

（3）项目承担单位针对突出问题，深刻分析产生的原因，明确努力方向，认真研究新的工作思路，采取新的工作措施，以此完善餐饮服务食品安全监管工作。

第六节　检验结果的运用

一、执法

监督执法部门在获得检验结果后，结果的公开以及不合格样品的执法都应当严格遵循《食品安全法》和《食品安全法实施条例》的规定执行。

食品安全必须依靠严格执法，也就是要求有法必依、执法必严、违法必究，具体要做到“两严、两从”。

1. 严密执法　执法要全覆盖，无疏漏。一是环节、要素、过程全覆盖。要对食用农产品的种养殖、食品生产、食品流通和餐饮服务等各个环节，对食品添加剂、饲料、农药等影响食品安全的各个要素，对许可、管理、处罚、问责等整个监管过程全面实行严厉执法。二是主体全覆盖。既要管好大企业，也要管住小作坊；既要监管合法主体，也要肃清非法主体；既要对所有的食品生产经营者建立食品安全信用档案，又要坚决防止档案管理流于形式，及时把污点企业纳入黑名单重点监管。三是违法行为全覆盖。要部门联手、上下联动，尤其是在环节衔接、层级分界的地方，要避免出现监管空白，不使任何违法行为、特别是不使任何一项严重违法犯罪行为逃脱监管和惩处，做到食品安全事故百分之百查处。

2. 严格执法　执法人员要铁面无私、铁腕治乱。一是执法态度要严、要公。对食品安全违法行为，只要一经发现，一律依法严惩，决不允许姑息纵容，决不允许下不为例，决不允许徇私保护。同时要严格依据法定权限和程序执法。二是执法手段要硬、要实。要多主动出击、排查隐患，少被动执法；要多进行不定期、突击性现场检查，特别是对重点品种、重点经营主体的高频次严查，少进行预告后检查；要多去生产经营现场随机抽样检验，少让企业送样检验。

3. 从重执法　对食品违法犯罪行为要在法律规定的处罚种类、幅度内，依上限顶格惩处。一是对有故意非法添加等严重违法行为的企业，要一律吊销证照、罚没设备。二是对企业负有直接责任的人员，要依法实施5年禁业处罚，并可在行业内部建立黑名单制度；构成犯罪的，依照刑法予以严惩，后果特别严重或者致人死亡的，可处无期徒刑直至死刑。三是对企业违法行为依法应当予以罚款的，要在法定幅度内依上限开出顶格罚单。四是对存在安全隐患的企业，要责令立即纠正，必要时应责令停产停业整顿。

4. 从快执法 对发现的食品安全违法行为，一是要在第一时间启动应急程序和采取控制措施，防止危害进一步扩大。二是要在第一时间公布违法行为及其相关情况，防止公众恐慌和谣言扩散，保证执法信息公开透明。三是要在查明事实后在法定最短时限内予以惩处，并在第一时间公布，以有力威慑违法犯罪分子，充分发挥舆论正面引导效应。

要全面明确地方政府、监管部门和每一个执法人员的监管责任。食品安全监管工作要像社会治安综合治理责任制、煤矿安全生产责任制那样，实行最严格的责任制，纵向到底、横向到边，以责任撬动监管体制机制发挥最大合力，倒逼各项法律制度得到严格执行和遵守。一是要通过逐级签订责任书的形式，明确国务院有关部门、各省级人民政府和市县人民政府在食品安全监管方面的严格责任，把各级政府的职责、权限逐级确认下来，尤其是要严格落实县级以上地方政府行政首长、特别是市县政府行政首长作为食品安全监管第一责任人的责任，以及地方政府食品安全委员会的责任，将其纳入地方经济社会发展规划和政府目标考核、绩效考核评价体系，作为对政府领导班子和领导干部综合考核评价的重要内容。二是县级以上地方政府要与本级食品安全监管部门签订责任书，明确每一项监管职责，确保不留下任何监管死角和职责空白，同时防止职责交叉。三是市县政府监管部门要与每一个监管执法人员签订责任书，要使辖区内每一个区域、每一个企业、每一个环节都有专人负责，以保证责任易追溯、可追究。

要对地方政府和监管部门的违法失职人员严格追究责任。一是要依据《食品安全法》及其实施条例和《关于实行党政领导干部问责的暂行规定》，对县级以上地方人民政府在食品安全监管中未履行职责，本行政区域出现重大食品安全事故、造成严重社会影响的，依法对直接负责的主管人员和其他直接责任人员给予记大过、降级、撤职或者开除的处分；同时对行政首长严格问责。对县级以上食品安全监管部门不履行法定职责或者滥用职权、玩忽职守、徇私舞弊的，依法对直接负责的主管人员和其他直接责任人员给予记大过或者降级的处分；造成严重后果的，给予撤职或者开除的处分；其主要负责人应当引咎辞职。要以更坚决的态度、更过硬的举措和更大的力度，确保食品安全事故责任人全部得到追究。二是要依据刑法规定，对在重大食品安全事故中犯有“食品安全监管渎职罪”的人员，以及犯有“贪污贿赂罪”、“徇私舞弊罪”等犯罪行为的行政执法人员，坚决从重从快予以严惩，严禁以罚代刑、有案不移。三是要依据食品安全监管责任书，对没有完成约定任务或没有履行好约定职责的单位和个人追究责任，并责令其尽快整改。

要深入开展食品安全监管考核评价工作。应抓紧建立食品安全监管考核评价制度，颁布具体办法，明确内容、标准和程序，以指导和推进地方、部门的考评工作。一是要加强对“打击非法添加”、“瘦肉精”等集中整治工作的考评，以及对于食品安全监管薄弱环节和问题多发地区的考评。要突出重点，以点带面，推动考评工作全面深入开展。二是要注重对日常监管工作的考评，通过开展定期或不定期抽查、暗访、监察，开通24小时投诉举报热线，充分发挥媒体监督、网上监督、人民群众监督的作用，对食品安全监管进行全面考核、评价和监督，切实防止“运动式监管”和“一阵风执法”。三是要重视考评过程和结果的公开公平公正，注重阳光考评和公众参与，对考评成绩优异的要给予奖励，不合格的要批评教育并进行问责，以充分发挥考评在推进食品安全监管工作中的“抓手”作用。

二、通报分析

监督抽检检验、风险监测检验、食品安全事故调查的检验应当提交样品登记汇总表、抽检结果汇总表、超标样品汇总表、超标餐饮服务提供者名录等，及其项目总结报告。

食品安全风险监测旨在客观反映各类食品的合格状况。监督抽检是日常监管中的一项重要手段。根据检验结果，对食品安全现状进行评价，评价食品的质量，发现食品安全问题，早期预警食品中毒的爆发并提供解决问题的线索。同时，进一步分析监管的形势，为下一步制定监管工作方案提供依据。例如，每年地方食品安全委员会办公室进行的食品安全状况报告，都要运用到检验结果。

1. 样品登记汇总表 由抽样单位填写，数据电子表格一律用Excel制作，纸质材料要求有汇总人、审核人签名并加盖抽样单位公章，上报的纸质材料必须与数据电子表格相一致。

2. 检测结果汇总表 由检验机构填写，数据电子表格必须用Excel制作，填写数据不得隐含计算公式，检测数据要严格按照检测方法等标准要求进行有效数位的修约，若检测结果在检出限以下的，均以检出限1/3的数值填写。纸质材料要求有批准人、审核人、汇总人签名并加盖检验机构的公章。上报的纸质材料必须与数据电子表格相一致；

3. 不合格样品汇总表 由项目承担单位完成，电子文档一律采用Word文档编写。纸质材料要求有汇总人、审核人签名并加盖抽样单位公章。纸质文件应与电子文件相一致。

4. 不合格餐饮服务提供者名录 由项目承担单位完成，电子文档一律采用Word文档编写。纸质材料要求有汇总人、审核人签名并加盖项目承担单位公章。纸质文件应与电子文件相一致。

5. 项目报告 由项目承担单位完成，并严格按照附件一的要求撰写。电子文档一律采用Word文档编写。纸质文件的报送应采取公文报送的方式，并在报告的项目承担单位中加盖公章。纸质文件应与电子文件相一致。

报告主要包括以下内容：封页，包括报告名称，项目完成单位，报告编制时间；摘要，简要介绍开展本项目的背景及意义，简要描述项目组织实施情况，如采样区域、采样量和检测方法、评价方法等，简要分析监督抽检所取得得主要结论，简要分析造成存在这些问题的原因，处置办法和取得的成效。

（1）项目背景　包括国际、国内相关的食品安全状况、监管的情况以及相关技术法规和标准的情况，问题的提出及开展监督抽检的意义。

（2）项目组织实施情况

①实施目标（目标要具体，不要太宏观）；

②采样方案（要从调查的科学性上论述采样方案）。

6. 结果汇总和分析　采取国际通行方法对获得的数据进行科学的处理和评价。

（1）不合格样品主要危害因子的含量分布情况。

（2）不合格样品主要危害因子的地区分布情况。

（3）不合格样品主要危害因子的风险评估结果。

7. 存在问题及原因分析　从产业链进行分析，要善于利用现有的国内外研究成果，并征求和参考相关方面专家的意见。

8. 其他　隐患处置情况及产生的经济社会效益，主要参考文献。

附件包括监督抽检采用的方法，如抽样理论、检测方法、数据处理和统计学方法、判定标准、评价方法和过程等。

样品经检验不合格的，食品检验机构应当及时通知抽验单位和任务下达部门，并由抽样单位通知被抽查单位确认。

被抽查单位应当于接到通知5日内将结果确认文书反馈抽样单位。逾期则视为认同结果。

结果公开应当严格遵循《食品安全法》和《食品安全法实施条例》中关于食品安全信息管理的规定执行，并按照规定的程序，对不合格样品进行确认后方可发布。在工作报告公示后，认真研究、充分吸收社会广泛的意见，针对存在的问题，进一步理清思路，在求策问计中，促进餐饮服务食品安全监督工作的不断完善，保障人民群众饮食安全。

三、预警

随着信息技术的高速发展，信息对科学技术、经济和社会的发展正在发挥着越来越关键的作用，信息技术已经渗透到各个行业。食品领域的信息化发展是我国食品行业发展的必然趋势，也是我国与国际接轨的必然发展趋势。如何运用信息技术保障食品安全，如何运用预警模型进行定量分析是我国食品领域亟待解决的问题。而相关的食品安全检验数据是我国食品安全预警与食品安全管理必不可缺少的科学依据，全国范围内的资源共享更有益于我国食品安全管理的顺利进行，对我国食品领域的信息化发展也有着重要的现实意义和深远的历史意义。

食品安全预警系统是食品安全控制体系不可缺少的内容，是实现食品安全控制管理的有效手段。食品安全预警是指通过对食品安全隐患的监测、追踪、量化分析、信息通报预报等，建立起针对食品安全问题的功能体系，对潜在的食品安全问题及时发出警报，从而达到早期预防和控制食品安全事件，最大限度地降低损失，变事后处理为事先预警的目的。

食品安全预警通过指标体系的运用来解析各种食品安全状态、食品风险与突变现象，揭示食品安全的内在发展机制、成因背景、表现方式和预防控制措施，从而最大限度地减少灾害效应，维护社会的可持续发展。鉴于预警的关键在于及时发现高于预期的食品安全风险，通过提供警示信息来帮助人们提前采取预防的应对策略，从这个意义上讲，预警管理的目标具体应包括：建立食品安全信息管理体系，构建食品安全信息的交流与沟通机制，为消费者提供充足、可靠的安全信息；及时发布食品安全预警信息、帮助社会公众采取防范措施；对重大食品安全危机事件进行应急管理，尽量减少食源性疾病对消费者造成的危害与损失。

在具体的研究工作中，针对可能出现的不同食品安全风险，将食品风险预警分为以下几种。①要求检测的项没有完全检测而触发“未检项异常预警”。上市食品必须符合中国食品安全标准要求，其中包括各种危害物残留量必须低于中国最大残留限量。因此对于上市食品，其含的危害物的残留量必须严格限制在国家标准检测危害物的残留量范围内。如果食品中有的危害物并没有进行检测，则存在一定的风险，需要发出预警报告，并列出相应的未检测项目。②食品来自疫区及污染地区而触发的“A 类风险预警”。由中国进口食品安全局根据世界各地发生的疫情、食品污染事件等信息及时在预警系统中设立有关条件，该类预警控制主要在商品报验和现场查验阶段，只要满足设立的条件，无需实验对其相关的危害物实施进一步的检验，即可发出预警，并拒绝入境。③食品中含有病原微生物、禁用物质类危害物而触发的“B 类风险预警”——食品若含有病原微生物、禁用物质类危害物，即食品被检测出有各类致病性细菌（如沙门菌、金黄色葡萄菌、溶血性链球菌等）、部分食品中的农药、兽药的残留（如蔬菜中的甲胺磷、对硫磷，肉制品中的盐酸克仑特罗，水产品中的氯霉素等）以及一些生物毒素和化学污染物，一旦被检测出来，即被视为阳性，就进入预警状态。由于阳性是对于该类危害物预警的一个重要的阈值和明显标志，所以危害物未检测出时的情形，检测数据本身并没有多少信息可提供。故该类危害物的预警将主要关注危害物何时有阳性检出，以及在一定的监测周期内，检测出的频率有多少。④食品中含有的限量类危害物超标而触发的“C 类风险预警”。是指限量类危害物的风险预警，主要指有着最大残留量（MRL）规定的危害物，其类别包括农药残留、兽药残留、食品添加剂、有害元素、工业污染物等。危害物的最大残留限量是该类预警中最重要的阈值指标。针对每一个项目指标，权威的管理部门都会制定相应的国际或中国国家标准，标准中会规定该项目的最大残留量（MRL），即在食品中有毒有害物质、致病微生物等有害指标在食品安全风险预警指标体系中的上限标准。而方法的检出低限，即不可忽略的危害物含量是另一个重要的阈值指标。当检测结果值超过所规定的 MRL 时，称为危害物超标；当检测结果大于所用方法检测底限时，则称危害物检出。因此发出相应的预警。⑤对危害物施检频率不当而触发的“D 类风险预警”。食品中若含有的较高风险的危害物，相应地其应有较高的施检频率，而对于那些风险程度较低的，相应地可降低其施检频率。当实际的施检频率与危害物风险的高低发生背离时，系统将发出一个 D 类预警，提醒商品管理人员及时地调整该类危害物的施检频率。

根据我国的食品安全管理现状，以及国际上一些先进的科学预警管理模式，我国的预警体系应包括以下几个基本模块：预警信息收集系统、预警评价指标系统、预警分析与决策系统、报警系统、防范与处理系统。其中，信息收集系统的实质是收集监测数据的数据库系统。它是运用食品安全预警模型定量分析的基础，主要负责对数据和信息的收集、整理、更新和补充。在整个系统中，它处于举足轻重的地位。数据库中所提供的基础数据是支持食品安全预警模型运转的先决条件，如果数据库系统不能及时的收集和提供必要的数据信息，那么预警体系的理论再好，也无法做出正确的决策，进行及时的预警。高质量的数据保障是整个食品安全预警系统的重要分析基础，数据保障体系的优劣，将直接影响到整个系统的优劣。保证整个系统的优化，必须先保证数据保障体系的优化，以客观、准确、及时的描述客观事实。

食品质量安全检测数据是食品安全风险研判和实施食品安全科学监管的重要技术依据，是支持食品安全预警体系运转的先决条件，为我国食品安全现状和趋势的分析提供了定量基础，它的质量直接影响到食品安全预警系统的生存。通过对这些数据信息进行及时的更新、整理、补充和修正，不但给食品安全相关法规的制定提供了指导，而且为“食物链”各阶段相关管理部门的工作提供技术依据，提升我国的食品安全水平。如何对各级食品安全检验实验室产生的各类检验数据进行系统的信息化管理，为食品安全风险预警和科学监管提供有效的数据和信息支持，已成为我国食品安全监管部门和食品安全检测机构迫切需要解决的技术难题。基于人们对食品安全和食品质量的日益重视以及食品领域的信息化发展，急需建立全面、统一的食品安全预警数据库系统。数据库系统的建立可以高效率地管理食品安全信息数据，方便用户快速查询相关信息，为用户提供信息服务和信息共享，促进相关部门对食品安全状况的分析、判断和预测，以便在最短的时间内找出相应的对策来减少或消除食品安全问题的影响。但是，建立食品安全预警数据库是一项庞大的系统工程，涉及食品种类多、范围广，各类数据信息繁杂，是一项长期的、难度很大的综合性工作。面对当前我国的食品安全数据库的建设现状，需要在原有零散的数据库建设的基础上，合理地进行调整并协调各级数据库的层次结构，才能建立全面、系统的食品安全预警数据库，减缓食品安全隐患，为食品安全状况评价和预警决策服务，所以日常的监督抽样或者风险评价所获得的检验结果就是食品安全数据库的一个重要来源。

数据库的建设为食品安全性提供了信息保障，因此食品安全数据库的建立应强调子库之间的相互关系，突出食品安全预警的特点，根据我国目前的食品安全相关数据库的建设现状及问题，遵循以下设计原则：为了方便对各类食品的查询和部门之间的信息交流，以及各类数据的对比、分析，建议按照根据食品的原料及加工种类分类。基础数据库中各库中的子库分类以及数据库中的目录也要根据数据库建立的原则进行分类。①科学性。要求所建立的食品安全相关数据库、子库及其目录内容能够真实的反映食品安全的基本内涵。②全面性（系统性）。食品安全涉及到种植养殖（生产）、加工、分配、流通和消费中的各个环节，因此，数据库的建设必须全面的考虑各种因素，并且能够全面、系统地反应" 从农田到餐桌" 整个过程的食品安全。③重要性。所涉及的食品安全相关数据库应当突出重点，把握食品安全管理及预警的主要方面，以全面反映食品安全的客观情况。④灵敏性。要求数据库中涉及的各级目录及数据能够灵敏的反映食品安全的实际情况，能够及时的预测出食品安全的变异趋势。⑤国际通用性。标准数据库及技术法规数据库中涉及的数据应当与国际通用的数据相一致，不仅有利于和国际接轨，还有利于和其他国际组织及国家（地区）进行对比，方便信息的共享和交流。

根据食品安全预警系统对食品相关数据信息的需求，可将食品安全预警数据库的构成分为基础数据库和专用数据库两个层次。按照食品安全广义的定义为数量安全、质量安全和可持续发展3个方面，可将食品安全预警专用数据库分为食品数量安全预警数据库、食品质量安全预警数据库和食品可持续安全预警数据库。①根据现有的对食品安全数量评价的研究和食品安全数量预警的需求，食品数量安全主要通过指标预警和模型预警从宏观层次、微观层次以及其他方面来判断，宏观层次又可从基础性、公平性和可靠性3方面来判断；微观层次可从家庭食物消费与能量摄入量、家庭收入及贫困程度等判断；最后，综合与食品数量安全相关的其他经济、社会指标（如粮食分销能力、家庭收入差距等）来评价和预警食品的数量安全程度，得出预警结果进行决策。②食品质量安全应主要从食品的卫生质量、膳食结构和营养及病理3方面来综合判断，其中食品卫生质量通过是食品卫生监测合格率、致病菌原菌抽检合格率、工业污染源污染物抽检合格率、食品添加剂抽检合格率等监测指标来决定；平衡膳食结构从热能适宜摄入值、脂肪提供热能所占总热能的比重、各种微量元素的适宜摄入值来判断；营养及病理方面主要通过儿童营养不良发生率、低体重儿出生率和身体健康体检指标来衡量。③食品可持续性安全受到国家的经济、社会、人口、资源等多方面的要素制约，整体来讲主要由经济发展的总量、结构，社会人口的发展程度，资源状况及消耗，生态环境水平等因素来评价。一个完整的食品安全预警数据库可以提供食品供给数量、质量及环境的可持续发展所需要的各类数据信息、专家意见以及国家地方各级食品相关政策，用户或决策者可通过指标、数学模型以及专家结论进行预警，或者根据实际需要结合其中几个分析结果对食品安全问题发出预警，以防止重大食品安全事件的发生。

基础数据库为分析者提供了各类食品的相应数据信息，分析者不但可以对基础数据进行查询，还可以通过数据库提供的数据支持对食品安全进行综合判断得出预警结果。基础数据库可按照以下不同的分类方法分为若干子库。①按照数据统计的时间频度可分为年度数据库、季度数据库和其他数据库。其他数据库中的数据是在时间频度统计之外的，如专项检验数据、实验数据等。其中，有些食品可进一步细划到月度数据库（如食品加工品）。②按照数据统计的空间范围可分为：全国食品安全数据库、省级食品安全数据库、市级食品安全数据库、区、县级食品安全数据库等。③按照食品安全的含义可分为：食品数量安全预警数据库、食品质量安全预警数据和可持续性安全预警数据库。④按照食品加工与否可分为：原料食品数据库和加工食品数据库。原料食品数据库可分为：植物性食品数据库、动物性食品数据库和矿物性食品数据库。加工食品数据库可根据加工原料的不同分为：粮食制品数据库、果蔬制品数据库、禽肉制品数据库、乳制品数据库、水产品数据库等。

随着信息时代的来临，食品安全数据库也必然向着智能化的方向发展，更加准确的数学分析模型、高效的数据保障组织系统、全面有效的食品安全数据库系统是我国食品安全管理未来的发展方向。在今后的实践中，数据库的数据信息和模型分析方法还需要不断的充实和完善，更好的为食品安全的评估和预测提供定量分析基础。

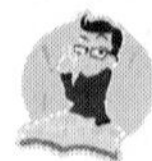

思考题

1. 餐饮服务食品安全检验的目的和作用是什么?
2. 餐饮服务食品安全检验的主要有哪些类别?
3. 餐饮服务食品安全检验机构资质认定基本要求和条件是什么?
4. 餐饮服务食品安全检验的主要组织实施过程是什么?

学习小结

餐饮消费环节食品安全监管是食品安全监管工作的最末端，餐饮消费环节食品安全具有饮食习惯的多样性、食物链的复杂性和安全风险的累积性等特质，同时食品链的完整性与我国食品安全监管的分段性，使餐饮消费环节食品安全监管面临极高的风险和压力。

餐饮服务食品安全的风险来自两部分，一是，餐饮服务前端食品安全风险因子的带入，如不安全食品原辅料、餐饮加工用具和餐饮具等可能带入；二是，餐饮服务加工经营过程中产生的，如不正确的烹饪温度、不正确的储藏温度、交叉污染、人员卫生和消毒剂的残留等。

餐饮服务食品安全的风险因子主要有农药与兽药残留、食品添加剂、饲料添加剂、环境持久性有毒污染物、生物毒素、违禁化学品、食品包装材料以及食源性病原微生物和人兽共患病病原体（细菌、病毒、寄生虫等）等，其最大的特点就是危害因子的隐蔽性和食源性疾病发生的滞后性。如果没有有效的技术监督手段予以支撑，《食品安全法》等相关制度的落实、餐饮服务食品安全风险控制策略的实施，保障百姓饮食安全都将难于实现。

餐饮服务食品安全检验过程是通过对健康危害因素的危害识别、危害特征描述、暴露评估、风险特征描述，为监管工作提供科学依据，保障执法检验出证工作的科学性、准确性、公正性、权威性和及时性。为日常餐饮服务监督执法、重大活动食品安全保障、突发食品安全事件现场处置提供科学依据。

食品检验机构应当按照国家有关认证认可的规定依法取得资质认定后，方可从事食品检验活动。未依法取得资质认定的食品检验机构，不得向社会出具具有证明作用的检验数据和结果。食品检验机构应当符合国务院卫生行政部门规定的资质认定条件。

参考文献

[1] 国家食品药品监督管理局食品安全监管司．餐饮服务食品安全监管（第一～三辑）．北京：中国医药科技出版社，2010.

[2] 石阶平．食品安全风险评估．北京：中国农业大学出版社，2010.

[3] 王叔淳．食品卫生检验技术手册．北京：化学工业出版社，2002.

第三章

食品安全快速检测方法

学习要点

掌握食品安全快速检测的基本概念、法律定位和技术要求。
熟悉食品安全快速检测方法的基本技术类型。
了解食品安全快速检测方法的应用、基本原理和测定方法。

第一节　概　　述

当今食品安全已成为全民关心、全球关注的重大问题，我国政府相继制定了《中华人民共和国食品安全法》、《中华人民共和国食品安全法实施条例》、《餐饮服务食品安全监督管理办法》等法律、法规和规章，同时建立布局合理的食品安全技术支撑网络，整合各种检测资源，既拥有国际先进技术的实验室检测，也掌握快速、简便的检测方法。

检测技术是构建食品安全保障体系的技术支撑，它贯穿于风险监测与评估、标准制订与实施以及对生产经营与消费环节的监管直至事故分析与处理。我国食品、农产品、餐饮服务食品检验检测体系框架已基本形成，涵盖国家、省、市、县。在检测方法体系的构建上，从我国实际情况出发，也形成了“快速筛查方法”与“确证检测方法”相结合的体系。现场快速检测不能作为最后的确证方法，可对样本进行初步筛选，大大提高检测效率。食品生产、食品流通、餐饮服务活动均可采用现场快速检测方法，对餐饮服务单位场所环境、食品的一般理化指标、食品添加剂、非食用物质及食品中微生物、食物中毒等进行日常监测。

一、食品安全快速检测方法现状

1. 食品安全快速检测方法的起源与概念　快速检测最早源于微生物分析技术的发展革新。20 世纪 40 年代后期美国科学家采用浓缩接种、使用很少量试剂的方法加速生化反应，相对于微生物传统检测方法能大大缩短分析时间，引发了小型生化鉴定试剂盒的出现。20 世纪 80 年代，使用小型鉴定试剂盒缩短检测时间这一思路开始用于食品检验中，从而出现了“快速检测”这一名词。

食品安全快速检测是指包括样品制备在内，能够在短时间内出具检测结果的行为。理化快速检验方法，能够在2小时内出具结果；微生物快速检测方法，能够简化试剂的配制和在时间上比常规方法缩短1/2或1/3时间出具判定结果；现场快速检测方法，能够在30分钟内出具结果，若能够在十几分钟或几分钟内出具结果，即为较好方法。

快速检测方法可分为现场快速检测方法和实验室快速检测方法。实验室快速检测与现场快速检测不同。实验室快速检测是利用一切可以利用的仪器设备对样品进行快速检测，着重于挖掘现有设备潜力、更新仪器设备以及改变样品前处理方式。现场快速检测，是利用一切可以利用的手段对样品进行快速检测，着重于将一切可以利用的手段从实验室拿到现场使用。

快速检测方法的特点如下。①快速：一是实验准备简化，使用的试剂较少，配制好的试剂保存期长；二是样品经简单前处理后即可测试，对操作人员要求低；三是简单、快速和准确的分析方法，样品在很短时间内测试出结果。②方便：仪器容易操作，结果容易判读等。③经济：节约成本。④检测的食品种类多，范围广。

快速检测方法的局限性：仅能作为初筛的手段，初步筛查结果不得作为执法依据。

食品安全快速检测技术分为：样品前处理和检测两个方面。样品前处理技术包括有：索氏提取、液液分配、柱色谱、固相萃取、固相微萃取、基体分散固相萃取、分子印迹技术、免疫亲和色谱、凝胶渗透色谱、加速溶剂萃取、超临界流体萃取、微波辅助萃取等。检测技术通常利用理化分析或生物分析技术。理化方面为：化学检测试剂盒（试纸、卡）和电化学传感器等；生物方面为：免疫学方法、分子生物学技术、生物传感器技术和生物芯片等。

2. 食品安全快速检测的特点

（1）在检测方法体系的构建上，形成了“快速筛查方法”与“确证检测方法”相结合的体系。快速检测技术运用方便、成本低，能覆盖到农村、城乡结合部等偏远地带，使监管手段得到强化。

（2）快速检测技术反应迅速，对突发公共卫生事件拥有较强的现场应急处理能力，能最大程度地避免和减小各类突发食品安全事故的损害。2010年“三聚氰胺奶粉”事件后，国家要求对收购的乳品批批检测以及从养殖户、收购站、乳企、流通环节各个环节的广泛检测。如果采用仪器检测，每天仅能检测约50个样品，仪器检测方法工作量大、成本高，对检测人员及配套设施的要求极高。快速检测试纸卡与配套的PC机来实现现场检测，10分钟之内即可显示检测结果，判定直观，即使非专业人员也能进行残留定性结果的确定。试纸卡具有方便、快捷的检测特点，适用于我国基层检测实验室、政府部门的市场监控、临时抽检、排查工作等。2011年3月，央视曝光“瘦肉精”事件。胶体金试纸条对每个样本的检测时间仅需3 ~5分钟，平均每个样本仅需几元，符合企业检测的需求。河南、山东、湖南等省市展开了瘦肉精检测，试纸条现场检测猪尿，试剂盒在实验室对每批次猪肉样品进行检测，从源头确保流通到市场的猪肉制品的安全性。

（3）日常监管中对于大量的样品先用快速检测方法对其筛选，发现有问题的食品再通过仪器进一步判定，可以节省大量的人力物力，很大程度上提升了执法人员现场控制能力和公信力。

3. 食品安全快速检测技术展望 食品安全快速检测技术从20世纪80年代至今经历了三个发展阶段：快速检测试剂（试纸、试剂盒）；快速检测仪器（读数仪、辅助仪器）；快速检测车。同时，主要呈现三大趋势：检测灵敏度和选择性不断提高；检测仪器小型化和便携化；检测速度加快，实时、现场、动态、快速和准确正在成为现实。

（1）生物传感器 利用生物物质（ 如酶、蛋白质、DNA、抗体、抗原等）作为识别元件，将生化反应转变成可定量的物理、化学信号，从而能够进行生命物质和化学物质检测和监控的装置。目前生物传感器技术处于研究和应用阶段，尚未广泛推广使用。

（2）蛋白质芯片 一个蛋白质芯片可以容纳一个蛋白质家族所有成员或一种蛋白质的所有变异体。但是，大量捕获分子是制作芯片的一个瓶颈，因此想要进行现场筛选还比较困难。

（3）酶抑制技术 酶抑制法以准确性高、检测速度快、操作简单、成本低等优点得到广泛应用。但是，使用此方法检测某些蔬菜、水果中农药残留的时候，会出现假阳性现象，例如检测韭菜、蒜苗等辛辣蔬菜时，产生严重的假阳性反应，干扰检测结果，给农产品质量安全的监管增加难度。

（4）免疫标记法 通过对检测物进行标记，并通过仪器或肉眼辨别的一种免疫分析方法。包括荧光免疫法、放射免疫法、酶联免疫法、偶联生物素-亲和素系统的酶免法等，目前应用最广泛的是酶联免疫法，适合现场筛选，灵敏度高，特异性强。

（5）免疫磁性分离技术 免疫磁性分离技术（ IMS）是目前应用最广泛的一种磁分离技术，它将抗原抗体反应的高度特异性和免疫磁珠的富集分离作用相结合。近几年已被广泛地应用于食品安全快速检测技术的研究中。该技术具有如下优点：免疫磁珠在外加磁场的作用下能快速富集、浓缩并分离目标物质；操作简单并适用于浓度稀的粗提液样品；特异性强，灵敏度高。磁分离技术可以直接应用于目标物质的检测。磁分离技术还可以和现有的其他生物技术，如分子生物学检测技术、免疫学检测技术、荧光检测技术等相结合，从而实现更为有效简便的快速检测。

二、快速检测技术基本原则和要求

（一）快速检测技术基本原则

《食品安全法实施条例》第五十条规定，质量监督、工商行政管理、食品药品监督管理部门在食品安全监督管理工作中可以采用国务院质量监督、工商行政管理和国家食品药品监督管理部门认定的快速检测方法对食品进行初步筛查；对初步筛查结果表明可能不符合食品安全标准的食品，应当依照《食品安全法》第六十条第三款的规定进行检验。初步筛查结果不得作为执法依据。

快速检测方法与国家标准方法和仪器法相比，具有操作简单、快速的优点，目前仅能作为初筛的手段，而不能作为最终判定的依据。

快速检测技术应遵循质量、安全、快速和经济的原则。

质量原则：食品安全快速检测技术能保证检测质量，方法选择性好，精密度和准确度良好，确保试验数据和结论的科学性、可信性和重复性。

安全原则：食品安全快速检测方法不应危害操作人员的健康及污染环境。

快速原则：食品安全快速检测方法检测速度快，效率高。

经济原则：食品安全快速检测方法所要求的条件易普及，操作易掌握。

（二）快速检测技术基本要求

（1）检验方法中所采用的名词及单位制，应符合国家规定的标准要求。

（2）检验方法中所使用的水，未注明其他要求时，系指蒸馏水或去离子水。未指明溶液用何种溶剂配制时，均指水溶液。检验方法中未指明的试剂均为分析纯，未指明具体浓度的硫酸、硝酸、盐酸、氨水时，均指市售试剂规格的浓度。

（3）检验方法中所使用的滴定管、移液管、容量瓶、刻度吸管、比色管等玻璃量具和天平、酸度计、温度计、酶标仪、色谱仪等测量仪器均应按国家有关规定及规程进行检定校正。

（4）检验有关要求：检验时必须做空白试验和平行试验。空白试验是指除不加样品外，采用完全相同的分析步骤、试剂用量，进行平行操作。

（5）结果表述主要为定性检测、限量检测、半定量检测。定性检测分为阳性（检出了有毒有害物质）和阴性（未检出有毒有害物质）。限量检测分为：符合规定或合格（检测结果数据在标准规定范围内）和不符合规定或不合格（检测结果数据在标准规定范围外）。半定量检测应出具具体检测数据，必要时按照限量检测表述。

（三）快速检测技术样本采集和制备要求

1. 样本采集 采样是指从整批被检食品中抽取一部分有代表性的样品，供分析化验用。采样是食品分析的首项工作。采样的正确与否，是检验工作成败的关键。采样时，必须注意样品的代表性和均匀性，以确保所采样品能代表整个供试材料的平均组成，同时要认真填写采样记录。

样品的采集通常采用随机抽样的方法。随机抽样是指不带主观框架，在抽样过程中保证整批食品中的每一个单位产品（为检验需要而划分的产品最小的基本单位）都有被抽取的机会。抽取的样品必须均匀地分布在整批食品的各个部位。

最常用的方法有简单随机抽样、系统随机抽样、分层随机抽样和分段随机抽样。

简单随机抽样：是指整批待测食品中的所有单位产品都以相同的可能性被抽到的方法，又称单纯随机抽样。

系统随机抽样：实行简单随机抽样有困难或对样品随时间和空间的变化规律已经了解时，可采取每隔一定时间或空间间隔进行抽样。

分层随机抽样：按样品的某些特征把整批样品划分为若干小批，这种小批叫做层。同一层内的产品质量应尽可能均匀一致，各层间特征界限应明显。在各层内分别随机抽取一定数量的单位产品，然后合在一起即构成所需采取的原始样品。

分段随机抽样：当整批样品由许多群组成，而每群又由若干组构成时，可用前三种方法中的任何一种方法，以群作为单位抽取一定数量的群，再从抽出的群中，按随机抽样方法抽取一定数量的组，再从每组中抽取一定数量的单位产品组成原始样品。

上述方法并无严格界线，采样时可结合起来使用，在保证代表性的前提下，还应注意抽样方式的可行性和抽样技术的先进性。

（1）采样的原则 采样（取样、抽样）是指从原料或产品的总体中抽取一部分样本，通过分析一个或数个样本，对整体样本质量进行估计。

样本采集应遵循代表性原则、典型性原则、适时适量原则、程序原则、同一原则、不污染原则、无菌原则。

代表性原则：所采样本的检测数据和结论能客观推测并真正反映原料或产品的总体水平。

典型性原则：体现监测目的的典型样本。包括污染或怀疑污染的食品、掺假或怀疑掺假的食品、中毒或怀疑中毒的食品等。

适时适量原则：采样时间和数量应根据检验项目和目的而定。专项监测工作的样本，采样时间和采样量严格按照计划进行；一般要求采样数量不少于检测用量的3倍，以备检验、复检和留样。固体样本，每份不少于0.5kg；液体、半液体，每份不少于1L；250g以下包装，不少于6包。

程序原则：采样、送检、检测、留样、检测报告等有关流程应按照规定的程序进行，并有相应的记录，明确责任。

同一原则：采集样品时，检测及留样、复检应为同一份样品，即同一单位、同一品牌、同一规格、同一生产日期、同一批号。

不污染原则：所采集样品应尽可能保持食品原有的品质及包装型态。所采集的样品不得掺入防腐剂、不得被其他物质或致病因素所污染。

无菌原则：对于需要进行微生物项目检测的样品，采样必须符合无菌操作的要求，一件采样器具只能盛装一个样品，防止交叉污染。并注意样品的冷藏运输与保存。

（2）采样步骤　按照工作方案，确定需要检验的原料或产品。

根据待检原料或产品的性质，按规则从待测食品中的各个部位采集少量的小样本混合为原始样本。

将原始样本混合均匀，经过技术处理（四分法），获得分析检验用的样本为平均样本。

将样本平均分为3份，每份0.5kg。一份为检验样本，用于全部项目分析检验用的样本；一份为复验样本，用于对检验结果有怀疑、争议时再次检验用的样本；一份为保留样本，封存保留一段时间，供备查用。

（3）采样方法　四分法、刮涂法、涂抹法。

四分法：将粉碎、过筛后的样品放置在干燥的平面容器上，混合，从样品的左右两边铲起，从上方到下方，再换一个方向同样操作，反复5次，平铺成圆形，被分成四个相等的扇形体，将相对的两个扇形体弃去，留下的两个扇形体混合，然后再平分，反复操作直到达到制样的要求。

刮涂法：用在酒精灯火焰下燃烧灭菌后放至室温的小刀，把表面干燥的污物刮下装入干燥的灭菌容器中。

涂抹法：用灭菌棉拭子，沾湿灭菌生理盐水抹擦物体表面一定面积后，放入灭菌生理盐水试管中。

采样时，应根据具体情况和要求，按照相关的技术标准或操作规程所规定的方法进行。

第一种：有完整包装（桶，袋，箱等）的食品首先确定取样件数，从样品堆放的不同部位采取到所需的包装样品后，再按下述方法采样。

①固体食品　如粮食和粉状食品，用双套回转取样管插入包装中，回转180°取出样品．每一包装须由上、中、下三层取出3份检样，把许多份检样综合起来成为原始样品，再按四分法缩分至所需数量。

②稠的半固体样品　如动物油脂、果酱等，启开包装后，用采样器从上、中、下三层分别取出检样，然后混合缩减至所需数量。

③液体样品　如鲜乳、酒或其他饮料、植物油等，充分混匀后采取一定量的样品混合。用大容器盛装不便混匀的，可采用虹吸法分层取样，每层各取500ml左右，装入小口瓶中混匀后，再分取缩减至所需数量。

第二种：散装固体食品。

可根据堆放的具体情况，先划分为若干等体积层，然后在每层的四角和中心分别用双套回转取样管采取一定数量的样品，混合后按四分法缩分至所需数量。

肉类、水产、果品、蔬菜等组成不均匀的食品采样：视检验目的，可由被检物有代表性的各部位（肌肉、脂肪、或果蔬的根、茎、叶等）分别采样，经捣碎，混匀后，再缩减至所需数量。体积较小的样品，可随机抽取多个样品，切碎混匀后取样。有的项目还可在不同部位分别采样，分别测定。新鲜水果和蔬菜，轻轻擦去泥沙等附着物，蔬菜根部可用刷子和水轻轻擦洗，除去非食用部分（水果的核），分出食用部分供分析。用装置混合均匀。若混合的样本不能及时分析，应保存于清洁并干燥的密闭玻璃容器内，0~5℃保存。若分析样本的室温在20℃或以上时，分析前样本存放时间不超过24小时。

肉类在同质的一批肉中，可以四角或中间设采样点，每点从上、中、下三层均匀采取可食部分的若干小块，混合为一个样本。如品质不同，可将肉品分类后再分别取样。有时也可按分析项目的要求重点采取某一部位，如检查旋毛虫要取肌基部的肌肉。

鱼类经感官检查质量相同的鱼堆在四角和中间分别采样，尽量从上、中、下三层各抽取有代表性的鱼样。个别大鱼和海兽，只能割取其局部作为样本。一般鱼类，都采集完整的个体，大鱼（0.5kg左右）三条作为一份样本，小鱼（虾）可取混合样本，每份0.5kg。

烧烤熟肉（猪、鹅、鸭）检查表面污染情况，采样方法可用表面揩抹法。

大块熟肉采样，可在肉块四周外表均匀选择几个点，用经高压消毒的板孔5cm^2。的金属制规板，压在所选点的位置上，再用经生理盐水湿润的灭菌棉拭子，在规板范围内揩抹10次，然后，移往另一点做同样揩抹。每个规板只压一个点，每支棉拭揩抹两个点。一般大块熟肉共揩抹50cm^2（即10个规板板孔，5支棉拭子），每支棉拭子揩两个点立即剪断或烧断（剪子要经酒精灯燃烧灭菌），投入盛有50ml灭菌生理盐水的三角瓶或大试管中送检验室。

烧烤鹅（鸭），一只为一个样本，以胸、腹、背、头、肛门为采样部位，用经灭菌板孔为5cm^{2}的金属规板和灭菌棉拭子，在胸腹部左右各揩抹10cm^2，在背部左右各揩抹10cm^2，在头、肛门各揩抹5cm^2，共揩抹50cm^2，操作规程与大肉块相同。

对烧烤熟肉，如需作其他理化指标检查，可以每只（或一大块肉）为一单位，采取有代表性的若干小块500g为一份样本，放入广口玻璃瓶中送检。

冷饮（冰棍、冰淇淋等），用灭菌小刀将木棍切断，将冰棍置入灭菌广口玻璃瓶中。小包装的冰淇淋应先将包装盒盖打开，用灭菌小匙将包装内的冰淇淋装入灭菌广口玻璃瓶内，每3包为一个样本。无包装或大包装冰淇淋，用灭菌小匙取样250g以上装入灭菌广口玻璃瓶内送检。

罐头，瓶装食品或其他小包装食品采样：根据批号连同包装一起采样。同一批号取样数量，250g以上包装不得少于3个，250g以下包装不得少于6个。

食具采样：选取大食具2只，中食具5只，小食具10只，作为一份样本，食具用滤纸贴附法采样，筷子用洗脱法采样。①滤纸剪成2cm×2.5cm小片（每张$5cm^2$）及$1cm^2$小片，先用灭菌生理盐水湿润滤纸，贴在食具内壁，然后依次取下，放入盛有51ml灭菌生理盐水的大试管或三角瓶中，每份食具贴$51cm^2$。将采样的1ml作细菌总数测定，50ml作大肠菌群测定。②筷子用洗脱法采样时，在大试管（30mm口径）里装50ml生理盐水，将筷子5根进口一端浸洗轻摇约20次取出送检。

第三种，急性食物中毒样品。

①样品采集的种类和项目　应根据病人的症状，结合流行病学调查确定，力求及时、具有代表性和针对性。

②采样种类　一般包括病人的呕吐物、洗胃液、血液、尿液、肛拭子（大便）、可疑餐次的剩余食品、食品容器和加工用具表面涂抹物等，可能条件下还应采集厨师和直接接触食品人员的手拭、肛拭等。

③采样人数　一般规模较大的疑似中毒事件（中毒人员大于100人）至少采集10～20名具有典型临床症状的病人生物性样品，小规模的疑似中毒（中毒人员小于30人）可采集病人生物性样品3～5份。

④样品采集方法

可疑食物：对可疑餐次的剩余食物、可疑原料及半成品，进行有针对性的选择性采样。

可疑食物制售环节：对制售用具、工具、容器等可能直接污染可疑食物的物品，采用棉拭涂抹法采样。

患者呕吐物、粪便、洗胃液：最好在服用抗菌药物之前采集新鲜的呕吐物（50～200g），粪便（50～100g）必要时可采集洗胃液（50～200ml）或涂抹被吐泻物污染的物品于运送培养基中。

患者血、尿样：对疑似细菌性食物中毒的，应采集患者急性期（3天内）和恢复期（两周左右）的肘静脉血2～3ml，同时采健康人的血样作对照。对疑似化学性食物中毒的，要注意收集患者尿样。

食品加工人员带菌检查：对患有呼吸道感染和皮肤病的从业人员，对其手、咽、鼻病灶皮肤进行涂抹采样。怀疑肠道传染病的可采取肛拭取样。

（4）采样记录　采样单至少一式两份，一份留存采样单位，一份交检测单位。采样单的内容至少包括：样品名称、样品来源、样品数量、编号或批号、采样单位、采样人、样品状态及包装、标示保质期、检测项目等。

（5）样本保存　保持样本的原始状态；易变质的样本需冷藏；特殊样本需现场处理。

样品采集后应于当天分析，以防止其中水分或挥发性物质的散失以及待测组分含量的变化；如不能马上分析则应妥善保存，不能使样品出现受潮、挥发、风干、变质等现象，以保证测定结果的准确性；制备好的平均样品应装在洁净、密封的容器内（最好用玻璃瓶，切忌使用带橡皮垫的容器），必要时贮存于避光处，容易失去水分的样品应先取样测定水分；容易腐败变质的样品可用以下方法保存，使用时可根据需要和测定要求选择。

①冷藏 短期保存温度一般以 0 ~ 5℃为宜。

②干藏 可根据样品的种类和要求采用风干，烘干，升华干燥等方法。其中升华干燥又称为冷冻干燥，它是在低温及高真空度的情况下对样品进行干燥（温度：－30 ~ －100℃，压强：10 ~ 40Pa），所以食品的变化可以减至最小程度，保存时间也较长。

③罐藏 不能即时处理的鲜样，在允许的情况下可制成罐头贮藏。例如，将一定量的试样切碎后，放入乙醇（含量 96%）中煮沸 30 分钟（最终乙醇浓度应在 78% ~ 82% 的范围内），冷却后密封，可保存 1 年以上。

一般样品在检验结束后应保留 1 个月以备需要时复查，保留期从检验报告单签发之日起开始计算；易变质食品不予保留。保留样品加封存入适当的地方，并尽可能保持原状。

采样的注意事项：采样工具应该清洁，不应将任何有害物质带入样品中；样品在检测前，不得受到污染，发生变化；样品抽取后，应迅速送检测室进行分析；在感官性质上差别很大的食品不允许混在一起，要分开包装，并注明其性质；盛样容器可根据要求选用硬质玻璃或聚乙烯制品，容器上要贴上标签，并做好标记。

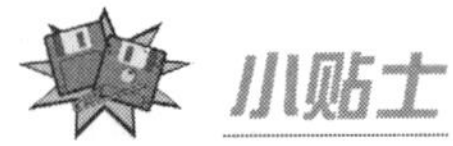

采样用具

采样用具本着适用、够用为准的原则。可参考备置以下物品：勺子、镊子、剪子、刀子、铲子、开罐器、尖嘴钳、吸管、吸球、量筒（杯），微生物检测采样需要备置消毒棉签、无菌棉拭子、采便管、运送培养基、一次性注射器、无菌采样容器、无菌采样袋、乳胶手套、规格板、酒精灯及乙醇、75% 乙醇棉球、灭菌生理盐水、消毒纱布、记号笔、不干胶标签、皮筋、火柴手电筒及样品冷藏运输设备

2. 样本制备 样品的制备是指对所采取的样品进行分取、粉碎、混匀等过程。由于用一般方法取得的样品数量较多，颗粒过大且组成不均匀，因此必须对采集的样品加以适当的制备，以保证其能代表全部样品的情况并满足分析对样品的要求。

常规食品样品的制备根据待测样品的性质和检验项目的要求，可以采取不同的方法进行，如摇动、搅拌、研磨、粉碎、捣碎、匀浆等。需要注意的是，样品在制备前必须先除去不可食用部分，水果除去皮、核；鱼、肉禽类除去鳞、骨、毛、内脏等。

液体，浆体或悬浮液体一般将样品充分摇匀或搅拌均匀即可。常用的搅拌工具有玻璃棒、搅拌器等。

互不相溶的液体如油和水的混合物，可分离后再分别取样测定。

固体样品可视情况采用切细、捣碎、粉碎、反复研磨等方法将样品研细并混合均匀。常用的工具有研钵、粉碎机、绞肉机、高速组织捣碎机等。

罐头水果类罐头在捣碎前要先清除果核；鱼类罐头、肉禽罐头应先剔除骨头、鱼刺及调味品（葱、姜、辣椒等）后再捣碎，混匀。

蛋类去壳后全部混匀。

禽类去毛及内脏，洗净并除去表面附着水，纵剖后将半只去骨的禽肉绞成肉泥状。

鱼类取每份鱼样至少 3 条，去鳞、头、尾及内脏后，洗净并除去表面附着水，纵剖取每条的一半，去骨、刺后，全部绞成肉泥状，混匀。

制备过程中，还应注意防止易挥发性成分的逸散和避免样品组成及理化性质发生变化。

三、快速检测方法的认定

《食品安全法实施条例》第五十条规定，快速检测方法的认定部门为质量监督、工商行政管理、食品药品监督管理部门。国家食品药品监督管理局负责全国餐饮服务食品安全快速检测方法的认定工作，根据快速检测方法运用现状和缺陷，完善相应的法律法规，细化快速检测方法具体认定原则，为餐饮服务食品安全监管工作中使用的我国自主研发的各类快检产品的认定评价工作提供制度依据和方法指导，确保快速检测方法（产品）实效。

1. 认定管理办法 为加强餐饮服务食品安全快速检测方法的管理，确保快速检测工作的科学、公正和有效，根据《食品安全法实施条例》、《餐饮服务食品安全监督管理办法》等，国家食品药品监督管理局 2011 年 6 月 30 日发布了《餐饮服务食品安全快速检测方法认定管理办法》（国食药监食［2011］294 号，以下简称《办法》）。

《办法》包括总则、认定、再评价、监督管理和附则共五章。《办法》规定，国家食品药品监管局根据餐饮服务食品安全监管的实际需要，确定餐饮服务食品安全快速检测方法的认定范围，对餐饮服务食品安全快速检测方法予以认定，并对快速检测方法每 2 年进行一次再评价。国家食品药品监督管理局将根据餐饮服务食品安全快速检测方法再评价情况，对认定的餐饮服务食品安全快速检测方法名录进行调整。中国食品药品检定研究院（以下简称中检院）具体承担全国餐饮服务食品安全快速检测方法申请的形式审查和技术审评。

2. 认定程序 为规范餐饮服务食品安全监督执法中快速检测方法的使用，确保快速检测工作的科学与公正，根据《办法》规定，国家食品药品监督管理局 2011 年 12 月 19 日，发布了《餐饮服务食品安全快速检测方法认定范围的公告（第一批）》（2011 年 第 98 号），包括有机磷农药残留的快速检测、煎炸或烹饪用油中极性组分的快速检测、食品中亚硝酸盐的快速检测、火锅底料中罂粟壳的快速检测、水产品中孔雀石绿的快速检测、食品中副溶血性弧菌的快速检测和表面洁净度的快速检测。根据公告，餐饮服务食品安全快速检测方法认定的受理单位为中检院。

为规范餐饮服务食品安全快速检测方法认定申报行为，指导申报人完成餐饮服务食品安全快速检测方法认定申报工作，2011 年 12 月 12 日发布了《餐饮服务食品安全快速检测方法认定申报指南》。申报程序为：申请人应当在规定时限内向中检院提出餐饮服务食品安全快速检测方法认定申请，并按有关要求提交完整的申报材料；通过形式审查正式受理的快检方法，由中检院组织专家进行技术审评。申请人应按照中检院的通知要求，提供所申报的快检方法设备用于技术审评与方法验证。

国家食品药品监督管理局负责全国餐饮服务食品安全快速检测方法的认定工作，对餐饮服务食品安全快速检测方法的使用进行监督管理，采取审评专家主审负责制进行技术审评。中检院具体承担全国餐饮服务食品安全快速检测方法的形式审查和技术审评的组织工作。餐饮服务食品安全快速检测方法的认定遵循以下程序。

（1）申请人向中检院提出餐饮服务食品安全快速检测方法认定申请，中检院在收到申请材料之日起5个工作日内完成形式审查。符合要求的，出具受理通知书；不符合要求的，退回申请材料和样品并做出说明；提供材料不全的，出具补充材料通知书。

（2）中检院组织审评专家对申请材料进行技术审评。审评专家根据所申请快速检测方法的特性，提出技术参数验证试验方案。技术审评应在3个月内完成。

（3）根据审评专家的验证方案，中检院指定相应检验机构进行验证试验。验证试验应在3个月内完成。

（4）审评专家根据验证试验的结果，对申请的快速检测方法的技术参数等进行审评，将书面专家意见提交中检院。

（5）中检院根据审评专家提交的书面专家意见提出技术审评意见，报国家食品药品监督管理局。

（6）国家食品药品监督管理局对中检院提交的技术审评意见进行审核认定。未通过审查、审评和认定的快速检测方法，由中检院以书面形式通知申请人。

（7）通过国家食品药品监督管理局认定的餐饮服务食品安全快速检测方法，列入餐饮服务食品安全快速检测方法名录，在国家食品药品监督管理局网站上公告。

四、应用

1. 快速检测方法应用环节 快速检测方法可以使监管关口前移，能及时地对不合格食品采取相应的措施，这就大大降低了不合格食品流入到消费者手中的可能性，在一定程度上消除了广大消费者对食品安全的担忧，同时也对不法经营者起到震慑作用，可广泛应用食品安全现场监督管理。

（1）餐饮服务环节，快速检测站把好食品安全最后一关。

（2）大型活动（奥运会、世博会、世园会以及其他的集会等），尽管现场快速检测由于灵敏度和特异性方面的限制，不能作为判定样品安全性的最终依据；但作为发现问题的第一步，它具有不可替代的作用。事实上，一些突发食源性事件的现场调查也往往以现场快速检测作为筛查的第一步。根据我国当前的国情，对食品安全监督和经营者自身管理，都需要配以现场抽样和快速检测。

（3）学校食堂，配备“食品卫生安全快速检测箱”。

（4）营养餐供货单位，使用快速检测的方法检测食品原材料。

（5）国家执法部门，快速检测方法在国家执法部门应用较多，出入境检验检疫局、疾病预防控制中心、产品质量监督检验所、食品药品检验所等单位使用。

（6）部队，快速检测方法曾在进行“神州三号”、“神州四号”、“神州五号”等大型发射活动的饮食安全保障中进行了多次现场应用，为部队食品安全监督工作提供了快捷手段。

2. 餐饮服务环节快检指标

（1）餐饮服务场所监管。提升监管执法的科学性、准确性和有效性。按照《关于实施餐饮服务食品安全监督量化分级管理工作的指导意见》（国食药监食［2012］5号）精神，针对餐饮服务单位评定项目中涉及场所环境、设施设备等项目的量化评定。检测项目涉及中心温度、环境温度、距离、紫外照度、环境洁净度等。

（2）餐饮业中一般理化指标的快速检测。

（3）餐饮服务场所易滥用的食品添加剂。规范餐饮服务单位经营行为，切实规范食品添加剂的使用。检测项目涉及亚硝酸盐、抗生素（氯霉素、喹诺酮类）等。

（4）餐饮服务场所可能违法添加的非食用物质，如吊白块、苏丹红、硼砂、甲醛、食用油中非食用油（桐油、大麻油、清油、蓖麻油、巴豆油、矿物油）、荧光增白剂等。

（5）餐饮业服务场所食品以及饮具微生物。餐饮具的大肠菌群等的监测。

（6）餐饮服务业中食物中毒以及食品掺杂掺假及假冒伪劣产品的检测。

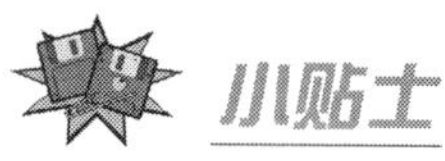

国外在快速检测方法（产品）管理上一般做法

国外在快速检测方法（产品）管理上一般做法为：由企业向相关主管部门提出申请和提供相应实验数据，主管部门对快检产品负责审核评估并由其协同实验室对快检方法进行实验室验证。如达到要求，主管部门对快检产品在官网上登记并给企业发出批准函。获得批准函后企业方可将产品投入市场。在美国，根据不同侧重点，美国食品与药品管理局（FDA）、美国官方农业化学家协会（AOAC）、美国农业部（USDA）、美国环境保护局（EPA）对运用于食品中掺杂使假、兽药残留、农药残留、病原性微生物快速检测产品进行认证。在欧洲快速检测产品也需获得相关主管部门批准并备案后投入市场。国外非官方认定的快速检测方法很少被考虑运用于实际检测。为保证兽药残留检测质量可靠和动物性食品安全，国家农业部兽药残留检测试剂（盒）管理方法中规定对兽药残留检测试剂实行审查备案制度。国家农业部组织全国兽药残留专家委员会对企业申请备案的兽药残留检测试剂盒进行审查并将其结果与理化分析法比对。经审查符合有关规定，准予备案，允许生产使用。

第二节 食品生产、加工、流通环节中涉及场所环境指标的快速测定

食品生产、加工以及流通环节中所涉及到的场所环境，对食品安全以及品质有重要的影响，随着我国对食品安全问题的重视，也对食品供应链的各个阶段（原材料获取，加工生产以及流通、销售阶段）采取各种措施保障食品安全，不断加强食品的生

产、准备和储存环境进行监管。目前可以开展的环境指标快速检测项目见表 3－1，本节将选取部分重要指标详细介绍。

表 3－1　食品生产加工环境指标

检测项目	检测对象	方法	结果性质
粉尘浓度	加工间	仪器	定量
噪声	加工间	仪器	定量
气压	加工间	仪器	定量
风速	加工间	仪器	定量
光照度	加工间	仪器	定量
环境温度	专间、冰箱等	仪器	定量
中心温度	食品	仪器	定量
紫外照度	专间	仪器	定量
有效氯	消毒液	仪器或试纸	半定量
余氯	食饮具	仪器或试剂	定量
浑浊度	饮用水	仪器	定量
ATP（三磷酸腺苷）	环节表面	仪器	定量

一、温度检测

（一）检测意义

温度是影响食品本身的代谢和因微生物引起的变质的一个重要原因，相当一部分食源性疾病是由于食物中致病微生物所引起。细菌在合适的条件下就会生长繁殖，大多数细菌在 5～63℃之间繁殖，因此这个温度范围被称为危险区，病原菌在此区间每增值一次只需要 10～20 分钟。但温度过高也会引起食物营养成分损失，如维生素 C，新鲜甜玉米中糖分或蔗糖含量的减少，而温度过低则会引起生鲜果蔬的冷害。比如，消费者会发现这些食品没有成熟、没有风味、变色、有斑点或是有其他质量方面的问题。

因此，保持适当的环境温度并且利用合适的温度检测仪检测温度是保证食物安全以及品质的重要手段之一。

（二）检测方法

1. 食品中心温度的速测技术　中心温度是指块状或有容器存放的液态食品或食品原料的中心部位的温度，中心温度可以用中心温度计测量。测定食品中心温度是掌握食品在热处理和加热杀菌等处理工艺中最终效果的重要依据。

采用食品中心温度计（图 3－1），主要用于《餐饮行业卫生管理办法》中规定的食品中心温度监测，测量生产、储存以及运输过程中食品的温度。适用于食品车间、商场超市、餐饮单位、工业厨房、宾馆酒

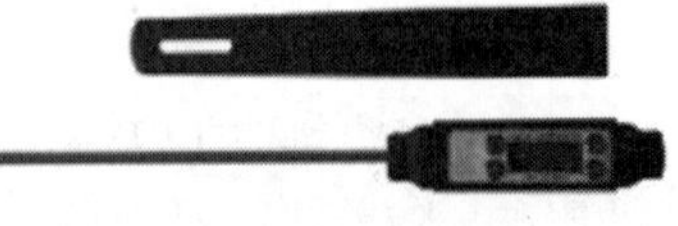

图 3－1　食品中心温度计

店、快餐等生产加工单位的使用。操作时需要将温度探头插入待测食品的中心位置，其他的按使用说明书操作。

2. 食品环境和表面温度的测量 采用便携式远红外测温仪（图3－2）测定环境空气和表面温度。该仪器检测方便，准确可靠，具体使用参考仪器说明书。

3. 食品和环境连续温度的测量

采用连续温度监控仪（图3－3，以Testo－174为例），通过设置其配套软件，监控和记录食品和环境的连续温度，操作设置过程请参考使用说明书。

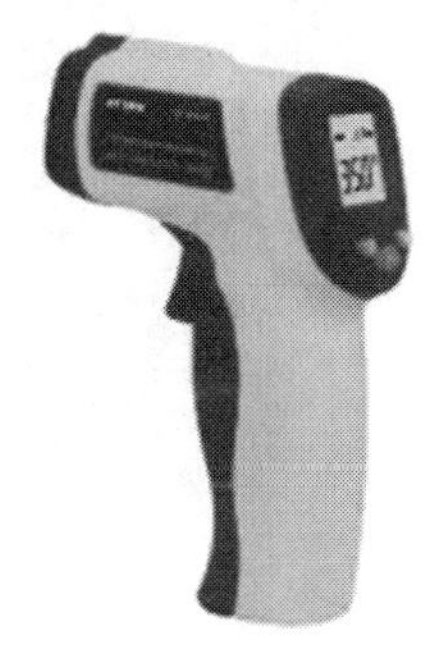

图3－2 便携式远红外测温仪

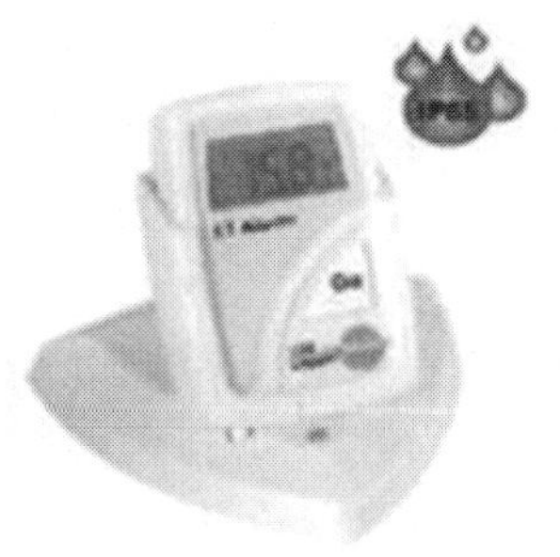

图3－3 连续温度监控仪

（三）相关法规要求

国家食品药品监督管理局《餐饮服务食品操作规范》中对部分温度的规定如下。

（1）冷藏 指将食品或原料置于冰点以上较低温度条件下贮存的过程，冷藏的温度范围应在0～10℃之间。

（2）冷冻 指将食品或原料置于冰点较低温度以下，以保持冰冻状态贮存的过程，冷冻温度的范围应在－20～－1℃之间。

（3）专间内温度不高于25℃，应设有独立的空调设施。

（4）在烹饪后至食用前需要较长时间（超过2小时）存放的食品，应当在高于60℃或低于10℃的条件存放。

（5）植脂奶油裱花蛋糕储存温度在3℃±2℃，蛋白裱花蛋糕、奶油裱花蛋糕、人造奶油裱花蛋糕储藏温度不得超过20℃。

（6）奶油类原料应冷藏存放。水分含量较高的含奶、蛋的点心应在高于60℃或低于10℃的条件下贮存。

（7）保存温度低于60℃或高于10℃，存放时间超过2小时的熟食制品，需再次利用的应充分加热。加热前应确认食品未变质。

（8）需要熟制加工的食品应当烧熟煮透，其加工时食品中心温度应不低于70℃。

（9）集体用餐配送的食品不得在10～60℃的温度条件下贮存和运输，从烧熟至食用的间隔时间（保质期）应符合以下要求。①烧熟后2小时的食品中心温度保持在60℃以上（热藏）的，其保质期为烧熟后4小时；②烧熟后2小时的食品中心温度保持在10℃以下（冷藏）的，其保质期为烧熟后24小时，共餐前应按规范要求在加热。③运输集体用餐的车辆应配备符合条件的冷藏或加热保温设备或装置，使运输过程中食品的中心温度保持在10℃以下或60℃以上。

二、紫外辐射照度的速测技术

（一）检测意义

国家食品药品监督管理局《餐饮服务食品操作规范》中要求，以紫外线灯作为空气消毒设施的，紫外线灯（波长 200 ~ 275nm）应按功率不小于 1.5W/cm^3 设置，紫外线灯应安装反光罩，强度大于 70μW/cm^2。专间内紫外线灯应分布均匀，悬挂于距离地面 2m 以内高度。

（二）检测方法

紫外照度仪如图 3－4 所示。

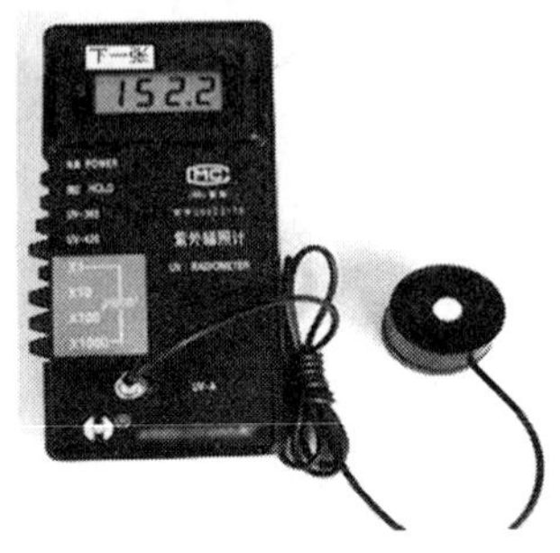

图 3－4 紫外照度仪

（1）将待测紫外线灯管固定于灯架上。

（2）打开辐照计检测探头上的圆盖，将探头插入调节尺的开槽中，将调节尺拉开到最大处（1m 长处）。

（3）将调节尺上的挂钩挂在灯管中心位置，调整探头上的光敏窗直对紫外线灯管。

（4）开启紫外线灯 5 分钟后，用紫外照度仪测量。

（三）结果判定

每支灯管重复测定 3 次，各次数据均达标准可判辐照强度合格。

（四）注意事项

在测试过程中，操作人员应采取有效措施，一定要戴上与仪器配套使用的防紫外线眼镜，如操作过程中忘记戴上防紫外线的眼镜而感觉到眼睛不适或疼痛，可点滴母乳或牛乳后冷敷，重者应点滴治疗角结膜上皮损伤的滴眼剂。

三、食品生产环境洁净度检验——ATP 荧光检测

（一）检测意义

ATP 荧光检测可用于检测食品生产环境的洁净度检测，生产环境中的主要污染物质为食物残渣和滋生的微生物。与传统平板培养检测方法相比，ATP 生物发光法具有快速、简便的检测食品生产环境清洁度的优点，能做到现场监测、主动控制，可以帮助质量控制人员在现场对生产过程中的偏差进行及时纠正，最大程度地提高生产质量、降低污染发生的风险；此外，对清洁度、消毒效果的快速判断还可以有效控制消毒剂的用量，减少损耗和浪费；待发现不合格的环节后，可进一步做平板培养检测，以确认检测结果。

（二）检测原理

ATP（三磷酸腺苷）是活细胞能够直接利用的能量物质，它是一种有机分子，存在于所有的有机物中，多数食品本身也都含有一定量的 ATP。ATP 的量和活细胞体的活性、种类和数量存在一定的比例关系。ATP 可以和虫荧光素相互作用而发出光，光的强度和微生物的数量存在一定的比例关系，通过检测生物光的强度一定程度上反映出微生物的数量。因此检测 ATP 可以作为判断是否洁净的指标。该检测采用 ATP 荧光光

度计和配套的棉拭子采集标本，其反应方程式为：

ATP＋虫荧光素＋O_2【荧光素酶和镁离子催化】→AMP＋虫荧光素（氧化型）＋CO_2＋磷酸盐

（三）适用范围

本方法适用于餐饮具与食物加工器具表面洁净度的快速检测。

（四）检测方法

ATP荧光检测法操作步骤如图3－5所示。

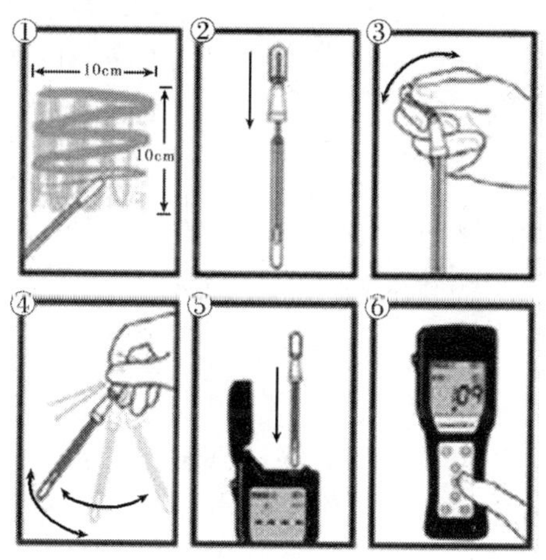

图3－5 ATP荧光检测法操作步骤

（1）打开ATP仪电源，仪器进入1分钟倒计时自检状态。

（2）取出专用棉拭子，将湿润的棉拭子在待测物体表面涂抹约100cm^2（如测液体物品则可直接浸入）。

（3）将棉拭子放回试管并旋紧。

（4）充分挤压试管帽端的液体使其进入棉拭子所在下端。

（5）握住检测管，上下振荡约1分钟，使其充分反应。

（6）将检测管插入自检完毕后的ATP仪，并合上仓盖，按OK按钮进行检测。

（7）15秒后仪器自动显示检测结果。取出检测管测量下一个样品或关闭电源结束测量。

（五）结果判定

（1）检测值大于100URL，判定不合格。

（2）检测值在30～100URL之间判定为可疑。

（3）检测值小于30URL，判定为合格。

（六）注意事项

（1）采样时不要触摸棉拭子。

（2）采样后的棉拭子和溶液反应后，需放置在荧光仪中，并于2分钟内读数。

（3）采样棉拭子要在2～8℃之间冷藏储存，从冰箱取出后尽快使用，有效期6个月。

四、有效氯和游离性余氯的速测技术

（一）检测意义

国家食品药品监督管理局《餐饮服务食品操作规范》中要求，消毒后的餐饮具应符合 GB 14934《食（饮）具消毒卫生标准》规定。餐饮服务常用消毒剂的品种有：漂白粉、次氯酸钙（漂粉精）、次氯酸钠、二氯异氰尿酸钠（优氯净）、二氧化氯等。使用时定时测量消毒液浓度，确保有效氯的含量，浓度低于要求时应立即更换或适量补加消毒液。餐用具消毒后以洁净水将消毒液冲洗干净，以便清除残留的药物，确保游离性余氯等指标低于国家限量标准。

（二）适用范围

检测各种含氯消毒剂配制的消毒液中有效氯的浓度；以及食（饮）具表面游离性余氯的测定。

（三）检测方法

1. 有效氯试纸法 见图 3－6。

取一片试纸，揭去药片上的薄膜，将试纸插入待测液中浸湿后取出，甩去多余的水，略等片刻，待试纸所显示的颜色稳定后与标准色板对比，确定有效氯的含量。当溶液浓度超出比色板范围时，可用不含氯的水等量稀释后测定，得出的结果乘上稀释倍数即可。

检测范围：10～300ppm，反应稳定时间达 20 分钟以上。标准比色板为 10、20、50、100、150、200、250、300ppm。

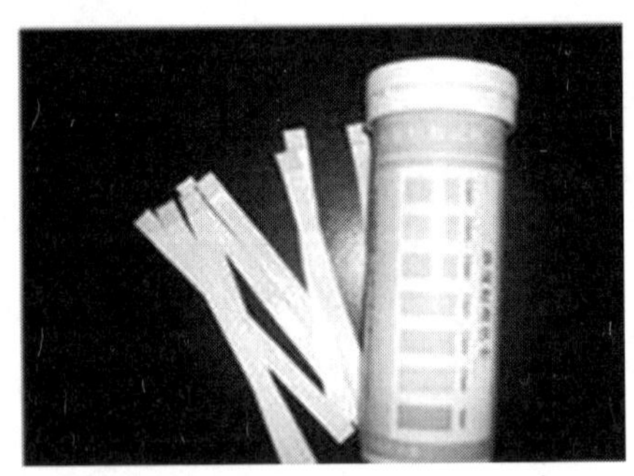

图 3－6 有效氯试纸

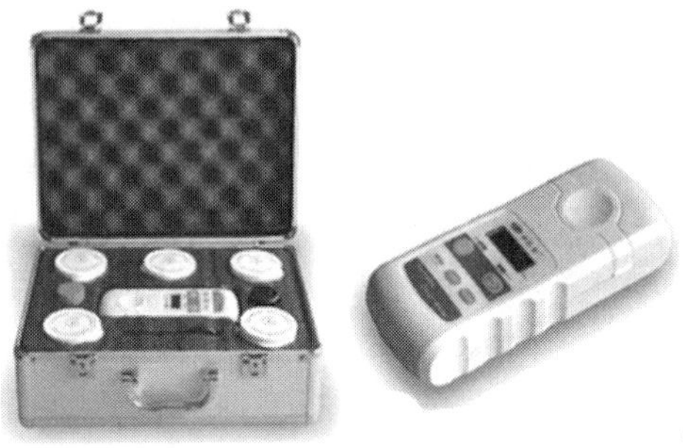

图 3－7 游离性余氯试剂盒

2. 游离性余氯的快速测定 见图 3－7。

（1）生活饮用水的测定 将水样直接加入到显色池（窄池）和参比池（宽池）中至左侧刻度线，再向显色池（窄池）中加入一片试剂，将比色片插入参比池前的槽内，盖上盖，上下摇动使试剂片溶解后，1～5 分钟内从正面观察，找出与显色池中水的颜色相同的色阶，该色阶上的数值表示每升测试水样中游离性余氯的毫克数。

（2）食（饮）具表面游离性余氯的测定 取消毒后的食（饮）具碗、盘、碟、口杯、酒杯等，用蒸馏水 100ml 分次（2～3 次）冲洗内表面；匙（不包括匙柄）、筷下段置入 100ml 蒸馏水，充分震荡 20 次，制成样液。将样液加入显色池（窄池）和参比池（宽池）中至左侧刻度线，以下操作及读取结果相同于“生活饮用水的测定”。

（四）相关法律法规

（1）在加氯消毒的管网生活饮用水中，加氯消毒30分钟后，水中游离性余氯的含量不低于0.3mg/L。

（2）管网末梢水中游离性余氯的含量不应低于0.05mg/L。

（3）用含氯洗消剂消毒后的食饮具表面的游离性余氯的含量应小于0.3mg/L。

第三节　一般理化指标的快速检测

一、食品酸碱度的测定

（一）检测意义

不同的食品有不同的pH范围，但食品发生腐败变质时，其pH也会发生相应改变。

某些食品需要较为准确的测定酸碱度，尤其是在食品生产环节、在HACCP的监控中使用频繁。在某些实验试剂（缓冲液）的配制中也需要较为准确的pH。

（二）检测原理

pH的测量方法主要有两种：比色法和电测法，测量范围为0~14。比色法是通过pH试纸的变化来测量溶液的pH，是采用有些指示剂在不同的酸碱度下能呈现变化或变化为不同颜色的特性来测量溶液酸碱度的一种方法。该方法简单、快捷，但会受到溶液本身颜色或蛋白质等物质的干扰，只适用于分辨力大于0.5pH的测量，而对于分辨力小于0.5pH的测量，则用酸度计进行测量。其测量原理是浸在被测液体中两个电极之间的电位差。

（三）仪器和材料

1. pH计　见图3-8，目前大多数实验室使用的酸度计是0.01级别。

2. 试剂　酸度计校准物，其pH分别为特定值（开启后加入一定量的水即可使用）。

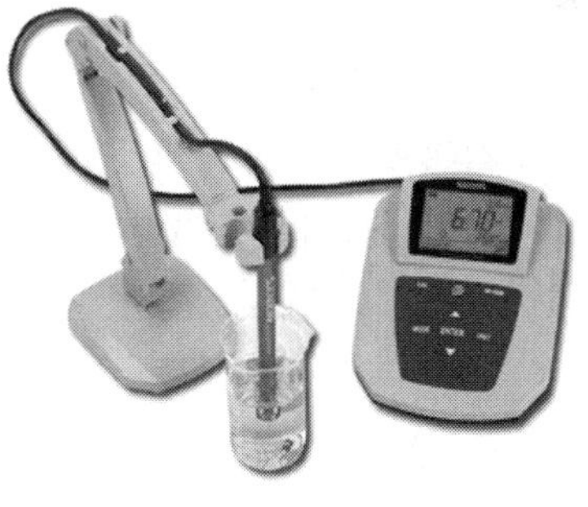

图3-8　pH检测仪

（四）检测方法

1. 样品的制备　参考GB/T 10468-1989水果和蔬菜产品pH值的测定方法 。

（1）液态产品和易过滤的产品　例如果（菜）汁、水果糖、浆、盐水、发酵的液体等）。将试验样品充分混合均匀。

（2）稠厚或半稠厚的产品和难以分离出液体的产品　例如果酱、果冻、糖浆等。取一部分实验样品，在捣碎机中捣碎或在研钵中研磨，如果得到的样品仍较稠，则加入等量的水混匀。

（3）冷冻产品　取一部分实验样品解冻，除去核或籽腔硬壁后，根据情况按（1）或（2）方法制备。

（4）干产品　取一部分实验样品，切成小块，除去核或籽腔硬壁，将其置于烧杯中，加入2~3倍重量或更多些的水，以得到合适的稠度。在水浴中加30分钟，然后在捣碎机中捣至均匀。

（5）固相和液相明显分开的新鲜制品　例如糖水水果、盐水蔬菜罐头产品。按（2）方法制备。

2. pH计校正　根据仪器说明书，用精确已知pH缓冲溶液进行校正。

3. pH测定

（1）取下酸度计的保护套，将电极用蒸馏水润洗干净后，用滤纸将电极擦干，接通开关。

（2）将pH计插入制备好的待测样品中，轻轻搅拌溶液，当读数稳定后，从仪器的标度上直接读出pH。同一个制备试液至少进行2次的测定。

（3）使用完毕，清洗电极，关掉开关，套上保护套。

二、水分的测定（试纸法）

（一）检测意义

在肉类中人为注水，不仅影响肉制品的口味和营养价值，也容易导致肉制品滋生细菌毒素物质，损害了消费者的身体健康和经济利益。

（二）检测原理

正常畜禽肉的含水量在试纸上虹吸展开的距离有一定的规律。当待检样品超过这一规律的常规值时，可判定该样品的含水量超标。

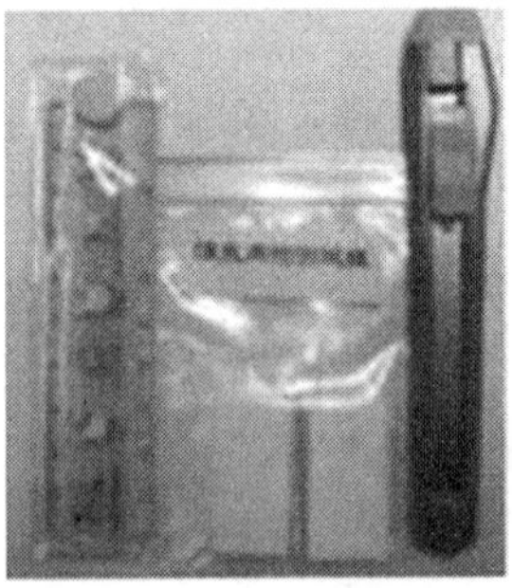

（三）适用范围

该方法适用于畜禽肉含水限量的快速测定。

（四）检测方法

图3-9　水分检测试纸

在被检肉的肌肉〈瘦肉〉横断面上切开约1cm（最深1.15cm）深，将两侧肉体与试纸轻轻靠拢，由于市售鸡肉往往外部较湿，肉皮部分不能代表肉体含水程度，因此鸡肉肉皮部位不能靠拢纸片。2分钟后目视肉面上试纸（图3-9）被水分（包括肉汁）浸润的情况。

（五）结果判定

吸水高度大于5cm以上的样品，可初步判定为注水肉，可将样品送实验室按GB/T 5009食品中水分的测定，GB/T 9695.15-2008肉与肉制品水分含量测定方法进一步测定。

也可使用肉类水分快速分析仪进行检测，如针扎式水分检测仪（图3-10），可快速测定出样品的含水量。

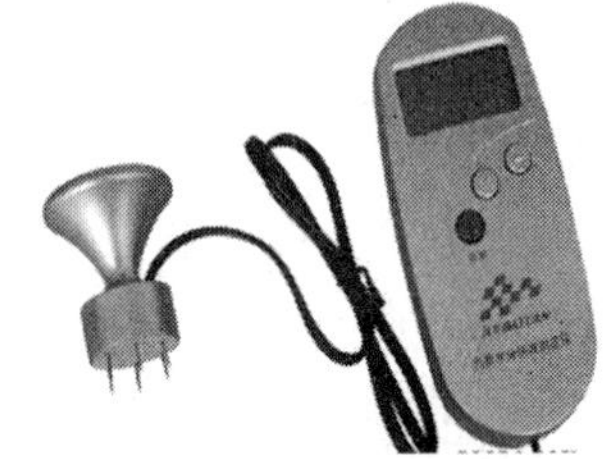

图3-10　针扎式水分检测仪

（六）相关法律法规

我国标准GB 18394-2001畜禽肉水分限量，如猪肉、牛肉、鸡肉的水分含量≤77%，羊肉水分含量≤78%。

三、电导率的测定

（一）检测意义

电导率是表征物体导电能力的物理量，其值为物体电阻率的倒数，单位是 S/cm（Siemens）或 μS/cm。水中含有其他杂质离子时，会使电导率增高，水的电导率与水的 pH 与温度有关。

国家标准 GB 17324－2003 瓶（桶）装饮用纯净水卫生标准中规定电导率（25℃±1℃）≤10μS/cm。

（二）适用范围

本方法适用于现场瓶装饮用纯净水及生活饮用水电导率快速测定，同时也适用于实验用水的快速测定。

（三）检测方法

使用笔式电导率仪或手持式电导率仪（图 3－11），具体使用方法见仪器说明书。笔式电导仪可随身携带，使用方便，操作简单。

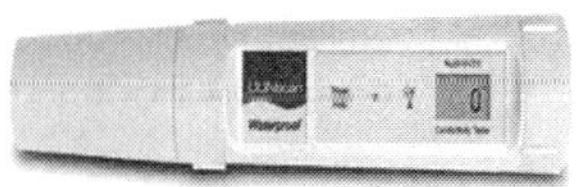

图 3－11 笔式电导率仪

四、蛋白质含量的测定

（一）检测意义

蛋白质是化学结构复杂的一类有机化合物，是人体的必须营养素。在乳制品中，蛋白质含量的测定是判断乳制品是否合格的一个重要指标之一。假冒伪劣产品中，蛋白质含量往往不能达标，长期食用会导致婴幼儿营养不良，甚至对身体有害。因此奶粉中蛋白质含量是食品安全监测中非常重要的项目。

（二）检测原理

采用双缩脲试剂盒法，蛋白质具有两个以上的肽键，具有双缩脲反应现象，在碱性溶液中，能与 Cu^{2+} 形成紫红色络合物，颜色深浅与蛋白质浓度成正比，因此可测定蛋白质的含量，此方法需定期与国家标准检测法 GB 5009.5－2010 食品安全国家标准 食品中蛋白质的测定，进行比较，所得结果应在 ±20% 以内。

（三）适用范围

本方法适用于液态乳及乳粉中蛋白质含量的快速测定。

（四）检测方法

1. 液态乳测定 取 3 滴（约 0.15ml）液态乳到比色管中，加入 4ml 显色剂，加盖摇匀，静置 10 分钟，在 20 分钟内将检测管与标准比色卡对比，找出与对照色卡相近的色阶，其读数除以 5 为每 100ml 样品中蛋白质的含量。

2. 乳粉的测定 用速测盒内小勺取奶粉一平勺（约 30mg）加入到比色管中，加入 4ml 显色剂，加盖，用力将奶粉摇溶，静置 10 分钟，在 20 分钟测管与标准比色卡对比，找出与对照色卡上相近的色阶即为每 100g 乳粉样品中蛋白质的含量。

（五）注意事项

（1）当样品中蛋白质含量（应是3次测定结果的平均值）低于标示量时，可送实验室中进一步检测。

（2）显色液若出现褐色沉淀，应停止使用。

（3）取样勺每次使用前应擦净。

（六）结果判定

表3-2 我国国家标准对各类乳制品及婴幼儿食品蛋白质含量的规定

乳制品种类	蛋白质含量	标准名称	标准代号
巴氏杀菌乳	≥2.9%	《巴氏杀菌乳》	GB 19645-2010
灭菌纯牛乳	≥2.9%	《灭菌乳》	GB 25190-2010
灭菌调味乳	≥2.3%		
全脂乳粉	≥34.0%	《全脂乳粉、脱脂乳粉、全脂加糖乳粉和调味乳粉》	GB 19644-2010
脱脂乳粉	≥34.0%		
全脂加糖乳粉	≥18.5%		
全脂调味乳粉	≥16.5%		
脱脂调味乳粉	≥22.0%		
全脂无糖炼乳	≥6.0%	《全脂无糖炼乳和全脂加糖炼乳》	GB 13102-2010
全脂加糖炼乳	≥6.8%		
婴儿配方乳粉	1.88~2.93 每100Kcal	《婴儿配方食品》	GB 10765-2010

五、酸价和过氧化值的测定

（一）检测意义

食用油也称为“食油”，是指在制作食品过程中使用的动物或者植物油脂，是人们日常生活中不可缺少的物质之一，评价食用植物油是否符合国家卫生标准，常用的理化指标是酸价和过氧化值。酸价是中和1克油脂中游离脂肪酸所需的KOH的毫克数，酸价表示油脂酸败的程度，是反映油脂质量的主要技术指标之一，同一种植物油酸价越高，说明其质量越差越不新鲜。测定酸价可以评定油脂质量的好坏和储藏方法是否得当。

过氧化值升高是油脂酸败的早期指标，当油脂酸败到一定程度时过氧化物形成醛及酮、过氧化值又会降低，当过氧化值超出20meq/kg（毫克当量/千克）时即表示酸败。世界卫生组织（WHO）推荐过氧化值不应超过10meq/kg。过高时，食后可发生头痛、头晕、腹泻、呕吐及腹痛等中毒症状。

（二）检测原理

利用食用植物油酸败所产生的游离脂肪酸与试纸中的药剂发生显色反应，以此反应出油脂酸败的程度。利用食用植物油氧化所产生的过氧化物与试纸中的药剂发生显色反应，以此反应出油脂被氧化的程度。

（三）检测方法

1. 仪器材料 速测卡应密封包装，检查酸价试纸是否带有红色痕迹，过氧化值试纸是有带有灰色痕迹，如有则说明该试纸已经被污染或已失效。取出试纸条后应在10分钟内使用，开封后的试纸条应在1个月内使用完。4～10℃干燥保存。使用的最佳环境温度为25℃±5℃，环境相对湿度应在20%以上。从包装中取出的试纸条酸价的测试范围应在0～5.0mgKOH/g，过氧化值的测试范围应在0～50mEq/kg。

2. 操作步骤

（1）取适量油样（动物油需加热使其融化）于清洁干燥容器中。

（2）将试纸端插入油样中1～2秒，立即取出并开始计时。

（3）酸价测试纸的反应计时为90s±5s。过氧化值测试纸的计时应视环境温度而定，见表3－3。

（4）计时结束后，将试纸颜色与包装盒上的比色板进行比较定量。

表3－3 过氧化值测试纸不同温度下的反应时间

环境温度（℃）	0～4	5～9	10～19	20～29	30～36
反应时间（s）	90±5	75±5	60±5	50±5	40±5

（四）结果判定

试纸颜色与色卡相同或相近以色卡标示值报告结果。如试纸颜色在两色卡之间，则取两者的中间值。酸价纸片的测试范围在0～5.0mgKOH/g，过氧化值的测试范围在0～50mEq/kg。我国标准GB 2716－2005食用植物油卫生标准对食用植物油酸价和过氧化值有统一的最高限量值标准，即植物原油酸价（KOH）≤4mg/g，食用植物油酸价（KOH）≤3mg/g；植物原油和食用植物油的过氧化值≤0.25g/100g〔相当于19.7mEq/kg〕。

我国食用油脂酸价和过氧化值卫生标准见表3－4。

表3－4 我国食用油脂酸价和过氧化值卫生标准

品名	酸价（KOH）mg/g	过氧化值 mEq/kg
菜子原油、大豆原油、花生原油、葵花籽原油、棉籽原油、米糠原油、油茶杆原油、玉米原油	≤4.0	≤7.5
成品菜子油、成品大豆油、成品玉米油和浸出成品油茶籽油		
一级	≤0.2	≤5.0
二级	≤0.3	≤5.0
三级	≤1.0	≤6.0
四级	≤3.0	≤6.0
成品葵花籽油、成品米糠油和浸出成品花生油		
一级	≤0.2	≤5.0
二级	≤0.3	≤5.0
三级	≤1.0	≤7.5
四级	≤3.0	≤7.5
压搾成品花生油和压榨成品油茶籽油		
一级	≤1.0	≤6.0
二级	≤2.5	≤7.5

续表

品名	酸价（KOH）mg/g	过氧化值 mEq/kg
成品棉籽油		
一级	≤0.2	≤5.0
二级	≤0.3	≤5.0
三级	≤1.0	≤6.0
麻油	≤4	≤12
色拉油	≤0.3	≤10
食用煎炸油	≤5	-
食用猪油	≤1.5	≤16
人造奶油	≤1	≤12

六、极性组分的检测

（一）检测意义

煎炸食品是广受人们喜欢的食品，煎炸油脂的安全性已成为企业、监管机构、群众、科研机构等共同关注的问题。煎炸食品经高温加热和反复使用后，可发生一系列化学反应，在营养价值下降的同时，还会产生某些毒性物质，如丙烯酰胺、多环芳烃等。高分子量、非挥发性的物质是最稳定的衡量煎炸油质量的综合性指标，目前最常用的是极性物质（PC）的检测，油在煎炸期间，PC 不断产生，油的不饱和度越高，反复煎炸次数越多，越易产生 PC。

第三届国际煎炸油研讨会推荐了快速检测方法的基本原则为：与国际认可的标准方法相对应；有客观性的指标；使用方便；不对食品的加工区域带来危害；适用于各种地区。

（二）检测原理

测定 PC 的方法具有准确性、简便性和可重复性。随着煎炸油 PC 物质量的增加，其导电性增强，可通过仪器检测其导电性推算 PC 的含量。

（三）检测方法

极性组分检测仪如图 3－12 所示。

（1）在测量之前，从油中拿出油炸的食物，并等待 1 分钟，甚至 5 分钟最好。

（2）将传感器浸入油炸的油中，遵守浸入的深度。

（3）等待适应时间（大约 10 秒）。

（4）当温度显示没有明显改变时，测量完成。

（5）读取仪器显示屏温度和极性组分读数。

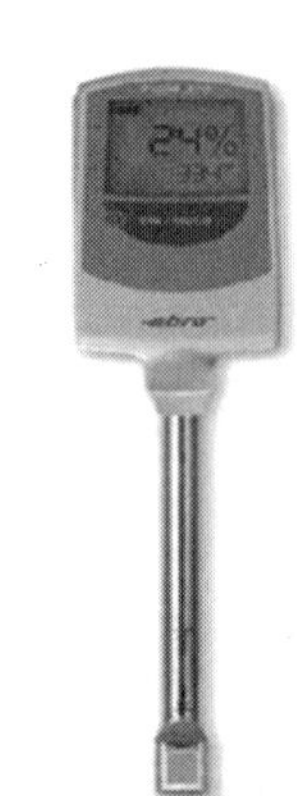

图 3－12 极性组分检测仪

（四）注意事项

（1）不要将传感器放在金属部件（例如：油炸篮子、锅壁）附近，因为它们可以影响测量的结果，离金属部件最小距离为5cm。

(2) 如果烹饪油中有水，读数将会偏高。

(3) 连续测量不同的油样时，测量前需用干净滤纸轻擦测量探头。

(4) 动物油脂读数会相对偏高。

(5) 其他情况请参考使用说明书。

(五) 相关法律规定

我国标准 GB 7102.1－2003 食用植物油煎炸过程中的卫生标准规定，煎炸油极性组分≤27%。

中华人民共和国卫生部《食品煎炸油卫生管理办法》煎炸食品时，油温最高不得大于250℃，一般不得超过190℃。

第四节 食品中可能存在的非食用物质以及可能滥用的食品添加剂的快速检测

在食品中添加非食用物质是严重威胁人民群众饮食安全的犯罪行为，同时也是阻碍我国食品行业健康发展、破坏社会主义市场经济秩序的违法犯罪行为。长期以来，一些单位混淆了食品添加剂和非食用物质的界限，向食品中添加非食用物质（如孔雀石绿、苏丹红等)。将添加非食用物质引起的食品安全事件归结为滥用食品添加剂，因此加深了公众对食品添加剂的误解。

违法添加非食用物质和滥用食品添加剂整顿工作开展以来，卫生部会同相关部门建立了违法添加“黑名单”制度，共公布了5批共47种“违法添加的非食用物质”(表3－5)，这47中物质都不是食品添加剂，同时公布了食品中可能滥用的添加剂名单(表3－6)，本节将着重介绍部分物质的快检方法。

食品添加剂的主要标准包括使用标准和产品标准。《食品添加剂使用卫生标准》(GB2760）规定了我国食品添加剂的定义、范畴、允许使用的食品添加剂品种、使用范围、使用量和使用原则等，要求食品添加剂的使用不应掩盖食品本身或者加工过程中的质量缺陷，或以搀杂、掺假、伪造为目的使用食品添加剂。食品添加剂按功能分为23个类别。GB2760包括2400个食品添加剂品种，其中加工助剂158种，食品用香料1853种，胶姆糖基础剂物质55种，其他类别的食品添加剂334种。此外，我国还制定了《食品营养强化剂使用卫生标准》(GB14880)，对食品营养强化剂的定义、使用范围、用量等内容进行了规定。目前，允许使用的食品营养强化剂约200种。

表3－5 食品中可能违法添加的非食用物质名单

序号	名称	可能添加的食品品种	检测方法
1	吊白块	腐竹、粉丝、面粉、竹笋	GB/T 21126－2007 小麦粉与大米粉及其制品中甲醛次硫酸氢钠含量的测定；卫生部《关于印发面粉、油脂中过氧化苯甲酰测定等检验方法的通知》(卫监发〔2001〕159号）附件2 食品中甲醛次硫酸氢钠的测定方法
2	苏丹红	辣椒粉、含辣椒类的食品（辣椒酱、辣味调味品）	GB/T 19681－2005 食品中苏丹红染料的检测方法高效液相色谱法

续表

序号	名称	可能添加的食品品种	检测方法
3	王金黄、块黄	腐皮	
4	蛋白精、三聚氰胺	乳及乳制品	GB/T 22388－2008 原料乳与乳制品中三聚氰胺检测方法 GB/T 22400－2008 原料乳中三聚氰胺快速检测液相色谱法
5	硼酸与硼砂	腐竹、肉丸、凉粉、凉皮、面条、饺子皮	无
6	硫氰酸钠	乳及乳制品	无
7	玫瑰红 B	调味品	无
8	美术绿	茶叶	无
9	碱性嫩黄	豆制品	
10	工业用甲醛	海参、鱿鱼等干水产品、血豆腐	SC/T 3025－2006 水产品中甲醛的测定
11	工业用火碱	海参、鱿鱼等干水产品、生鲜乳	无
12	一氧化碳	金枪鱼、三文鱼	无
13	硫化钠	味精	无
14	工业硫磺	白砂糖、辣椒、蜜饯、银耳、龙眼、胡萝卜、姜等	无
15	工业染料	小米、玉米粉、熟肉制品等	无
16	罂粟壳	火锅底料及小吃类	参照上海市食品药品检验所自建方法
17	革皮水解物	乳与乳制品 含乳饮料	乳与乳制品中动物水解蛋白鉴定－L（－）－羟脯氨酸含量测定（检测方法由中国检验检疫科学院食品安全所提供。该方法仅适用于生鲜乳、纯牛奶、奶粉）
18	溴酸钾	小麦粉	GB/T 20188－2006 小麦粉中溴酸盐的测定 离子色谱法
19	β－内酰胺酶（金玉兰酶制剂）	乳与乳制品	液相色谱法（检测方法由中国检验检疫科学院食品安全所提供）
20	富马酸二甲酯	糕点	气相色谱法（检测方法由中国疾病预防控制中心营养与食品安全所提供）
21	废弃食用油脂	食用油脂	无
22	工业用矿物油	陈化大米	无
23	工业明胶	冰淇淋、肉皮冻等	无
24	工业酒精	勾兑假酒	无
25	敌敌畏	火腿、鱼干、咸鱼等制品	GB/T 5009.20－2003 食品中有机磷农药残留的测定
26	毛发水	酱油等	无
27	工业用乙酸	勾兑食醋	GB/T 5009.41－2003 食醋卫生标准的分析方法

续表

序号	名称	可能添加的食品品种	检测方法
28	肾上腺素受体激动剂类药物（盐酸克仑特罗，莱克多巴胺等）	猪肉、牛羊肉及肝脏等	GB－T 22286－2008 动物源性食品中多种 β 受体激动剂残留量的测定，液相色谱串联质谱法
29	硝基呋喃类药物	猪肉、禽肉、动物性水产品	GB/T 21311－2007 动物源性食品中硝基呋喃类药物代谢物残留量检测方法，高效液相色谱－质谱法
30	玉米赤霉醇	牛羊肉及肝脏、牛奶	GB/T 21982－2008 动物源食品中玉米赤霉醇、β－玉米赤霉醇、α－玉米赤霉烯醇、β－玉米赤霉烯醇、玉米赤霉酮和赤霉烯酮残留量检测方法，液相色谱－质谱/质谱法
31	抗生素残渣	猪肉	无，需要研制动物性食品中测定万古霉素的液相色谱－质谱法
32	镇静剂	猪肉	参考 GB/T 20763－2006 猪肾和肌肉组织中乙酰丙嗪、氯丙嗪、氟哌啶醇、丙酰二甲氨基丙吩噻嗪、甲苯噻嗪、阿扎哌垄阿扎哌醇、咔唑心安残留量的测定，液相色谱－质谱法 无，需要研制动物性食品中测定安定的液相色谱－串联质谱法
33	荧光增白物质	双孢蘑菇、金针菇、白灵菇、面粉	蘑菇样品可通过照射进行定性检测 面粉样品无检测方法
34	工业氯化镁	木耳	无
35	磷化铝	木耳	无
36	馅料原料漂白剂	焙烤食品	无，需要研制馅料原料中二氧化硫脲的测定方法
37	酸性橙Ⅱ	黄鱼、鲍汁、腌卤肉制品、红壳瓜子、辣椒面和豆瓣酱	无，需要研制食品中酸性橙Ⅱ的测定方法。参照江苏省疾控创建的鲍汁中酸性橙Ⅱ的高效液相色谱－质谱法 （说明：水洗方法可作为补充，如果脱色，可怀疑是违法添加了色素）
38	氯霉素	生食水产品、肉制品、猪肠衣、蜂蜜	GB/T 22338－2008 动物源性食品中氯霉素类药物残留量测定
39	喹诺酮类	麻辣烫类食品	无，需要研制麻辣烫类食品中喹诺酮类抗生素的测定方法
40	水玻璃	面制品	无
41	孔雀石绿	鱼类	GB 20361－2006 水产品中孔雀石绿和结晶紫残留量的测定，高效液相色谱荧光检测法（建议研制水产品中孔雀石绿和结晶紫残留量测定的液相色谱－质谱法）
42	乌洛托品	腐竹、米线等	无，需要研制食品中六亚甲基四胺的测定方法
43	五氯酚钠	河蟹	SC/T 3030－2006 水产品中五氯苯酚及其钠盐残留量的测定 气相色谱法
44	喹乙醇	水产养殖饲料	水产品中喹乙醇代谢物残留量的测定 高效液相色谱法（农业部 1077 号公告－5－2008）；水产品中喹乙醇残留量的测定 液相色谱法（SC/T 3019－2004）
45	碱性黄	大黄鱼	无
46	磺胺二甲嘧啶	叉烧肉类	GB 20759－2006 畜禽肉中十六种磺胺类药物残留量的测定 液相色谱－质谱法
47	敌百虫	腌制食品	GB/T 5009.20－2003 食品中有机磷农药残留量的测定

表 3-6 食品中可能滥用的食品添加剂品种名单

序号	食品品种	可能易滥用的添加剂品种	检测方法
1	渍菜（泡菜等）、葡萄酒	着色剂（胭脂红、柠檬黄、诱惑红、日落黄）等	GB/T 5009.35-2003 食品中合成着色剂的测定 GB/T 5009.141-2003 食品中诱惑红的测定
2	水果冻、蛋白冻类	着色剂、防腐剂、酸度调节剂（己二酸等）	
3	腌菜	着色剂 、防腐剂、甜味剂（糖精钠、甜蜜素等）	
4	面点、月饼	乳化剂（蔗糖脂肪酸酯等、乙酰化单甘酯肪酸酯等）、防腐剂、着色剂、甜味剂	
5	面条、饺子皮	面粉处理剂	
6	糕点	膨松剂（硫酸铝钾、硫酸铝铵等）、水分保持剂磷酸盐类（磷酸钙、焦磷酸二氢二钠等）、增稠剂（黄原胶、黄蜀葵胶等）、甜味剂（糖精钠、甜蜜素等）	GB/T 5009.182-2003 面制食品中铝的测定
7	馒头	漂白剂（硫磺）	
8	油条	膨松剂（硫酸铝钾、硫酸铝铵）	
9	肉制品和卤制熟食、腌肉料和嫩肉粉类产品	护色剂（硝酸盐、亚硝酸盐）	GB/T 5009.33-2003 食品中亚硝酸盐、硝酸盐的测定
10	小麦粉	二氧化钛、硫酸铝钾	
11	小麦粉	滑石粉	GB 21913-2008 食品中滑石粉的测定
12	臭豆腐	硫酸亚铁	
13	乳制品（除干酪外）	山梨酸	GB/T 21703-2008 乳与乳制品中苯甲酸和山梨酸的测定方法
14	乳制品（除干酪外）	纳他霉素	参照 GB/T 21915-2008 食品中纳他霉素的测定方法
15	蔬菜干制品	硫酸铜	无
16	“酒类”（配制酒除外）	甜蜜素	
17	“酒类”	安塞蜜	
18	面制品和膨化食品	硫酸铝钾、硫酸铝铵	
19	鲜瘦肉	胭脂红	GB/T 5009.35-2003 食品中合成着色剂的测定
20	大黄鱼、小黄鱼	柠檬黄	GB/T 5009.35-2003 食品中合成着色剂的测定
21	陈粮、米粉等	焦亚硫酸钠	GB5009.34-2003 食品中亚硫酸盐的测定
22	烤鱼片、冷冻虾、烤虾、鱼干、鱿鱼丝、蟹肉、鱼糜等	亚硫酸钠	GB/T 5009.34-2003 食品中亚硫酸盐的测定

注：滥用食品添加剂的行为包括超量使用或超范围使用食品添加剂的行为。

一、吊白块的快速检测（试剂盒比色法）

（一）检测意义

甲醛次硫酸氢钠即吊白块，又称雕白块，具有强还原性和漂白和防腐作用。吊白块经加热会分解出剧毒的致癌物质（如甲醛），我国严禁将其作为食品添加剂在食品中使用。

（二）检测原理

检测管中的试剂（汞试剂、盐酸品红溶液等）与吊白块反应，在甲醛存在下，亚硫酸根离子与试剂盒（副品红）生成紫色络合物，用肉眼可以直接观察。

（三）适用范围

本方法适用于粉丝、米粉、面粉、年糕、馒头、面条等米面制品和豆制品、盐渍品、保鲜蔬菜、脱皮蔬菜、血制品、白糖等食品中添加的吊白块物质的测定。

（四）检测方法

1. 主要仪器　试剂盒、检测试管、三角瓶、吸管。

2. 操作步骤

（1）取大约20g样品于三角瓶中，加入50ml的水，充分振摇，放置10分钟。

（2）取一支吊白块检测管，用吸管吸取1ml样品浸取液，加入检测管中，盖好检测管的盖子，充分摇匀，静置5分钟。

（3）用纯净水做一支空白对照管。

（五）结果判定

以一张白纸为衬底，有以下3种情况：溶液显蓝绿色为吊白块未检出；溶液显浅紫色为样品中吊白块含量低；溶液显紫红色为样品中吊白块含量高。

（六）注意事项

（1）该反应专一性强，不易受干扰，可以快速、准确地判断样品中是否含有吊白块，最低检测限为10mg/kg。

（2）检测管中的试剂含有酸性物质，因此操作要小心，不要让其洒落出来，加样品液后应盖紧盖子再摇动。若不小心沾到反应液，即刻用清水冲洗干净。

（3）用过的检测管应妥善处理，不可乱丢或让儿童触碰到。

（4）本方法为简单方法，对于阳性样品，最好再用标准方法进行确认。

二、苏丹红等油溶性色素快速检测（快速纸色谱测定法）

（一）检测意义

苏丹红又名苏丹，黄色粉末，是一种亲脂性偶氮化合物，主要有Ⅰ、Ⅱ、Ⅲ、Ⅳ四种类型。苏丹红是一种人工合成的红色染料，毒理学研究表明，苏丹红具有致突变性和致癌性，苏丹红Ⅰ号在人类肝细胞研究中显现可能致癌的特性，在我国禁止使用于食品中。

（二）检测原理

根据苏丹红等油溶性非食用色素的化学极性不同，通过展开剂在试纸上的展开距离不同来确定组分的存在。

（三）适用范围

适用于鸡蛋、鸭蛋、咸鸭蛋、辣椒粉、辣椒酱、番茄酱等食品中苏丹红（Ⅰ号、Ⅱ号、Ⅲ号、Ⅳ号）等油溶性非食用色素的现场快速检测。

（四）检测方法

1. 主要仪器、试剂

（1）仪器 具塞刻度试管、滤纸、毛细管、烧杯等。

（2）试剂

①提取剂 乙酸乙酯。

②展开剂配制 正丁醇－无水乙醇－氨水＝20∶1∶1。

2. 操作步骤

（1）样品处理 取约1g样品置于具塞刻度试管中，加入2～4ml乙酸乙酯，充分混匀，振摇提取1分钟，静置3分钟以上。

（2）样品点样 取一张滤纸，在端底向上约1cm处、平行相隔约1cm用铅笔画出将要点样的十字线或五个小点；分别用毛细管蘸取对照液和样品液点出5个直径在0.5cm左右的圆点，对应于苏丹红Ⅰ、Ⅱ、Ⅲ、Ⅳ号和样品提取液。

（3）样品展开 取一个250ml以上的烧杯，加入5～10ml展开剂，将滤纸（样品端朝下）插入展开剂中靠在杯壁上，待展开剂沿滤纸向上平行展开至滤纸顶端约1cm处时取出滤纸，观察结果。

（五）结果判定

（1）如果样品提取液为无色、红色、橙红色，可判定样品中不含苏丹红。

（2）如果样品在展开轨迹中出现斑点，其斑点展开的距离与某一对照液展开后的斑点距离相等、颜色相同或颜色虽浅却相近时，可判定样品中含有苏丹红。

（3）如果对照物已经展开，而样品色斑在原处未动或展开的距离很小，表明这一色素为水溶性色素，可用水溶性色素检测试剂来判断其是食用的还是非食用的。

（六）注意事项

（1）本方法检出限为点样量10μl，0.08μg目视可见；最低检出浓度8μg/ml。

（2）检测的样品数量较多时，不必每张滤纸上都点对照液，可一次点几个样品，当展开过程中出现斑点后，再做加入对照液实验。

（3）苏丹红对照液的点样量不要太多，以能够展现斑点而无拖尾现象为宜。

（4）展开剂的使用应适量，液面高度应控制在斑点以下，展开过程中滤纸不能倾倒，每展一张滤纸最好更换一次展开剂。

（5）样品展开时，烧杯上不要盖盖，以便于斑点的展开。当环境温度较低，斑点展开的距离较短；或环境温度较高，展开剂展开到滤纸一半距离不再往上展时，应重新操作并在烧杯上加盖物品。

(6) 如果对照物展开后全部堆积到展开前沿处或原点处未移动，说明试剂或操作有问题，应查明原因重新操作。

三、孔雀石绿等水溶性色素的快速检测

(一) 检测意义

孔雀石绿是有毒的三苯甲烷类化学物，既是染料，也是杀菌剂，其中的化学功能团三苯甲烷可致癌，很多国家已经禁用，但仍有渔民在防治鱼类感染真菌时使用，也有运输商用作消毒，以延长鱼类在长途贩运中的存活时间。

(二) 检测方法

1. 液体食品 如汽水、饮料、酒等，约取30ml样品置于烧杯中，加热除去乙醇或二氧化碳，样液备用。

2. 固体食品 称取已经捣碎好的样品约10g，置于烧杯中，加30ml水，摇匀后过滤，滤液备用。如果某些固体食品上的颜色不溶水则采用“苏丹红等非食用色素快速检测试剂盒”进行检测。取待测样液于试管中，滴入A试剂调pH到10至11之间，将试管放入90℃以上的水浴中5分钟后，如果蓝色或绿色褪去变为无色，再滴入C试剂调pH到2至3之间，放回水浴中，5分钟后又变回原有颜色（冷时无色，加热后有色），可初步判断样品中含有孔雀石绿。此时，可用A试剂回调pH到7至8之间（不要高于9），加入B试棉少许，将试管放入90℃以上的水浴中1分钟搅拌试棉后将其取出，用清水漂洗试棉。

(四) 结果判定

试棉上的颜色不褪可进一步判断样品中含有孔雀石绿。

(五) 注意事项

对于阳性结果，应送实验室进一步确认。

四、亚硝酸盐的快速检测

(一) 检测意义

亚硝酸盐主要指亚硝酸钠、亚硝酸钾，白色或浅黄色晶体颗粒、粉末或棒状的块，无臭，略带咸味，易溶于水。外观及滋味都与食盐相似，并在工业、建筑业中广为使用。在我国允许作为发色剂，常限量用于腌制畜禽肉罐头、肉制品和腌制盐水火腿等，并有增强风味、抗菌防腐的作用。最大使用量0.15g/kg，残留量：肉类罐头≤0.05g/kg，肉制品≤0.03g/kg，盐水火腿≤0.07g/kg。

亚硝酸盐具有较强的毒性，食入0.3～0.5g的亚硝酸盐即可引起中毒甚至死亡。进入人体血液，与血红蛋白结合，使正常含二价铁离子的血红蛋白变成含三价铁离子的高铁血红蛋白，后者失去携氧能力，导致组织缺氧。或者随食品进入人体肠胃等消化道，与蛋白质消化产物仲胺生成亚硝胺或亚硝酸胺，二者均具有强致癌性和毒性。

急性中毒原因多为：将亚硝酸盐误作食盐、面碱等食用，以及掺杂、使假、投毒等。慢性中毒（包括癌变）原因多为饮用含亚硝酸盐量过高的井水、污水，以及长期

食用含有超量亚硝酸盐的肉制品和被亚硝酸盐污染了的食品。

因此，测定亚硝酸盐的含量是食品安全检测中重要的项目之一。

（二）检测原理

按照国标盐酸萘乙二胺法显色原理（亚硝酸离子首先在弱酸条件下与苯磺酸反应重氮化，然后再与萘乙二胺反应偶合，生成紫红色螯合物）做成的速测管或者快速检测试纸，与标准色卡彩图14比对定量或半定量。时间上，约10分钟完成测定。

（三）适用范围

适用于火腿肠、午餐肉、酸白菜等食物，水及中毒残留物中亚硝酸盐的快速检测。

（四）检测方法与结果判定

（1）食盐中亚硝酸盐的快速检测及食盐与亚硝酸盐的快速鉴别　取食盐约0.1g加入到检测管中，加纯净水至1ml刻度处，摇溶，10分钟后与标准色板对比，该色板上的数值乘以10即为食盐中亚硝酸盐的含量（mg/kg）。当样品出现血红色且有沉淀产生或很快褪色变成黄色时，可判定亚硝酸盐含量相当高，或样品本身就是亚硝酸盐。

（2）液体样品的检测　取1ml液体样品加入到检测管中，操作步骤同上，与标准色板对比，该色板上的数值即为样品中亚硝酸盐的含量（mg/kg）。液态乳属于乳浊液，具有将近1倍的折色特性，所得结果乘以2即为样品中亚硝酸盐的近似含量（mg/L）（牛乳及豆浆也可直接检测，结果不得超过0.25 mg/L，有颜色的液体样品可加入一些活性炭脱色过滤后测定）。

（3）固体或半固体样品的检测　取均匀的样品（如香肠）1.0g置于10ml比色管中，加纯净水至10ml，充分振摇后放置，取上清液或滤液1ml加入到检测管中（乳粉溶解后不用过滤，直接取乳浊液加入到检测管中），将试剂摇溶，10分钟后与标准色板对比，找出颜色相同或相近的色阶，该色阶上的数值乘上10即为样品中亚硝酸盐的（mg/kg）含量。如果测试结果超出色板上的最高值，可将样品再稀释10倍，测试结果乘上100即为样品中亚硝酸盐的含量。

（五）注意事项

（1）亚硝酸盐含量较高时，试剂显红色后不久会变为黄色，将黄色溶液再稀释放入另一新的速测管中又会显出红色，由此区分是亚硝酸盐还是食用盐。

（2）当样品反应后的颜色大于标准色板2mg/L色阶时，应将样品稀释后再测，计算结果时乘以稀释倍数。

（3）生活饮用水中常有亚硝酸盐存在，不宜作为测定用稀释液。

（4）对超标样品应进行重复实验，有条件时送实验室准确定量。

五、三聚氰胺的快速检测（试剂盒法）

（一）检测意义

三聚氰胺简称三胺，俗称蜜胺、蛋白精，为纯白色单斜棱晶体，无味。三聚氰胺被认为毒性轻微，动物长期摄入三聚氰胺会造成生殖、泌尿系统的损害，膀胱、肾部结石，并可进一步诱发膀胱癌。三聚氰胺不是食品原料，也不是食品添加剂，禁止人为添加到任何食品中。

（二）检测原理

CI－ML便携式三聚氰胺速测仪的检测原理基于显色光电比色浊度法。三聚氰胺与显色剂反应后会产生一种白色的沉淀物，该沉淀物在溶液中形成一种稳定的混浊液，溶液的浊度和三聚氰胺的含量成正比。

（三）适用范围

便携式三聚氰胺速测仪可以检测原奶、纯牛奶、酸奶、酸乳、果乳等奶制品中三聚氰胺的含量，也可以检测饲料、鸡蛋以及其他食品中的三聚氰胺和尿素含量。

（四）检测方法

1. 主要仪器、试剂

（1）便携式光度计、试剂盒（20个样/盒）。

（2）试剂盒组成　1瓶预处理试剂A，1瓶预处理试剂B，2瓶洗脱液，1瓶显色剂，20支SPE柱，1支抽吸器。

2. 操作步骤　在样品中加入预处理试剂沉淀蛋白质，取上清液加入适量的显色剂进行反应，在410nm处测量溶液的浊度，从而实现三聚氰胺的快速检测。溶液的定量检测范围约为1.5～100.0mg/L，检出限为1.5mg/L。

（五）结果判定

根据测量结果在标准曲线中查含量来定性或者定量被检物质。

（六）注意事项

（1）试剂盒需阴凉、密封保存。

（2）用三聚氰胺标准品配制标准溶液进行标准曲线的绘制。

六、盐酸克仑特罗（瘦肉精）的快速检测

（一）检测意义

克仑特罗（Clenbuterol），又称克喘素、氨哮素，俗称瘦肉精，是人工合成的β受体激动剂。常用于治疗哮喘性慢性支气管炎、肺气肿等呼吸系统疾病。当使用5～10倍治疗量时，可改进动物的肉与脂肪的比例和加速动物生长。但由于该药在动物体内有残留，人食用动物组织后会导致中毒，故我国农业部早在《食品动物禁用的兽药及其他化合物清单》（农牧发［2002］1号）中规定，所有食品动物禁止以任何用途使用克仑特罗。但由于受经济利益的驱动，有些饲料厂家或生猪饲养场违法使用瘦肉精导致消费者食肉中毒事件频频发生，严重威胁消费者的生命安全。因此检测动物产品（特别是生猪）及饲料中的瘦肉精有着十分重要的意义。

目前，我国“瘦肉精”检测方法主要有高效液相色谱法（HPLC）、气质联用法（GC－MS）等方法，但这些所需设备昂贵、操作繁琐。检测时间长、成本高，难以在实践检验中被广泛使用。免疫胶体金法是目前“瘦肉精”快速筛选方法中较常用的方

法，该法灵敏、简单、准确、省事、成本较低，适合食品生产经营单位开展自检自测。

（二）检测原理

以胶体金作为示踪标记物，以微孔滤膜为固相载体，包被已知抗原或抗体，加入待检样本后，经滤膜毛细管作用使样本中的抗体或抗原与膜上包被抗原或抗体结合，胶体金结合物大量聚集时，肉眼可见红色斑点，即可直接判断样品的阴阳性。

（三）适用范围

本产品用于快速检测猪尿、猪肉、猪内脏中的盐酸克仑特罗残留，整个检测过程只需要20分钟至1小时，适用于各类企业、检测机构、监督部门的现场快速检测。

（四）检测方法

1. 试剂与仪器

（1）盐酸克仑特罗免疫胶体金快速检测试剂板。

（2）一次性吸管吸管。

（3）装有PBST缓冲液的一次性吸管。

（4）5ml离心管。

（5）1.5ml离心管。

（6）干燥剂。

其他自备的设备为：小型离心机和水浴锅。

2. 操作步骤

（1）测试前从包装铝箔袋中取出检测卡，恢复至室温，将检测卡平放，在1小时内使用。

（2）将肉或内脏样本5g剪碎，装入5ml的离心管中（肉的容量约占离心管的2/3），盖紧管盖。

（3）将装有样品的离心管在90℃以上水浴锅中加热10分钟后取出冷却至室温。

（4）吸取3滴（约100μl）煮出的样品渗出液到1.5ml的小离心管中。

（5）将一次性吸管中的PBST（3滴，约100μl）的PBST缓冲液用剪刀剪开后全部挤入1.5ml小离心管，充分混合。

（6）将1.5ml离心管放入小型离心机中离心2分钟。

（7）从1.5ml的小离心管中用用过的装有PBST的一次性吸管吸取上清液3滴（约100μl）并将其垂直滴加于加样孔中并开始计时。

（8）结果应在5～10分钟读取，其他时间判读无效。

（五）结果判定

待液体完全渗透过膜上的反应区后，观察T带和C带的颜色，如图3－13所示。

1. 阴性（－）　T线（测试线，靠近加样孔一端）比C线（对照线）深或一样深，表示样品中盐酸克仑特罗浓度低于1ppb或不含盐酸克仑特罗残留。

2. 阳性（＋）　T线比C线浅，或T线无显色，表示样品中盐酸克仑特罗浓度高于1ppb；T线相比C线越浅，表示样品中盐酸克仑特罗浓度越高。

3. 无效 未出现 C 线，表明不正确的操作过程或试剂板已变质失效。在此情况下，应再次仔细阅读说明书，并用新的试剂板重新测试。

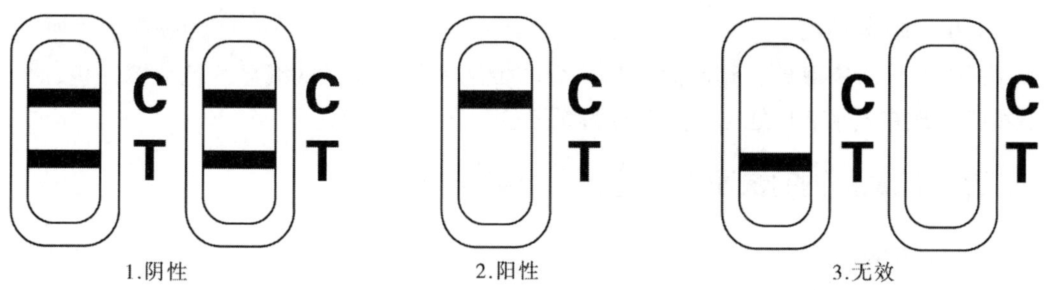

图 3－13 胶体金试纸条结果判断

上：质控线（control line）；下：检测线（test line）

（六）注意事项

（1）从原包装袋中取出的试剂板，打开后务必在 1 小时内尽快地使用。

（2）尽量不要触摸试剂板中央的白色膜面。

（3）请勿使用过期的试剂板。

（4）肉样采样时尽量采集精肉部分。

（5）水浴操作时务必将小离心管管帽旋紧，以防止水汽进入。

（6）留样的肉样不要反复解冻而影响检测结果。

（7）纯净水及缓冲液作为空白阴性对照。

（8）原包装应储存于 4～30℃阴凉避光干燥处，尽量在 4～10℃下冷藏储存，但请勿冷冻！产品有效期 6 个月。

七、硼砂和硼酸的快速检测

（一）检测意义

硼砂为白色或无色结晶性粉末，添加入食品中起防腐、增加弹性和膨胀等作用。硼砂和硼酸对肾脏有损害，我国禁止硼酸作为食品添加剂使用。但为了改善食品尤其是肉制品的口感，许多违法加工的食品中大量使用硼砂。

（二）检测原理

硼砂中有 $Na_2B_4O_7$ 或 H_3BO_3 存在，姜黄试纸变成特征的红色，用 $NH_3 \cdot H_2O$ 使之转变成暗蓝—绿色，加酸又可使之恢复到原来的颜色。

（三）适用范围

本方法适用于牛肉、牛肉丸、牛肉制品、牛乳、虾类、粉肠、腐竹、鱼丸、蒸饺、各式粽子、各式糕点及粮食等食品。

（四）检测方法

1. 检测试材 姜黄试纸、pH 试纸、10% 盐酸。

2. 操作步骤 取样品浸渍液少许于一个小容器中，滴加 10% 盐酸溶液使溶液 pH

到3以下，充分混匀，用姜黄试纸尖端沾取样品溶液后取出，用电吹风吹干或待试纸晾干后观察试纸变色情况。

（五）结果判定

若样品中含有硼砂、硼酸添加物，会产生红色化合物，试纸显红色或橙红色，将试纸尖端放在氨水瓶口处熏一熏即转为绿黑色，作最终判断。

八、硫氰酸钠的快速检测（分光光度计法）

（一）检测意义

硫氰酸钠为白色斜方晶系结晶或粉末，在空气中易潮解，遇酸产生有毒气体，慢性中毒出现甲状腺损伤，是一种有毒化工原料，国家禁止在食品加工中添加和使用硫氰酸钠。

（二）适用范围

适用于原奶、酸奶、牛奶等乳及乳制品中硫氰酸钠的快速检测。

（三）检测原理

硫氰酸钠经三氯乙酸提取，与三价铁反应生成红色络合物，用分光光度计测定其吸光度值，根据吸光度曲线确定硫氰酸钠的含量。

（四）检测方法

1. 试剂

（1）三氯乙酸溶液（100g/L） 称取三氯乙酸100g，用纯水溶解并稀释到1000ml。

（2）硫酸铁氨溶液（80g/L） 称取硫酸铁氨8g，用纯水溶解并定容至100ml。

（3）过氧化氢溶液 吸取35%过氧化氢1ml于100ml容量瓶中，用纯水定容到刻度。

（4）硝酸（1∶6） 1体积浓硝酸与6体积水混合。

（5）硫氰酸钠储备液（10g/L） 准确称取1g硫氰酸钠（精确到0.0001），用纯水溶解并定容至100ml。

（6）硫氰酸钠使用液（100mg/L） 吸取硫氰酸钠储备液1.0ml于100ml容量瓶中，用三氯乙酸溶液（1）稀释并定容。

2. 仪器 分光光度计、100ml锥形瓶、50ml容量瓶。

3. 操作步骤

（1）试样处理 吸取10.0ml原料乳于100ml锥形瓶中，加入30ml三氯乙酸溶液，充分振摇，加入0.5ml过氧化氢溶液，超声10分钟，再转入50ml容量瓶中，用三氯乙酸溶液定容到刻度，摇匀后静置10分钟，用滤纸过滤。

（2）标准曲线 取硫氰酸钠使用液（100mg/L）0、0.2、0.5、1.0、1.5、2.0、3.0ml于10ml具塞试管中，浓度分别为（mg/L）0.0、2.0、5.0、10.0、15.0、20.0、30.0。然后向上述比色管中加入0.1 ml过氧化氢溶液，用三氯乙酸溶液定容至刻度，加入1.0 ml硝酸，混匀后加入0.5 ml硫酸铁氨溶液，摇匀。在465nm下，以零管作参比测定吸光度，以测出的吸光度对硫氰酸钠浓度绘制标准曲线。

（五）结果判定

将滤液摇匀，分取两份各取10.00ml，一份中加1.0ml硝酸，作为样品空白，另一份中加1.0ml硝酸和0.5ml硫酸铁氨溶液，摇匀后，在465nm下，以样品空白为参比测定吸光度。以测出的吸光度在标准曲线上查得试样溶液中的硫氰酸钠含量。

（六）注意事项

（1）标准溶液现用现配，不使用过期标准液。

（2）硫氰酸钠是高危险产品，做标准曲线时操作应小心，不可将其与酸性物质接触，以防硫氰酸钠中毒。

九、玫瑰红B的快速检测

（一）检测意义

玫瑰红B也称罗丹明B，俗称花粉红，是一种碱性荧光染料。经动物试验发现，本品会引致皮下组织生肉瘤，被怀疑是致癌物质。曾经用作食品添加剂，但后来实验证明玫瑰红B会致癌，现在已不允许用作食品染色。

（二）检测原理

现场检测中使用非极性有机溶剂（如正己烷、正己烷+丙酮等）将玫瑰红B溶解并提取出，提取液流过中性氧化铝固相萃取小柱吸附玫瑰红B，用非极性有机溶剂（如正己烷）淋洗小柱，洗脱样品油脂和食品内源性干扰物，用肉眼可观测到在小柱上出现鲜亮的粉红色条带，判定为可疑样品。

（三）适用范围

主要用于辣椒粉、辣椒油等调味食品以及使用了辣椒粉（油）调味的食品中玫瑰红B的检测。

（四）检测方法

1. 试剂仪器

（1）仪器　氧化铝固相萃取小柱。取5ml塑料注射器管，下端口塞入小块脱脂棉，装入处理好的氧化铝约3cm高，放置备用。

（2）试剂　20%丙酮的正己烷液。取100ml丙酮加400ml正己烷混合，作为玫瑰红B的提取液和净化液。

2. 操作步骤

（1）辣椒粉　取辣椒粉一小勺（约5g）放入小烧杯中，加入约40ml含20%丙酮的正己烷，摇动或搅拌2分钟，静置。待样品杯上方澄清后，慢慢倒入小柱中，下端接一废液杯，视颜色深浅倒入2~5ml，

（2）辣椒油　取辣椒油一小勺（约2g）放入小烧杯中，加入约10ml正己烷，再按照上述同样操作进行。

（五）结果判定

含玫瑰红B的样品在柱上部会出现鲜亮的粉红色的荧光条带，条带边缘清晰，粉

红色随含量的增加而加深和加宽。

不含玫瑰红 B 的样品提取液不会出现粉红色条带，只会出现黄红色的界面不清晰的宽带，然后用含 20% 丙酮的正己烷 20ml 慢慢倒入小柱，粉红色的条带不下移，但更清晰，其余的黄红色带下移，可大部分被洗脱出，即可判断为含玫瑰红 B 的可疑样品。

（六）注意事项

（1）操作中将样品杯上方的澄清液倒入小柱中时注意不要倒入太多，保证小柱的中下部仍为白色。

（2）初步判断为含玫瑰红 B 的可疑样品需送实验室中进行液相色谱确证检验。

十、工业用甲醛的快速检测（间苯三酚法）

（一）检测意义

甲醛的毒性较强，可以破坏生物细胞蛋白，引起人体过敏、肠道刺激反应、食物中毒等疾病。甲醛可以改变一些食品的色感，并具有防腐作用。

（二）检测原理

在碱性条件下，甲醛与间苯三酚反应后使溶液出现橙红色特征。

（三）适用范围

此方法的应用范围较广，适用于干制品水发的水产品如水发海参、水浸泡销售的解冻水产品如解冻虾仁、浸泡销售的鲜水产品如鲜小鱿鱼，其他类似水产品也可参照执行。

此外，此方法又可是适用于香菇、牛筋、牛肚、鸭血、鸭肠、猪蹄筋等水发产品或血制品中甲醛残留。

（四）检测方法

1. 试剂仪器

（1）仪器　10ml 纳氏比色管（或具塞塑料离心管）。

（2）试剂　1% 间苯三酚溶液，称取固体间苯三酚 1g，溶于 100ml 12% 氢氧化钠溶液中，现配现用。

2. 操作步骤

（1）样品处理　鲜活水产品、干水产品取肌肉等可食部分测定，冻水产品经半解冻直接取样。将取得的样品捣碎，称取 10g 于三角瓶中，加入 20ml 蒸馏水振荡数分钟，离心取上清液。若是水发产品，可以直接将其浸泡液或水产品上残存的浸泡液滴加到检测管。

（2）操作方法　取样品处理液 5ml 于 10ml 纳氏比色管中，加入 1ml 1% 间苯三酚溶液，2 分钟内观察颜色变化。对于水发产品，可以直接在加入样品的检测管中加入 2 滴间苯三酚试剂。

（五）结果判定

溶液若无颜色变化，甲醛未检出；溶液若呈橙红色，则有甲醛存在，且含量较高；

若呈浅红色，则含有甲醛，且甲醛含量较低。

当甲醛含量 10mg/L 时，在试剂与样品接触的局部会出现橙红色，并很快褪色；40mg/L 时，试剂与样品接触的局部颜色会较深，整体样品溶液都变为橙红色，显色时间可达 30 分钟。

某些食品本底存在微量的甲醛不足以对人体造成危害，如表 3-7 所示。

表 3-7 某些食品本底存在微量的甲醛不足以对人体造成危害

食品种类	甲醛本底浓度（mg/kg）
大麦粉	约 24
粉丝	1
红糖	1~3
白砂糖	1~4
绿豆粉	约 2
腐竹	4~6
绵白糖	4~7
小麦粉	2~14
鳕鱼肉	13~48
其他一些海产品	几到几十

（六）注意事项

（1）该方法操作时显色时间短，应在 2 分钟内观察颜色的变化。

（2）水发鱿鱼、水发虾仁等样品的制备液因带浅红色，不适合此法。

十一、工业硫磺的快速检测

（一）检测意义

硫磺别名硫、胶体硫、硫黄块。外观为淡黄色脆性结晶或粉末，有特殊臭味。硫磺燃烧后产生二氧化硫不仅有刺鼻的气味，还能引起头昏、头疼、对胃肠、肝脏造成一定的损害。

（二）检测原理

硫磺燃烧后生成二氧化硫，再与四氮汞钠反应生成稳定络合物，然后与甲醛及盐酸玫瑰苯胺作用生成紫红色。

（三）适用范围

此方法适用于白砂糖、辣椒、蜜饯、银耳、龙眼、胡萝卜、姜和馒头等中的硫磺的测定。

（四）材料与步骤

1. 试剂仪器

（1）试剂　四级汞钠溶液（氮化汞 27.2g，氯化钠 1.9g ，加水溶解并稀释至

100ml，放置过夜后过滤备用）、1.2%氨基磺酸氨溶液、0.2%甲醛、盐酸副玫瑰苯胺。

（2）仪器 10ml具塞比色管。

2. 操作步骤

（1）取样品5 ～ 10g，捣碎置于50ml烧杯中。加入四级汞钠溶液，以浸没样品为宜，浸泡5～10分钟。

（2）吸取浸泡滤液或上清液1ml于10ml具塞比色管中。加入1.2 %环氨基磺酸铵榕液2滴，0.2% 甲醛2滴、盐酸副玫瑰苯胺2滴，混匀。室温放置10分钟后观察结果。

（五）结果判定

最后溶液若显紫红色，表现为阳性，说明含有硫磺；若没有颜色，则为阴性，不含硫磺。

（六）注意事项

试验中要同时做阴性及阳性对照各一份。

十二、罂粟壳的快速检测

（一）检测意义

罂粟壳中含有吗啡、可待因、蒂巴因、那可汀等鸦片中所含有的成分，虽含量较鸦片小，但久服亦有成瘾，人体如果长期食用含有罂粟壳的食物，就会出现发冷、出虚汗、乏力、面黄肌瘦、犯困等症状，严重时可能对神经系统、消化系统造成损害，甚至会出现内分泌失调等症状。

（二）检测原理

由于吗啡是罂粟壳的主要成分，吗啡胶体金法检验试剂盒（MOP）采用高度特异性抗体抗原反应及免疫色谱分析技术，通过单克降抗体竞争结合吗啡偶联物和样品中可能含有的吗啡。本方法的检出阈值为300ng/ml。

当样品中可待因、海洛因、福尔可定、单乙酰吗啡、二氢可待因浓度≥300ng/ml时，也显示阳性反应。

（三）适用范围

本方法适用于火锅底料及各种小吃类中罂粟壳的快速检测。

（四）检测方法

1. 试剂仪器 吗啡胶体金法检验试剂盒（MOP），0.05mol/ L 硝酸铅溶液。

2. 操作步骤

（1）取5ml待侧样品于试管中，加入0.05mol/ L 硝酸铅溶液5～6滴，混匀，静置2分钟，用定性滤纸过滤，滤液用于检测。

（2）将4～5滴滤液加入试剂盒的加样孔内，5分钟内可观察到结果。

（五）结果判定

检测结果若为阳性，则含有罂粟壳；若为阴性，则不含罂粟壳。

十三、溴酸钾的快速检测

（一）检测意义

溴酸钾是一种无机盐，室温下为无色晶体，过去多用于面团的发酵、醒发和烘焙过程中。但溴酸钾是一种氧化性的致癌物质，能导致动物的膀胱组织和肾发生癌变，现在已被许多国家（如欧洲）禁用，我国明文规定严禁在小麦粉中添加溴酸钾。

（二）检测原理

用水来提取小麦粉中的溴酸钾，在酸性溶液中溴酸钾与碘化钾溶液反应析出碘，然后用硫代硫酸钠标准溶液滴定定量。

（三）适用范围

本方法适用于精粉、专用粉、面包粉、饺子粉、高筋粉、拉面粉，或者是未成熟以及潮湿变质的小麦粉等中的溴酸钾的测定。

（四）检测方法

1. 试剂仪器

（1）试剂 饱和碘化钾溶液、盐酸溶液（1∶1）、0.5%淀粉溶液、0.002mol/L 硫代硫酸钠标准溶液。

（2）仪器 250ml 三角瓶、振荡器、碘价瓶。

2. 操作步骤 称取试样 10.0g 至 250ml 的三角瓶中，加 100ml 水（先加入少量水将试样调和成稀糊状，再加入剩余的水），放在振荡器上振荡 30 分钟之后，用滤纸过滤，吸取 25ml 滤液至 250ml 碘价瓶中，加入 2ml 的饱和碘化钾溶液，摇匀之后加入 5ml 的盐酸溶液（1∶1），迅速将瓶盖盖好，混和摇匀 1 分钟，再放在暗处静置 5 分钟。取出溶液，向其中加入 100ml 蒸馏水，用 0.5%淀粉溶液作为指示剂，用 0.300mol/L 硫代硫酸钠的标准溶液来滴定，以蓝色消失为终点，计算溴酸钾含量。

（五）结果判定

计算公式：$x = (c \times v \times 0.02783) / (m \times 25)$

将数据带入公式中计算溴酸钾的含量。

（六）注意事项

（1）滴定过程中要不断的用力振摇碘价瓶，即将达到终点时要小心滴定。

（2）试验过程尽量避光操作。

第五节 部分掺杂掺假及伪劣食品的快速检测

一、伪劣牛乳的快速检测

（一）牛乳新鲜度的快速测定——酸度滴定法

1. 检测意义 新鲜牛乳及巴氏杀菌、灭菌乳的正常酸度值为 16°T ~ 18°T。牛乳中的乳糖在微生物的作用下分解成乳酸，可使牛乳的酸度增高。测定酸度可推测牛乳中微生物的生产繁殖程度，因此，酸度指标也可看作是牛乳的新鲜度指标。酸度低于16°T可怀疑牛乳中加了水或中和剂，酸度高于18°T可认为为不新鲜的牛乳。

2. 操作方法

（1）仪器试剂　酚酞指示剂，装有0.1mol/L的氢氧化钠标准溶液滴瓶。

（2）操作步骤

①吸取10.0ml牛奶于50ml或100ml三角瓶中，加入20ml煮沸后放凉的水和4滴酚酞指示剂混匀。

②用0.1mol/L氢氧化钠标准溶液滴定至出现粉红色，并在30秒内不褪色为止。记录消耗试液的滴数为C。

③将滴数C带入计算公式：$C \times 0.06 \times 10$即得牛乳酸度（°T）。

3. 结果判定　试液消耗26~30滴以内者为合格新鲜牛乳，即酸度在正常值酸度范围内；否则为不新鲜牛乳。

4. 注意事项

（1）滴定试液时，一定要将滴瓶直立滴定。

（2）滴头滴量保持在每滴0.060ml±0.002ml。

（3）对测定酸度不合格的样品，要重复测定，均不合格时，可送实验室精确测定。

（二）牛乳密度的快速检测及掺水量计算

1. 检测意义　正常牛乳的密度为1.028~1.032，牛乳不在这个范围内时可怀疑掺有水或杂物。采用乳稠计、温度计等可不受环境限制，快速检测牛乳的密度和掺水量，以判断其质量的好坏。

2. 检测原理　利用其物理特性，采用乳稠计加以测定。

3. 操作方法

（1）密度检测

① 取温度为10~25℃混匀的样品200ml，沿筒壁小心倒入250ml量筒内（勿使发生泡沫），测定样品的温度。

② 将乳稠计小心沉入样品中，让其自然浮动，静置2~3分钟。

③ 读取乳稠计与样品界面的读数X。

（2）掺水量测定

详见“4. 结果判定”。

4. 结果判定

（1）密度测定

① 当温度在20℃时，牛乳密度$=X/1000+1$。

② 在非20℃情况下测定时，根据样品的温度和乳稠计读数查表换算成20℃时的读数（表3-8），在按上述公式计算牛乳密度。

（2）掺水量测定　牛乳密度的降低与加水量成正比，每加入10%的水可使密度降低0.0029。牛乳加水的百分率可以用公式计算：

$$Y=(u-v)\times 10000/u$$

式中，Y为估计掺水量；u为以乳稠计度数表示的正常牛乳的密度；v为以乳稠计度数表示的被检乳的密度。

表 3-8 乳稠计读数变为温度 20℃时的度数换算表

乳稠计读数（°）	鲜乳温度（℃）							
	10	11	12	13	14	15	16	17
25	23.3	23.5	23.6	23.7	23.9	24.0	24.2	24.4
26	24.2	24.4	24.5	24.7	24.9	25.0	25.2	25.4
27	25.1	25.3	25.4	25.6	25.7	25.9	26.1	26.3
28	26.0	26.1	26.3	26.5	26.6	26.8	27.0	27.3
29	26.9	27.1	27.3	27.5	27.6	27.8	28.0	28.3
30	27.9	28.1	28.3	28.5	28.6	28.8	27.0	27.3
31	28.8	29.0	29.2	29.4	29.6	29.8	30.0	30.3
32	29.3	30.0	30.2	30.4	30.6	30.7	31.0	31.2
33	30.7	30.8	31.1	31.3	31.5	31.7	32.0	32.2
34	31.7	31.9	32.1	32.3	32.5	32.7	33.0	33.2
35	32.6	32.8	33.1	33.3	33.5	33.7	34.0	34.2
36	33.5	33.8	34.0	34.3	34.5	34.7	34.9	35.2

乳稠计读数（°）	鲜乳温度（℃）							
	18	19	20	21	22	23	24	25
25	24.6	24.8	25.0	25.2	25.4	25.5	25.8	26.0
26	25.6	25.8	26.0	26.2	26.4	26.6	26.8	27.0
27	26.5	26.8	27.0	27.2	27.5	27.7	27.9	28.1
28	27.5	27.8	28.0	28.2	28.5	28.7	29.0	29.2
29	28.5	28.8	29.0	29.2	29.5	29.7	30.0	30.2
30	29.5	29.8	30.0	30.2	30.5	30.7	31.0	31.2
31	30.5	30.8	31.0	31.2	31.5	31.7	32.0	32.2
32	31.5	31.8	32.0	32.3	32.5	32.8	33.0	33.3
33	32.5	32.8	33.0	33.3	33.5	33.8	34.1	34.3
34	33.5	33.8	34.0	34.3	34.4	34.8	35.1	35.3
35	34.5	34.7	35.0	35.3	35.5	35.8	36.1	36.3
36	35.6	35.7	36.0	36.2	36.5	36.7	37.0	37.3

（三）牛乳中淀粉和麦芽糊精的快速测定

1. 检测意义 一些不法商贩在奶粉或牛乳中加入淀粉和麦芽糊精，降低了奶粉和牛乳的营养价值，同时给婴幼儿的身体健康造成损坏。在蛋白质含量不合格的样品中，往往可以检测到淀粉和麦芽糊精。

2. 检测原理　麦芽糊精或淀粉与组合碘试剂发生反应产生蓝色、紫色或棕紫色化合物。

3. 检测方法

（1）奶粉样品　取1g奶粉于试管中，加入5ml（90°C）热水溶解，待冷却后加入5滴糊精测试液。

（2）牛乳样品　取5ml于试管中（加之前可以稍煮沸，待冷却后），加入5滴糊精测试液。

4. 结果判定　正常乳粉测试管的颜色为黄色或淡黄色，试管中有蓝色或棕紫色沉淀物出现，说明有淀粉或麦芽糊精存在，产品不合格。糊精检出限为0.5%，淀粉检出限为2%。一般造价乳粉加入的糊精或淀粉都较多，测试结果明显。

（四）牛乳中抗生素的快速测定

乳及乳制品是老少皆宜的营养品，若含有抗生素残留不仅危害健康，对有抗生素过敏体质的人会产生过敏反应，或产生耐药性。随着β－内酰胺类、四环素类抗生素在乳畜饲养业中广泛应用，造成乳及乳品中抗生素残留。乳品中抗生素国标方法为GB/T 4789.27－2008（TTC法），该标准规定了鲜乳中抗生素残留的检测方法，其检验方法为嗜热链球菌抑制法（第一法），嗜热脂肪芽孢杆菌抑制法（第二法）。

1. 微生物抑制法——IDF（GB/T 4789.27－2008 第二法）

（1）检测原理　微生物在没有抗生素的环境中可以生长产酸，而牛乳中的抗生素残留使微生物生长和酸的产生受到抑制，由于没有酸产生，pH指示剂颜色将不会改变。

（2）操作方法及结果判定　所用的菌种为可嗜热脂肪芽孢杆菌，将菌种包埋在含pH指示剂的琼脂培养基中，营养物和乳样品均在培养基的表面。有两种形式，一种是安瓿瓶，用来检验少量样品，另一种是微孔形式，可同时测定96个样品。样品在65℃下培养2.5小时后，可见结果，阴性的样品由于微生物产酸，培养基从紫色变黄色，阳性则不变色。

2. 双流向层析法——FDA

（1）检测原理　该方法基于ELISA（酶联免疫）理论。对于阴性奶，结合蛋白（PBP）未与样品内的抗生素结合，未结合的PBP与样品点结合，颜色发展剂将与已跟样品点结合的PBP做出反应，产生颜色改变。对于阳性奶，酶联偶合物与样品内含有的抗生素结合PBP，未结合的PBP将与样品点结合，颜色发展剂将与已跟样品点结合的PBP做出反应，产生颜色改变。反应结果如图3－14。

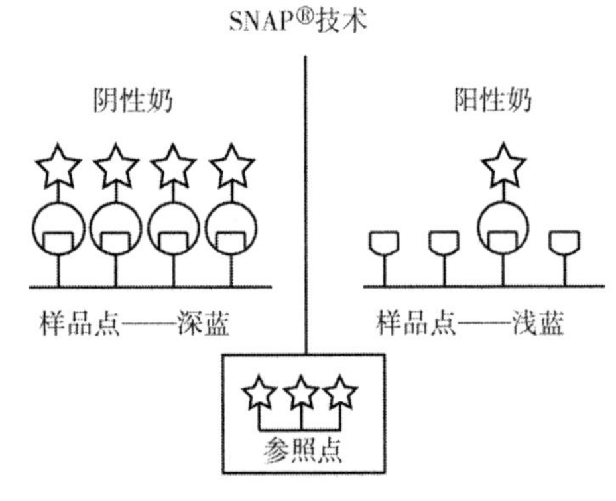

图3－14　双流向层析法检测原理

（2）检测方法　SNAP试剂盒的组成为样品试管、SNAP试剂盒、吸管（图3－15）。

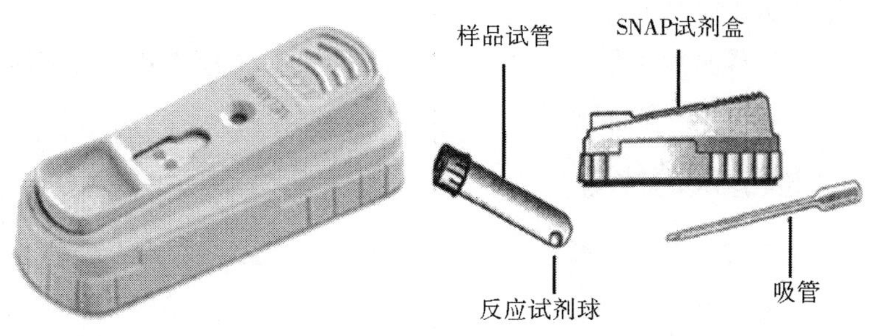

图 3-15 SNAP 试剂盒的组成

①实验准备 将样品加入样品试管，摇匀混合，按规定时间加热样品和试剂盒。

注：使用混合的生奶（450μl ± 50μl），不要使用感官不合格的牛奶，不要使用过期的试剂盒；不要将不同包装的试管和试剂盒混合使用；预热加热器至 45℃ ±5℃，并至少保持 15 分钟；要进行检测时才将检测盒、试管和吸管从铝箔包装中取出；所有的试剂必须在 0℃ ~7℃保存（在室温条件下操作可保存 1 天）。

②加入样品和 SNAP 按键的操作 将样品加入样品孔，当激活环开始褪色时，按下 SNAP 键（图 3-16）。

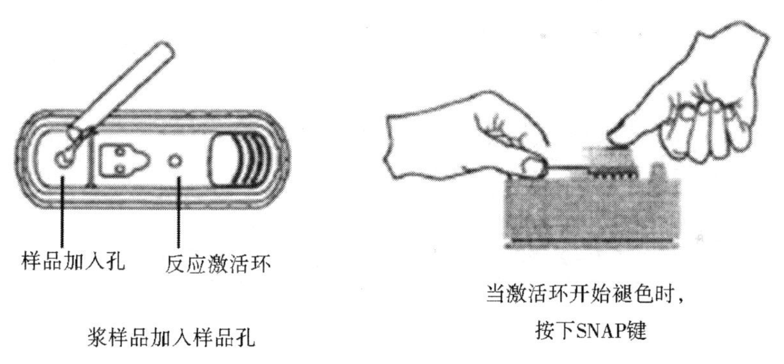

图 3-16 SNAP 试剂盒操作方法

（3）结果判定 激活反应 4 分钟后立即判读结果，若样品点深于参照点，为阴性结果；若样品点浅于参照点，为阳性结果。

（4）注意事项

①背景底色太深 加热器温度可能超过了 50℃；在往加样槽倒入样品时，可能将样品溅入反应区 SNAP 试剂盒未被完全下充分反应。

②反应点模糊或是缺失 可能有感官不正常的牛奶混入造成样品太浓无法流动；激活 SNAP 试剂盒的时间太早或者太迟；室温太热或者太冷，室温应在 18 ~30℃；加热器温度超过允许的范围，45℃ ±5℃；试管中的试剂球受潮，通常是因为在实验前就将试剂盒从铝箔袋中取出；在颜色反应期间，检测盒在加热器上反应时间未满 4 分钟。

③假阳性 加热器温度可能超过了 50℃；样品可能被过度加热，正确加热时间为 5 分钟；按下 SNAP 键的时间太晚；未满 4 分钟反应就对 SNAP 试剂盒进行判读；样品不

具有代表性，样品必须被混匀。

④假阴性　加热器温度可能低于40℃；样品加热不充分或者是加热突然被终止；样品不具有代表性，样品必须被混匀。

二、劣质蜂蜜的快速检测

通过检测蜂蜜的相对密度和水分鉴别劣质蜂蜜。

（一）检测意义

蜂蜜的主要成分是葡萄糖和果糖，两者比例相当，同还有少量蔗糖、转化糖、蜂蜡、矿物质、有机酸和芳香物质。水分含量为16%～24%。相对密度是反映蜂蜜固形物多少和成熟度的产品质量指标，相对密度低说明含水量高，在常温下极易发酵酸败。

（二）检测原理

物理比重法。

（三）操作方法

（1）将蜂蜜轻轻混匀再轻轻到入250ml量筒中（取样量约300ml），将洁净干燥的蜂蜜比重计（波美计）轻轻插入蜂蜜中央，任其自然下沉（下沉时间不少于15分钟），至不再下沉为止，水平观察。

（2）按蜂蜜弯月面的上缘取读数，同时用温度计测定蜂蜜温度。

（四）结果判定

1. 浓度计算　被测蜂蜜温度高于标准温度20℃时，所高出的温度数乘以系数0.0477，再加上原测定的浓度数即为蜂蜜的实际浓度。

当计算出蜂蜜浓度后按表3－9对照找出蜂蜜的百分含水量。

表3－9　20℃时蜂蜜浓度与百分含水量对照表

蜂蜜浓度	38.0	38.5	39.0	39.5	40.0	40.5	41.0	41.5	42.0	42.5	43.0
含水量（%）	27.0	26.0	25.0	24.2	23.1	22.3	21.2	20.2	19.2	18.1	17.0

2. 判定标准

（1）优极品蜂蜜的含水量≤20%（相当于蜂蜜浓度大于41.6度）。

（2）合格品蜂蜜的含水量≤24%（相当于蜂蜜浓度大于39.6度）。

（3）劣质或掺假蜂蜜的含水量大于24%（相当于蜂蜜浓度小于39.6度）。

3. 注意事项

（1）有泡沫的蜜要除去泡沫后测定。

（2）有结晶的蜂蜜，须先隔水加温（水温不超过60℃），使结晶融化，冷却后再测。

（3）被测蜂蜜温度低于20℃时，须加热到标准温度再测。

三、劣质木耳的快速检测

（一）检测意义

木耳又名黑木耳、云耳，褐色，生于枯死的树干上。湿润时半透明，干燥时呈革质。木耳中常见掺伪物有：盐、糖、盐卤、矾、碱、淀粉糊、铁粉、木屑、石块等。

（二）操作方法

1. 观察外形、颜色 正常木耳腹面为灰黑色、灰褐色，背面为黑色、黑褐色。如果发现白色粉状物、结晶体，可怀疑有盐、矾、盐卤；正常木耳为革质，脆而弹性差，手感不硬，如果发现硬而不脆，可怀疑有盐卤、淀粉糊，发现软时可怀疑有糖、碱等。然后检查味，口尝少许，并用舌尖与上颚轻轻磨擦，若酸涩可疑为加矾，若甜可疑为掺糖，若苦咸可疑为掺碱，若苦涩可疑为加盐卤。

2. pH 检测 取 5g 木耳加入蒸馏水或纯净水 50ml，浸泡 20 分钟，然后取浸泡液用校准过的 pH 计或精密 pH 试纸测定 pH。

3. 吸水量检测 称取木耳 5.0g，加入到盛有 200ml 47～53°C 温水的量筒中，搅拌并使水淹没木耳，放置 30 分钟，记录水和木耳总体积 V_1。

将其全部倒入一个器皿中，再将水淋入量筒中，记录水的体积 V_2。

（三）结果判定

1. pH 正常木耳 pH 在 5.5～6.8 范围。若 $pH>8$，可怀疑有碱性化合物存在，$pH>9$ 时可认为掺有碱性化合物，$pH<5$ 可怀疑有明矾类化合物存在。

2. 吸水量 正常木耳吸水量（V_1-V_2）应大于 50ml，少于 50ml 时，应重复测定取其结果的平均值。

（四）注意事项

（1）感官检查只能作为初步判断，要确认还应做相应的理化检验。

（2）感官检查时检查人员应身体健康，伤风感冒、鼻炎、吸烟、饮酒对检查均有影响。

（3）将水淋入量筒时应尽量淋干，一般以 10 秒内不再有水滴滴下即可，同时注意勿使木耳移入量筒中。

四、畜肉新鲜度及病畜肉的快速检测

（一）检测意义

畜禽肉变质后或病害后，其肉体内的挥发性盐基氮、pH 以及生物酶都会发生改变，测试酸碱度和挥发性盐基氮，可判断其新鲜度，测试生物酶，可初步判断是否是病害肉。

（二）操作方法

1. 仪器试剂 便携式 pH 酸度计，挥发性盐基氮快速检测仪（图 3－17），病害肉（生物酶）快速检测仪（图 3－18）。用酸度计测定无样品的自来水的 pH 值；

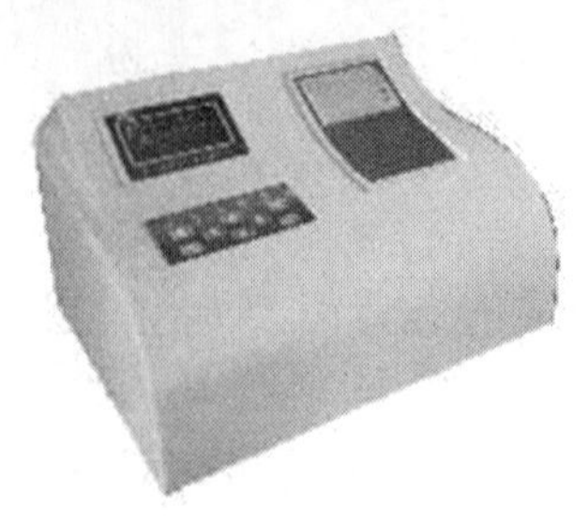
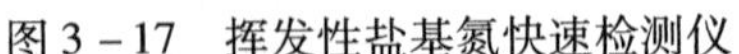

图 3－17 挥发性盐基氮快速检测仪

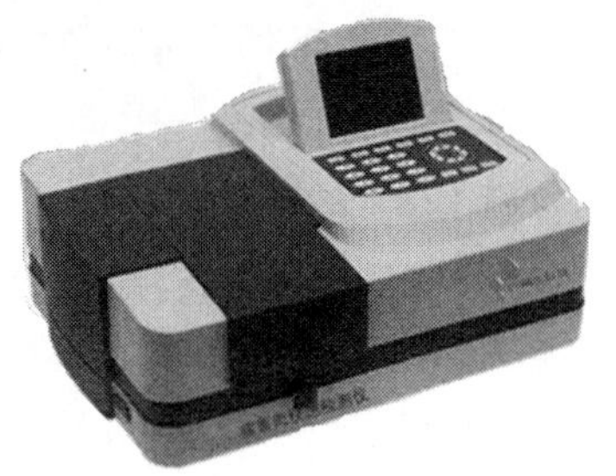

图 3－18 病害肉（生物酶）快速检测仪

2. 操作步骤 取 5g 无脂肪、无筋腱的肉样剪碎，用 50ml 自来水浸泡 15 分钟，期间振摇 3～4 次，然后用滤纸过滤，用酸度计测 pH 值。

挥发性盐基氮的快速检测和病害肉（生物酶）的快速检测根据不同的仪器参考仪器说明书。

（三）结果判定

（1）pH 为 5.8～6.4 为鲜肉。

（2）pH 为 6.5～6.7 之间为次新鲜肉。

（3）pH 为 6.7 以上时为变质肉或病畜肉。

（四）注意事项

设定正常自来水的 pH 为 7.0，若测得其值为 7.4，应在测得样品滤液 pH 的基础上减去 0.4。

若测得自来水的 pH 为 6.5，应在测得样品滤液 pH 的基础上加上 0.5。按此规律计算样品的 pH。

五、食醋感官、总酸、游离矿酸含量的快速检测

（一）检测意义

食醋是一种酸性调味品，具有增进食物风味，祛除鱼腥等不良气味，促进消化、增进食欲的作用，同时还可以防止某些疾病。食醋的主要成分是乙酸，以非食用酸配制的食醋中或被污染了的食用醋中可检出游离矿酸。

（二）检测方法

1. 食醋的感官检测 取 0.8ml 食醋于 10ml 比色管中，加水至刻度，振摇后无浑浊为优质食醋；取 30ml 食醋于透明容器中观察，无悬浮物和霉花浮膜为优质醋。

2. 总酸含量的检测 取 1.0ml 样品于 10ml 比色管中，加水至刻度，盖盖后混匀；从中吸取 1.0ml 放入另一支比色管或试管中，加 4 滴食醋总酸显色剂，用总酸测定液滴定，待溶液变为紫红色（深色醋变为棕红色）时停止滴定，记录消耗测定液的滴数为 m 滴。

试剂空白试验：取水 1.0ml，用测定液滴定，记录消耗测定液的滴数为 n 滴。

3. 游离矿酸的检测

（1）白醋和颜色较浅的醋 取细玻璃棒或毛细管沾少许样品于甲基紫试纸上进行

检测。

（2）颜色较深的醋 取细玻棒或毛细管沾少许样品于百里草酚蓝试纸上进行检测。

（三）结果判定

1. 总酸含量 在取样不变的情况下，可以按每滴测定液相当于0.36%（g）的总酸进行计算。总酸含量 =（$m-n$）×0.36%，样品消耗的测定液在9滴以上［总含量≥3.5%（g）］为合格产品，否则为不合格。

2. 白醋和颜色较浅的醋 试纸变为蓝色、绿色表示有游离矿酸，否则不含有。

3. 颜色较深的醋 5分钟内，若试纸变为紫色斑点或紫色环（环内浅紫色）为阳性结果，环内黄色或白色为阴性结果。

（四）注意事项

用总酸测定液滴定时，每滴一滴测定液后都要摇动几下；白醋的检测要等试纸稍干后观察；游离矿酸的检出限为5μg。

六、白酒中甲醇的快速检测

（一）检测意义

甲醇又称“木醇”或“木精”，是无色有酒精气味易挥发的液体，用于制造甲醛和农药等，并用作有机物的萃取剂和酒精的变性剂等。甲醇和乙醇在色泽与味觉上没有差异，有毒，误饮5～10ml能双目失明，大量饮用会导致死亡。我国严禁使用含高剂量甲醇的工业酒精或直接用甲醇配制食用酒。

（二）检测原理

在20℃时，水的折光率为1.3330，随着水中乙醇浓度的增加其折光率表现出有规律的上升趋势，当甲醇存在时，折光率随着甲醇浓度的增加而降低，下降值与甲醇的含量成正比。

（三）适用范围

本方法适用于80度以下乙醇配制酒中甲醇含量超过2%时的快速测定或80度以下蒸馏酒中酒精度的快速测定，尤其适用于可引起甲醇急性中毒酒样的现场快速鉴定。

（四）检测方法

1. 主要仪器 酒醇速测仪、酒精度计、柔软的绸布。

2. 操作步骤

（1）掀开盖板（2），用柔软的绸布仔细拭净棱镜（2）表面。取试液5～7滴放在检测棱镜（1）的镜面上，慢慢合上盖板，使试液遍布于棱镜表面。

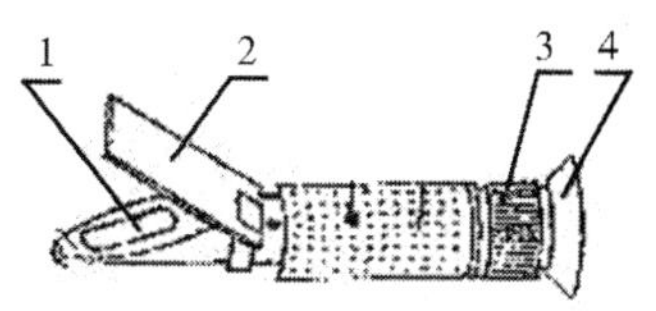

图3－19 酒醇速测仪

1. 检测棱镜；2. 盖板；3. 视度调节圈；4. 目镜

（2）手持镜筒部分（不要接触棱镜座），将盖板（2）对向明亮处，眼镜对准目镜（4），转动视度调节圈（3），使视场的分界线清晰可见。视场明暗分界线处所示读数，即为乙醇含量（%），记为B。

（3）用读数精确到1%的酒精度计（玻璃浮计）测定样品中的酒精度（醇含量%）。取一个洁净的100ml的量筒，慢慢倒入酒样于2/3处，等液体无气泡时，慢慢放入酒精度计，用手轻按酒精度计上方，使酒精度计在所测刻线上下 3 个分度内移动，稳定后读取示数，记为 A。

（五）结果判定

计算结果：甲醇含量（%）$= A - B$

式中，A 为酒精度计测出的醇含量（%）；B 为酒醇速测仪测出的醇含量（%）。

（六）注意事项

（1）擦拭棱镜表面时，注意不要划伤镜面。

（2）滴放试液，合上盖板后不应有气泡存在，但也不能用手压盖板使液面稀薄致折光率降低。

（3）在仪器视场分界线中，有时会出现蓝色和绿色两条分界线，应以蓝色分界线为准。

（4）现场测定时先选取与样品酒精度一致或略高于样品酒精度的标准对照液，当标准液的酒精度与样品的酒精度数一致或略高于样品液的酒精度数在 3 度以内时，即可往下进行。

（5）对含甲醇量较低的样品不宜使用此方法。

七、油条中洗衣粉的快速检测

（一）检测意义

洗衣粉中含有十二基苯磺酸钠可以使油条结构疏松、体积增大、表皮油亮，即减少用油量，又缩短油炸时间，一些不法商家为达到多盈利的目的，在面粉中掺入洗衣粉，洗衣粉作为一种洗涤剂禁止用于食品添加。

（二）检测方法

取油条浸滤液 5 ~ 10ml 于试管中，在暗室内于 365nm 波长的紫外线分析仪观察荧光，如有银白色荧光，则可能掺有洗衣粉，正常油条浸滤液为无荧光的黄色。

八、变质水产品的快速鉴别

（一）检测意义

水产品是指供人类食用的水生动物产品及其制品。近年来，水产品的销售量也不断增长，水产品的质量安全也是我国食品安全问题的重要监测项目之一。

（二）检测原理

由于酶和细菌的作用，鱼死后在腐败变质的过程中使蛋白质分解而产生氨以及胺类等碱性物质，统称为挥发性盐基氮，这类物质的增加，可使鱼的肉体酸碱度发生改变，一般活鱼肉的 pH 为 7.2 ~ 7.4，鱼死后僵硬期，pH 会暂时下降到大约 5.6 ~ 6.4，进入自溶阶段 pH 上升接近于中性 7.0，当死亡后储藏了一段时间的鱼体 pH 值大于 7.0 时，其肉体中的挥发性盐基氮一般都处于超标状态，此时可将样品送实验室进行蒸馏、用标准酸液滴定挥发性盐基氮的具体含量。国家标准规定：海水鱼、虾的挥发性盐基氮应≤30mg/100g；淡水鱼、虾的挥发性盐基氮应≤20mg/100g。

（三）检验方法

取5g鱼肉剪碎，用50ml生活饮用水浸泡15分钟，期间振摇3～4次，取上清液用pH计测定。

（四）结果判定

（1）假设生活饮用水的pH为7.0，首先用酸度计测试并记录其pH，再测试，并记录样品浸泡上清液的pH。

（2）若测得饮用水的pH大于7.0时，按下式换算鱼体酸碱度：

鱼体酸碱度 = 浸泡液pH值 -（饮用水pH测定值 -7.0）

（3）若测得自来水的pH小于7.0时，按下式换算鱼体酸碱度：

鱼体酸碱度 = 浸泡液pH +（7.0 - 饮用水测定pH）

第六节　急性食物中毒的快速检测

一、有机磷和氨基甲酸酯类农药残留的快速检测

（一）检测意义

多年来，蔬菜中农药残留超标的情况一直较突出，农药中毒事件常有报道。究其原因，一是农户不按规定的用药量、次数、方法或安全间隔期施药，或施用不允许在蔬菜上使用的剧毒、高毒农药；二是现在标准施行的农药残留测定需要通过有机溶剂提取、净化和用大型分析仪器进行，无法对廉价的蔬菜进行随时随地或快速的检测而形成的监管不到位。加强对农户的宣传指导和建立适合我国国情的、规范化的农药残留快速检测方法，是解决问题的关键所在。

目前所使用的农药按其化学结构大致可分为以下几类：有机氯类、有机磷类、氨基甲酸酯类、拟除虫菊酯类等。根据以上情况，制定出有机磷和氨基甲酸酯类农药的快速检测方法，使其不受时间、地点、场合等条件限制，甚至普通消费者也能够操作使用，有利于及时发现问题、采取措施，控制高残留农药蔬菜的摄入，降低农药中毒发生率，保障消费者饮食安全。

本检验方法为国家标准快速筛检方法GB/T 5009.199 -2003蔬菜中有机磷和氨基甲酸酯类农药残留量的快速检测。

（二）检测原理

胆碱酯酶可催化靛酚乙酸酯（红色）水解为乙酸与靛酚（蓝色），有机磷或氨基甲酸酯类农药对胆碱酯酶有抑制作用，使催化、水解、变色的过程发生改变，由此可判断出样品中是否有高剂量有机磷或氨基甲酸酯类农药的存在。

（三）适用范围

蔬菜中有机磷和氨基甲酸酯农药残留的检测。

（三）检测方法

1. 仪器试剂

（1）固化有胆碱酯酶和靛酚乙酸酯试剂的纸片。

（2）pH7.5 缓冲溶液 分别取 15.0g 磷酸氢二钠［$Na_2HPO_4 \cdot 12H_2O$］与 1.59g 无水磷酸二氢钾，用 500ml 蒸馏水溶解。

（3）常量天平。

（4）有条件时配备专为速测卡而设计的农药残留速测仪和超声波提取器。

2. 操作步骤

（1）表面测定法（粗筛法）

①擦去蔬菜表面泥土，滴 2～3 滴浸提液在蔬菜表面，另用一片蔬菜在滴液处轻轻摩擦。

②取一片速测卡，将蔬菜上的液滴滴在白色药片上。放置 10 分钟进行预反应。

③将速测卡对折〈红色药片与白色药片叠合）后，用手捏 3 分钟。

（2）整体测定法

①选取有代表性的蔬菜样品，擦去表面泥土，剪成 1cm 左右见方碎片。

②取 5g 放入带盖瓶中，加入 10ml 浸提液〈样品与浸提液的比例为 1∶2〉，震摇 50 次（有条件时，可将提取瓶放入超声波提取器中震荡 30 秒），静置 2 分钟以上。

③取一片速测卡，在白色药片上滴上 2～3 滴提取液，放置 10 分钟进行预反应。

④将速测卡对折（红色药片与白色药片叠合）后，用手捏 3 分钟。

（四）结果判断

打开速测卡与空白对照实验卡比较，白色药片不变色或略有浅蓝色均为阳性结果。白色药片变为天蓝色或与空白对照卡相同，为阴性结果。

（五）注意事项

1. 干扰物质与排除方法 目前国内外所使用的农药残留测定方法（纸片法和分光光度法）的检验原理基本相同，测定中的干扰物质也基本相同。葱、蒜、萝卜、香菜、茭白、蘑菇及番茄汁液中，含有对酶有影响的植物次生物质，容易产生假阳性。处理这类样品时，不要剪的太碎。测定番茄时，可将提取液放在蒂茄处浸泡 2 分钟，取浸泡液测定。对一些含叶绿素较高的蔬菜，不要剪的太碎，如韭菜，可整根放入试管中，加入提取液后振摇提取测定。

2. 反应温度和时间的结果的影响 当温度低于 37℃时，酶反应的速度随之减慢，速测卡加液置放反应的时间应相对延长，延长时间的确定，应以空白对照卡用手指捏 3 分钟时可以变蓝（体温），即可往下操作。样品放置的时间应与空白对照卡放置的时间一致才有可比性。红色药片与白色药片叠合反应的时间以 3 分钟为准，3 分钟后的蓝色会逐渐加深，24 小时后颜色会逐渐褪去。空白对照卡不变色的原因，可能是药片表面浸提液加的少、预反应后的药片表面不够湿润，也可能是温度太低。

二、食用油中非食用油的快速检测

食用植物油中含有非食用油，一是容器混用，二是运输中污染，三是人为加入等。

非食用油一般都具有不同程度的毒性，食入后往往会引起中毒。食用植物油中非食用油的检测是食品安全的重点项目。

（一）桐油的快速检测

1. 检测意义 桐油是从桐树果实中提出来的油，是一种快干性油，具有良好的防水性，广泛用于建筑（油漆）、印刷（油墨）、船舶、农用机械、电子工业和家具等方面。其色、味与一般食用油相似，故常有误食而中毒。食用油中如掺有桐油，常采用以下三种方法进行快速检测，即三氯化锑法、亚硝酸法及硫酸法。

2. 检测方法

（1）三氯化锑法

操作步骤：取油样 1ml 于小试管中，沿管壁小心加入“桐油鉴别试剂 A”1ml，使试管中溶液分为两层，将试管置于 35～45℃温水中（温度不宜过高），加热约 10 分钟。

结果判断：如有桐油存在，在溶液分层的界面上，会出现紫红色至深咖啡色的环，加热时间延长，颜色会加深，更易观察。

【注】本法对菜油、花生油、茶子油中混杂桐油很灵敏（可达 0.5%），但豆油、棉子油存在有干扰。

（2）亚硝酸法

操作步骤：取 5～10 滴油样于试管中，加入 2ml 石油醚，使油溶解，加入 3～4 滴“桐油鉴别试剂 B”，加入 1ml 硫酸（硫酸∶水 =1∶1），摇匀静置，在 5～15 分钟内观察石油醚层（上层）。

结果判断：若呈现白色浑浊即为阳性。放置后变黄色。

【注】本方法适用于豆油、棉子油及深色油中混杂桐油的检出，检出限为 0.5%。本方法不适用于芝麻油。大量青油（梓油）存在，对本法有干扰。

（3）硫酸法

操作步骤：取油样数滴，置于白色点滴板四穴中，加入 1～2 滴浓硫酸。

结果判断：如有桐油存在，则呈现深红色并凝为固体，同时颜色逐渐加深后成为黑色凝块。

（二）大麻油的快速检测

大麻系一种有毒的大麻科植物，其果实含油在 30% 左右。大麻油呈棕褐色略带淡绿色。由于大麻子中含有带麻醉性的有毒成分，如四氢大麻酚、大麻二酚、大麻酚等，故食用未经处理或处理不当的大麻油，会引起中毒。可用以下四种方法快速检验大麻油。

1. 盐酸－蔗糖法

操作步骤：取油样 1ml 置试管中，加入浓盐酸 3～5ml，将“大麻油鉴别试剂 B”倒入试管中，振摇 1 分钟后，10 分钟内观察。

结果判断：若酸层染上粉红色，静置后逐渐变成红色，示有大麻油存在。做阳性对照加以确证。

【注】芝麻香油对本方法有一定干扰。

2. 磷酸法

操作步骤：取油样 1ml 于试管中，加入 50 滴“大麻油鉴别试剂 B”摇匀，静置 5 分钟，10 分钟内观察。

结果判断：酸层呈现绿色，示有大麻油存在。本法检出限为 9%。

（三）蓖麻油的快速检测

蓖麻油是一种工业和医药上的重要用油，不能食用，误食后会引起腹泻。蓖麻油能与无水乙醇以任何比例互相混合，而其他混入物不易溶于无水乙醇，故可以根据这一差别检验食油中混入。

1. 操作步骤

（1）取油样 5ml，置于有 0.1ml 刻度的 10ml 离心管中。

（2）加入 5ml 无水乙醇液，密塞剧烈振摇 2 分钟。

（3）去塞，将离心管置于离心机中，以 1000r/min 的速度，离心 5 分钟。

（4）取出离心管，静置 30 分钟。

2. 结果判断　读取离心管下部油层的体积数，如低于 5ml，则表示油中掺有蓖麻油。

【注】①本方法检出限为 5%，即油样中含有 5% 以上的蓖麻油即可检出；②巴豆油也溶于无水乙醇，结果一样，故还需用下法作巴豆油的检验。

（四）巴豆油的快速检测

巴豆油中含巴豆树脂，系巴豆醇、甲酸、丁酸及巴豆油酸结合而成的酯，有强烈的致腹泻作用。此外，巴豆油中含一种毒性球蛋白是一种剧毒的非食用油。

1. 操作步骤

（1）取一支试管，加入 3ml 巴豆油鉴别试液。

（2）另取一支试管，将 1ml 油样注入其中，加入无水乙醇液 5ml。

（3）充分混匀后，将此溶液沿试管壁慢慢加到盛有巴豆油鉴别试液的试管中。

（4）将此试管置 40～50℃ 温水中加热 30 分钟。

2. 结果判定　如在两液界面处出现棕色环，标示有巴豆油存在。可做阳性对照实验加以确证。

【注】①本方法检出限为 2.5%；②棉子油、菜子油、豆油有时也会产生淡红色环，但与巴豆油红棕色环很容易区别；③掺巴豆油的量不同，色环的颜色由红棕至棕黑色；④巴豆油鉴别试剂为强碱溶液，一旦溅入眼内，要用大量清水冲洗。

（五）矿物油的快速检测

矿物油来源于石油分馏的产物，属于较高级的直链烷烃，对人体有害。而食用油脂系高级脂肪酸的甘油酯，尽管两者外观有某些相似，但其化学性质有很大的差别。矿物油污染食用油的情况常见于机器润滑油溢入，盛装过矿物油的瓶、桶又装食用油，使用矿物油进行大米抛光等。

1. 混浊法

（1）操作步骤

①取2滴油样于比色管中，加5滴矿物油鉴别试剂（强碱溶液，谨慎操作）。

②将开水倒入烧杯中，将比色管放入水中10分钟，加热过程中随时轻轻摇动。

③取出时乙醇容量不要少于4ml，加入5ml蒸馏水或纯净水。

（2）结果判断　发生混浊为阳性，其浊度随矿物油的浓度增加而加大。

【注】本法最低检出量为0.1%。如果油中混有硬度较大的水时，也会发生混浊，久放产生沉淀；混有矿物油时久放析出透明油滴浮于液面。操作中一定要做一个不加油样的空白试验，如果空白试验管也出现混浊，说明无水乙醇有问题，需要更换无水乙醇。现场检测出的阳性样品应送实验室进一步确证。

2. 荧光法

（1）操作步骤　取油样1滴，滴于白色滤纸上，置紫外光下观察。

（2）结果判断　出现青色荧光则表示油中含有矿物油。

3. 皂化反应法　作为食用油脂的高级脂肪酸的甘油酯，可以在碱性条件下发生水解反应（即皂化反应）其产物皆易溶于水。而矿物油则不能皂化，也不溶于水。据此性质即可通过皁化反应来检验矿物油。

（1）操作步骤

①把1ml油样置于100ml的三角瓶中。

②加入1ml矿物油鉴别试剂和20ml无水乙醇。

③接上空气冷凝管，将三角瓶置于沸水浴中，加热回流5分钟，皂化过程中，随时振摇。

④皂化后，加入25ml沸水，混合均匀。

（2）结果判断　溶液如呈浑浊，或有油状物浮起，示有矿物油存在。

三、可疑食品中鼠药的快速检测

（一）毒鼠强的快速检测

毒鼠强又名没鼠命、三步倒、四二四等，是一种化学性质比较稳定的白色粉末状有毒物质。我国政府明令禁止生产或销售毒鼠强产品，但因其成本低廉，有些商贩为了追求利益，肆意在食品生产环境中使用毒鼠强。

1. 速测管测定法

（1）检测原理　毒鼠强与二羟基萘二磺酸发生反应变为淡紫红色，浓度高时变为深紫红色。本方法的检出限为1μg，最低检出浓度为2μg/ml。

（2）适用范围　本方法适用于饮用水、无色液体样品中毒鼠强的快速检测。

（3）检测方法

①试剂　毒鼠强显色剂（含有稳定剂的二羟基萘二磺酸）、毒鼠强检测试剂（优级纯硫酸催化剂）、检测用的速测管（透明小试管）。

②操作步骤　取5滴（约0.15ml）样品到速测管中，加入1滴毒鼠强显色剂，再小心加入15滴毒鼠强检测试剂。同时用纯净水做阴性空白对照试验。

（4）结果判定　若试管底部出现淡紫色，则样品中含有毒鼠强，紫色越深，浓度越高。

（5）注意事项

①如果无色液体样品中可能会有糖等成分干扰测定时，还应采用其他方法如气相色谱-质谱联用仪的方法做进一步的确证。

②毒鼠强检测试剂为强酸试剂，应小心操作，一旦溅入眼中，应立即用大量清水冲洗。

③本方法不适用于固体样品、血液和组织器官样品的测定。

2. 试剂盒测定法

（1）检测原理　同速测管测定法。

（2）适用范围　本方法适用于食物、水、中毒残留物中毒鼠强的快速检测。

（3）检测方法

试剂：毒鼠强显色剂（含有稳定剂的二羟基萘二磺酸）、毒鼠强试液（60%硫酸）的试剂盒、乙酸乙酯。

仪器：10ml比色管、过滤器材与水浴锅。

操作步骤：

①饮用水或无色液体　取样品1ml放入比色管中，加入3滴毒鼠强显色剂，再加入5ml毒鼠强试液，轻轻振摇后，将试管放入盛有90℃以上水的器皿中，加热5分钟，取出观察颜色。同时用纯净水做阴性空白对照试验。

②有色液体、固体、半固体样品　取2ml（g）样品放入比色管中，加入5ml乙酸乙酯，充分振摇，静置，取上清液2ml于试管中或表面皿上，在85℃左右水浴中加热，待乙酸乙酯剩余1ml以下时，提高水浴温度挥干余液，放至室温后，加入1ml的纯净水充分溶解残渣，再加入3滴毒鼠强显色剂，轻轻摇匀后，将试管放入90℃以上水浴中，加热5分钟，取出观察颜色。同时用纯净水做阴性空白对照试验。

（4）结果判定　溶液颜色变为淡紫红色，为阳性反应，浓度越大，颜色越深。

（5）注意事项

①毒鼠强检测试剂为强酸试剂，应小心操作，一旦溅入眼中，应立即用大量清水冲洗。

②本方法不适用于固体样品、血液和组织器官样品的测定。

③对于呕吐物、胃内容物等样品，一定要做阳性对照。对于提取液带有较深的颜色的样品，应加大提取液的用量，在提取液中加入少量活性炭或中性氧化铝，振摇脱色，过滤后将滤液挥干测定。

④本方法为快速筛选方法，工作中可根据实际情况加大样品和乙酸乙酯用量。提取后的乙酸乙酯应尽量少含水分。

⑤醛类物质对测定有干扰，应排除，方法为：液体样品加热煮沸2分钟，固体样品置90℃烘箱加热30分钟后再测。

（二）敌毒鼠钠盐的快速检测方法

1. 检测意义　敌鼠钠盐又称敌鼠，是一种抗凝血的高效杀鼠剂，可使内脏出血不止而死亡，在我国广为使用。敌鼠钠盐对人体有毒，少量即可致死。

2. 检测原理 敌鼠钠盐与三氯化铁反应出现砖红色。检出限为5μg，在取样量0.05ml的情况下最低检出浓度为100μg/ml，加大滴入量后，更低浓度的敌鼠钠盐将会检测出来。

3. 适用范围 本方法适用于食物、水、中毒残留物敌鼠钠盐的快速检测。

4. 检测方法

（1）试剂 敌鼠显色剂。

（2）仪器 试纸、样品提取器皿。

（3）操作步骤

①样品处理

黄色或微黄色液体样品：直接取样。

固体或半固体样品：取1～5g样品于具塞的试管或瓶子中，加等量或两倍量的乙酸乙酯振摇提取，取放置分层或过滤得到的乙酸乙酯溶液待测。

②操作方法 将待测样1滴于试纸上，等试纸上的溶液稍干后，在原点上加1滴敌鼠显色剂。

5. 结果判定 试纸上如果出现砖红色斑点，为强阳性反应；如果出现红色环状，为弱阳性反应。

6. 注意事项 为了提高方法的灵敏度，可在试纸的同一处多滴几次样品溶液，每滴一次都要等试纸稍干后再滴。

（三）乳品中鼠药的快速检测

1. 检测意义 牛乳中鼠药的存在，主要是污染和投毒所至。鼠药毒性较强的是毒鼠强、氟乙酰胺，使用范围较广的是敌鼠钠盐和安妥等。毒鼠强、敌鼠钠盐和安妥、农药毒物的测定可进行统一的样品前处理后再分别加以测定。

2. 检测方法

（1）样品前处理

①取牛乳5ml（固体、半固体乳制品5g），至具塞三角瓶中，加入10～15ml乙酸乙酯，上下振摇50次以上。

②静置分层或离心分层后，取1滴上清液作敌鼠钠盐试验。

③取1滴上清液作安妥试验。

④其余上清液分成两份置于两个蒸发皿中，在85℃±5℃的水浴上将其蒸干。

⑤一份蒸发残渣加入农药提取液1～2ml湿润溶解，取2～3滴于农药测试卡上测定。

⑥另一份残渣用5ml毒鼠强测定液分次洗入试管中测定。

⑦样品处理的同时做一份空白对照：取一份已知不含毒物的样品进行同样的处理。

（2）操作步骤

①毒鼠强与敌鼠钠盐的检测方法参见前述检测方法。

②安妥的快速检测 将提取液1滴于安妥检测试纸片上观察颜色变化

③氟乙酰胺鼠药的快速检测 取1ml牛乳于试管中，加氢氧化钠溶液10滴，加盐酸羟胺溶液5滴，置沸水浴中5分钟，取出放冷，加盐酸溶液9～10滴。调pH3～5

后，加三氯化铁溶液3～10滴。

3. 结果判定

（1）毒鼠强与敌鼠钠盐的结果判定参见前述检测方法。

（2）安妥 试纸呈现黄色为阳性结果。

（3）氟乙酰胺 若出现粉红或紫红色，为阳性结果，尤其在滴加后的液面上更为明显；若出现浅黄或黄色，为阴性结果。

4. 注意事项 测定时需做空白对照试验，有些空白对照为黄棕色絮状沉淀，静置后上层液变为无色或仅呈浅黄色。

第七节 食品微生物的快速检测

一、微生物快速检测所需的基本条件

（1）一间通风良好、面积不需要很大的独立房间或野外帐篷。

（2）一个便携式紫外线消毒灯。

（3）一台便携式恒温培养箱。

（4）一个食品微生物快速检测箱，箱内备有实验用的工具和器皿、检测用测试片和试剂盒。

（5）具备无菌操作概念。

二、食品表面菌落总数、大肠菌群、霉菌和酵母的快速检测

在食品加工过程中和食品接触的环境表面卫生状况与终产品的安全卫生乃至人体健康关系密切，尤其是直接入口食品，因为直接入口食品无需经过再次加热或烹调而为消费者直接食用，与其接触的表面已经成为发生微生物交叉污染的主要因素。

目前，我国有关直接入口食品环节表面的采样检测标准，仅有十几年前制定的《食（饮）具消毒卫生标准》（GB 14934－1994），该方法需要专门的实验室和检验人员，现场可操作性较差，检验时间较长，易出现假阳性等。已不能满足目前流通环节食品现场监管的需要。下面介绍两种较常用于食品表面微生物快速检测的方法。

（一）Hygicult 琼脂载片法

1. 检测原理 使用两面浇注有特定培养基的塑料桨片直接进行表面采样。采样结束后，桨片立即旋回至培养管内。经过培养箱的培养，菌落计数后判定结果。

2. 适用范围 Hygicult 琼脂载片法作为一种快速检测方法检测食品行业表面卫生状况已经多年，并得到部分国家和相关机构的技术认证而纳入标准检测方法，适合于环境表面菌落总数、大肠菌群、霉菌和酵母的检测。

3. 检验方法

（1）采样 可有3种不同的采样方式。

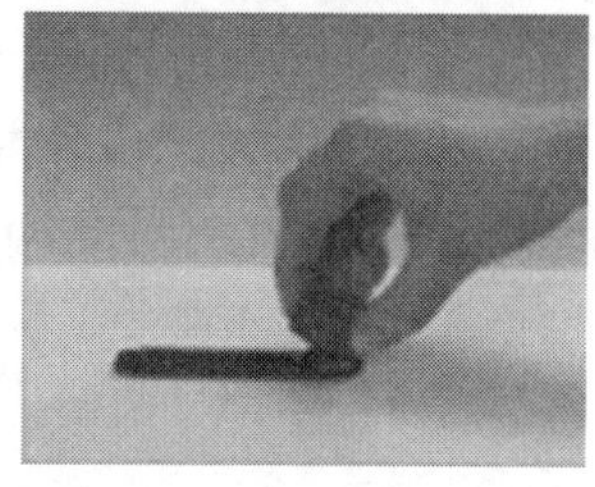

图 3-20 接触法

①接触法　见 3-20。从密封的 Hygicult 载片培养管中旋出载片，立即使载片突出端与食品表面接触后，再将载片一面紧紧压向食品表面并与食品表面完全接触 3~5 秒。载片另一面可进行相同操作，完成后立即将载片旋回培养管中。

②棉签采样法（涂抹法）　见图 3-21。难以用载片接触到的物体可用无菌棉签采集样本，然后棉签在载片整个琼脂面滚动涂抹接种样本。其他的操作同接触法。

③浸入法　见图 3-22。样品为液体时，直接把载片浸入到液体中 3~4 秒，载片不会影响被测液体的质量。其他的操作同接触法。注意：如果液体样本中的微生物浓度比较低（$<10^3$CFU/ml），通常不能用 Hygicult 载片进行检测。

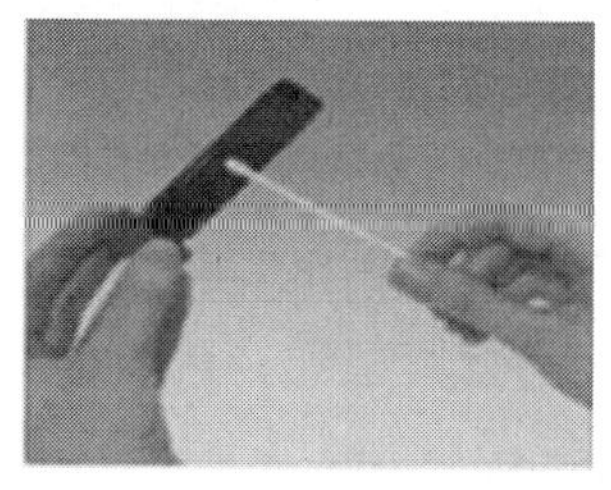

图 3-21 棉签采样法（涂抹法）

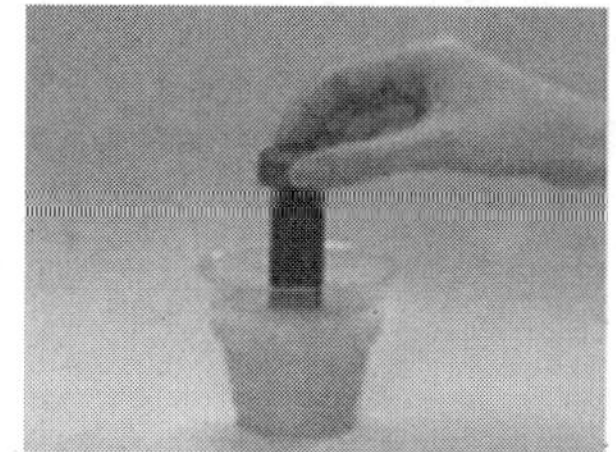

图 3-22 浸入法

（2）培养　接种好的载片可以在室温下放置或转运几个小时而不会影响最终结果，但不允许被冰冻保存。

载片需放入恒温培养箱培养。根据检测菌类型不同，可 35~37℃温度下培养 24 小时即可。

4. 结果判定　培养后，对所有生长在载片培养基上的菌落都进行计数，不管菌落大小、形状和颜色如何。或与菌落模板进行比对判定结果，见图 3-23。

5. 注意事项　Hygicult 载片上带有活菌，使用后应及时按照生物安全废弃物处理原则进行无害化处理。

不同场所菌落总数推荐卫生限量标准见表 3-10。

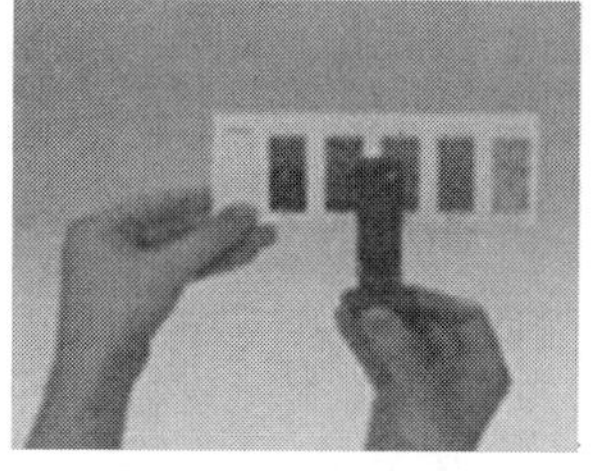

图 3-23 结果判定

表 3-10 不同场所菌落总数推荐卫生限量标准

场所	卫生水平描述（CFU/10cm²）		
	良好	可接受	不可接受
厨房	<20	20~100	≥100
面包房	<20	20~50	≥50
肉类加工场所	<18	18~50	≥50
屠宰场	<18	18~100	≥100
零售场所	<20	20~100	≥100
大众厨房	<20	20~100	≥100

注：本资料来源于表面卫生监控指导手册（芬兰国家食品管理局和 Orion Diagnostica 公司编写）。

（二）Petrifilm 测试片法

1. 检测原理 Petrifilm 测试片是美国3M 公司发明的一种用于细菌计数的可再生水合物的干膜。它由上下两层薄膜组成，上层是聚丙烯薄膜，下层的聚乙烯薄膜上印有网格并且覆盖有凝胶、酶显色剂、细菌生长所需的培养基等。测试片经加样、培养后，细菌、霉菌或酵母菌菌落在纸片上显示出彩色的菌斑，通过计数报告结果。如图 3－24 所示。

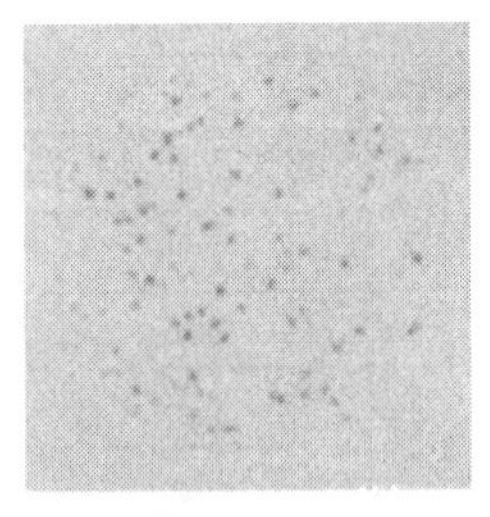

3M 细菌总数测试片（PAC）

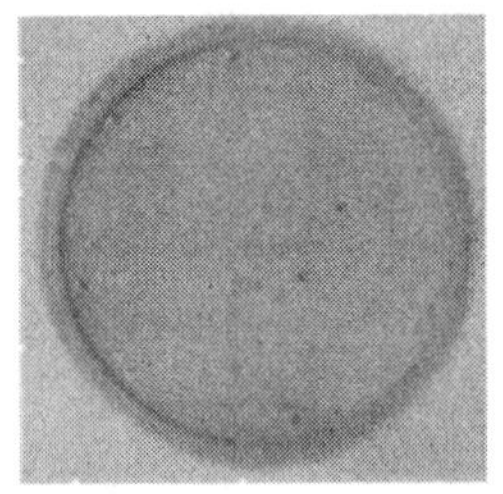

3M 大肠菌群测试片（PCC）

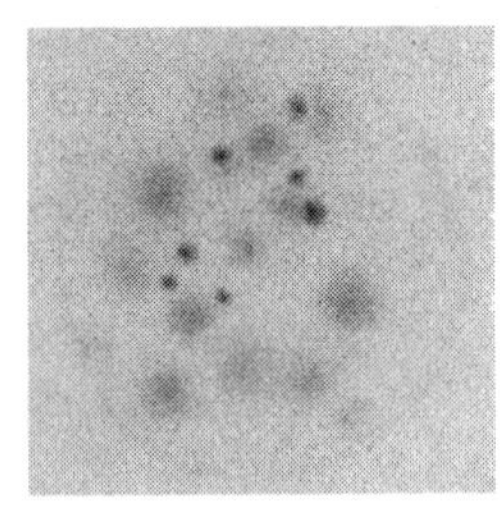

3M 酵母菌/霉菌测试片（PYM）

图 3－24 Petrifilm 测试片法结果示意

2. 适用范围 适合于各类食品中及食品表面菌落总数、大肠菌群、霉菌和酵母的检测。

3. 检验方法

（1）采样 可有两种不同的采样方式。

①涂抹采样法 可选择 Quick Swab 等类型的涂抹棒进行采样，当待检食品表面微生物浓度较高时，涂抹采样法能将最终接种样液中的细菌浓度控制在合理计数范围内。

若检测干燥食品表面，用顶管内的培养液湿润涂抹纤维头，挤掉涂抹棒管壁内多余溶液，使涂抹棉签与表面保持 30°，完全涂抹 5cm×5cm 表面，重复 3 次，将涂抹签放回管内并摇晃 10 秒，将管内溶液接种测试片。

如果检测湿润食品表面，直接将干的涂抹纤维头取出，以相同方式涂抹，结束后插回管内，将顶管中的培养液释放入管体，然后摇晃管体 10 秒，将管内溶液接种测试片。

若待测表面微生物浓度较高或者每份样液需要同时做一个以上检测项目，可以在涂抹棒内添加 1～3ml 无菌水或无菌生理盐水，再滴加到测试片上。

②接触采样法 将测试片置于平坦表面处，揭开上层膜。将 1ml 检样悬液垂直滴加于测试片的中央处，细心将上层膜缓慢盖下，避免有气泡产生，允许上层膜直接落下，但不要滚动上层膜。使用压板（平面底朝下）放置在上层膜中央处。轻轻的压下，使样液均匀覆盖于圆形的培养面积上，拿起压板，静置 1 分钟使培养基凝固。

（2）培养 将接种好的测试片放入恒温培养箱中培养，根据检测菌类型不同可 37℃ 恒温箱内培养 24 小时或 25～28℃ 培养 3～5 天。

4. 结果判定 培养结束后立即计数，可通过肉眼观察、标准菌落计数器、放大镜、或 3M PetrifilmTM 自动判读仪进行计数。

（1）当细菌浓度过高时，整个测试片会变成红色或者粉红色，将结果记录为“多不可计”。Petrifilm 细菌总数测试片的合理统计范围为 30～300 个。

（2）Petrifilm 测试片上红色有气泡的菌落确定为大肠菌群数，测试片圆形面积边缘上及边缘以外的菌落不做计数。当培养区域出现大量气泡，大量不明显小菌落或培养区域出现暗红时，表面大肠菌群浓度过高计为“多不可计”。

（3）测试片上霉菌的菌落特征为：菌落较大，有扩撒的边缘，有不同的颜色，菌落扁平，通常菌落中心颜色较暗。酵母菌的菌落特征：小型菌落，有明显的边缘，颜色为灰色、蓝绿色或少数粉色，颜色均匀无暗色中心，菌落呈隆起状。Petrifilm 霉菌酵母菌测试片的合理统计范围为 15 ~ 150 个。

5. 注意事项 Petrifilm 测试片上带有活菌，使用后应及时按照生物安全废弃物处理原则进行无害化处理。

（三）大肠埃希菌 O157 型快速检测技术

大肠埃希菌 O15 指肠出血性大肠杆菌（Enterohemorrhagic *E. coli*，EHEC），自 1982 年在美国被分离并命名以来，陆续发现本菌与轻度腹泻、溶血性尿毒综合征（HUS）、出血性肠炎（HC）、婴儿猝死综合征（SIDS）等多种人类病症密切相关，是食源性疾病的一种重要致病菌。*E. coli* O157 属于肠杆菌科埃希菌属，为革兰阴性杆菌，有鞭毛。近年来作为食品卫生及流行病学的研究热点，*E. coli* O157 含 H7 的分离和鉴定方法已取得了较大进展。利用其免疫原性建立的方法，可以对 E. coli O157 含 H7 进行检测。

大肠埃希菌简介

大肠埃希菌是与我们日常生活关系非常密切的一类细菌，也称作“大肠杆菌”，属于肠道杆菌大类中的一种。它是寄生在人体大肠里对人体无害的一种单细胞生物，结构简单，繁殖迅速，培养容易，它是生物学上重要的实验材料。在婴儿刚出生的几小时内，大肠埃希菌就经过吞咽在肠道内定居了。正常情况下，大多数大肠埃希菌不但不会给我们的身体健康带来任何危害，反而还能竞争性抵御致病菌的进攻，同时还能帮助合成维生素 K_2，与人体是互利共生的关系。只有在机体免疫力降低、肠道长期缺乏刺激等特殊情况下，大肠埃希菌移居到肠道以外的地方，例如胆囊、尿道、膀胱、阑尾等处，造成相应部位的感染或全身播散性感染。因此，大部分大肠埃希菌通常被看作机会致病菌。

1. 检测原理 Rapid Chek 大肠埃希菌 O157 检测条采用双抗夹心免疫层析原理检测样品中的大肠埃希菌 O157。一抗为 O157 的特异性抗体，呈线型喷涂和固定在膜表面组成一条“检测线”；二抗也能识别 O157，并标记有胶体金，固定于膜检测线的上游。当样品到达胶体金抗体时，样品中的 O157 与胶体金抗体特异性结合，到达检测线时，O157 抗体捕获蛋白质 - 胶体金抗体复合物，形成蛋白质 - 抗体夹心，检测线变成红色；反之，无色。固定于质控线上的试剂可捕获过剩的胶体金复合物，变为红色，质控线变红表明流向正确。因此，只有质控线变红，表明样品为阴性；两条线都变红则表明样品为阳性。

2. 适用范围　大肠埃希菌 O157 检测条可用于样品中大肠杆菌 O157（含 H7）的检测和鉴定，并可使检测时间缩短至 8～18 小时，检测限为 1 个大肠埃希菌 O157/25g 样品（增菌培养后 104CFU/ml）。

3. 检测方法

（1）培养基预处理及增菌培养　按要求制备好培养基，然后加入 25g 样品，静置 45 秒。在 42℃振荡培养箱中培养 8 小时（或静止培养 18 小时），然后取出均质袋，轻轻晃动。

（2）用 RapidChek 大肠埃希菌 O157 检测条对活细胞进行检测。操作步骤如图 3－25 所示。

①用移液管吸取 400μl 样品至检测管中，做好标记（注：液体中不应混有气泡）。

②取出相应数量的检测条，将其插入检测管（箭头向下），孵育 10 分钟。

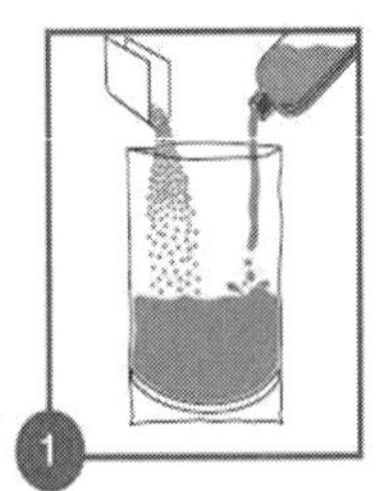

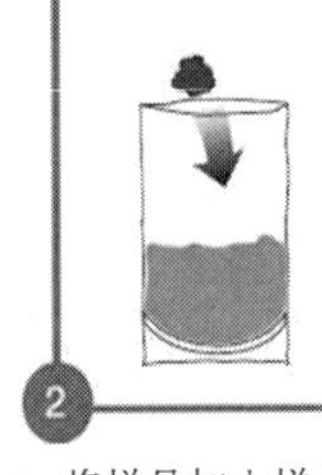

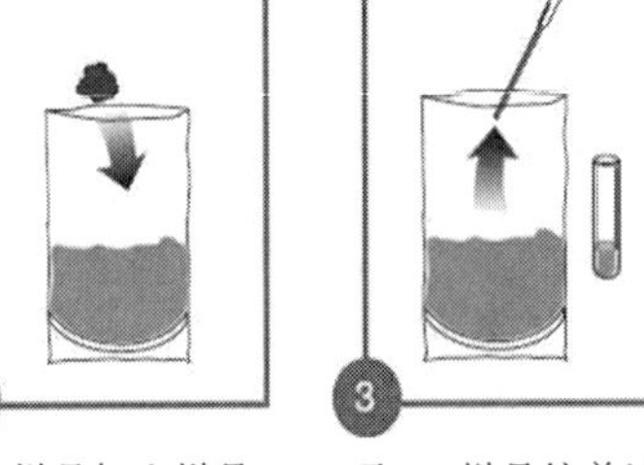

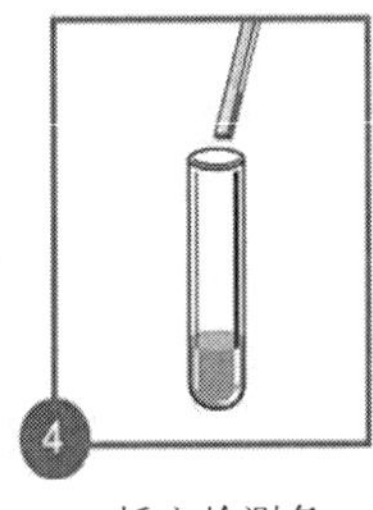

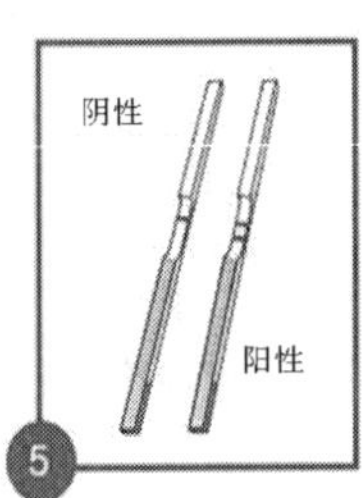

图 3－25　检测流程示意图

4. 结果判定　读取结果（图 3－26）。显示一条红线表明产品为阴性；两条红线表明产品为阳性；未显示红线则表明检测无效，需重新检测。检测结果务必在 10 分钟后读取，20 分钟后结果失效。

若结果为阳性，请按照《大肠埃希菌 O157：H7/NM 检验》（GB/T 4789.36－2008）进行确认。也可用进行 RapidChek 大肠埃希菌 O157 检测时预富集的样品进行确认。

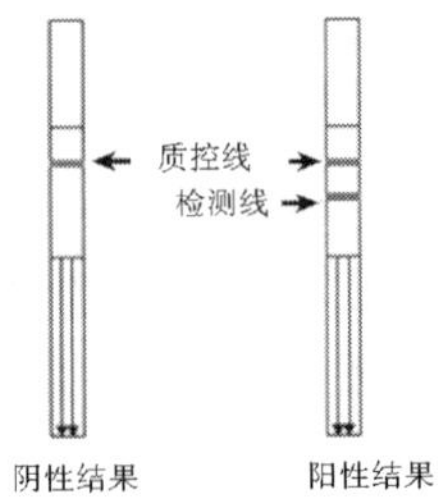

图 3－26

5. 注意事项

（1）大肠埃希菌 O157：H7 感染剂量很低（约 50cells），样品处理、增菌和检验时应格外小心。

（2）8 小时检测过程，应在富集 4 小时内进行检测；20 小时检测过程，应在富集 8 小时内检测。

（3）检测结果务必在 10 分钟后读取，20 分钟后结果失效。

（4）按 GMP 标准进行操作。

（5）应根据地方或国家的规章制度对使用后的快速检测检测条、移液器和培养基进行高压灭菌等消毒处理。

三、沙门菌的快速检测

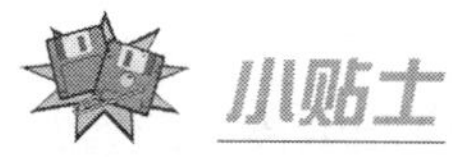

沙门菌简介

沙门菌属肠杆菌科，革兰阴性肠道杆菌。按其抗原成分，可分为甲、乙、丙、丁、戊等基本菌组。其中与人体疾病有关的主要有甲组的副伤寒甲杆菌，乙组的副伤寒乙杆菌和鼠伤寒杆菌，丙组的副伤寒丙杆菌和猪霍乱杆菌，丁组的伤寒杆菌和肠炎杆菌等。除伤寒杆菌、副伤寒甲杆菌和副伤寒乙杆菌引起人类的疾病外，大多数仅能目引起家畜、鼠类和禽类等动物的疾病，但有时也可污染人类的食物而引起食物中毒。

沙门菌在水中不易繁殖，但可生存2～3周，冰箱中可生存3～4个月，在自然环境的粪便中可存活1～2个月。沙门菌最适繁殖温度为37℃，在20℃以上即能大量繁殖，因此，低温储存食品是一项重要预防措施。

世界各地的食品中毒事件中，沙门菌中毒居前列，是引起食物中毒的重要病原菌。世界上最大的一起沙门菌食物中毒是1953年瑞典由吃猪肉而引起的鼠伤寒沙门菌中毒，7717人中毒，90人死亡。我国内陆地区沙门菌感染也位于微生物感染的首位。沙门菌广泛分布于自然界中，而且种类多，至今已有2000种以上的血清型被发现。因此，食物受到沙门菌污染的机会很多，易受污染的食品种类也很多，包括生畜、禽、蛋、奶、鱼、虾、贝类制品等。另外，在某些环境条件下豆制品、水、糕点，以及食品加工设施表面也可检出。所以沙门菌日益引起人们的高度重视，食品中的沙门菌的检验也显得非常重要，沙门菌的检测方法也是世界各国研究最多的。

（一）酶显色剂法

1. 检测原理 将选择性培养基中加入专一性的酶显色剂，并将其加载在纸片上，通过培养，如果样品中含有沙门菌，即可在纸片上呈紫红色的菌落。

2. 适用范围 可用于各类食品中沙门菌的定性和初筛检测以及突发事件应急检测需要。

3. 检测方法

（1）样品的处理方法 无菌称取待测样品25g（或25ml）放入含有225ml无菌生理盐水的玻璃瓶内，经充分振摇做成1∶10的稀释液。

（2）样品接种 将测试片水平放在台面上，揭开上盖膜，用灭菌吸管取稀释液0.5ml均匀加到吸水滤纸上，然后轻轻将盖膜放下。

（3）样品培养 将测试片叠在一起放回原自封袋中，透明面朝上水平置于恒温培养箱内，堆叠片不得超过12片。培养温度为36℃±1℃，培养15～24小时。

4. 结果判定 对测试片进行观察，呈紫红色的菌落为沙门菌，呈蓝色的菌落为其他菌群。出现阳性菌落的样品，最好用其他更为可靠的方法进行验证，没有条件的至少要再取样重复检测一次。

5. 注意事项

（1）对于经过烘烤加热或冷冻的食品样品，最好先用SC增菌液进行预增菌，使

"致伤"、冷冻的沙门菌复苏，然后再进行检测。

（2）注意使用过的纸片上带有活菌，需及时按照生物安全废弃物处理原则进行处理。

（3）有关验证试验表明，接纯菌种（包括硫化氢阴性菌株）可以产生典型的紫红色菌斑，其他肠杆菌呈蓝色，葡萄球菌不生长。

（二）ELISA 试剂盒检测法

1. 检测原理 富集的样本经过煮沸、冷却后，通过双抗体夹心 ELISA 的方法检测样本中沙门菌抗原的存在。具体内容为：微孔板的底部包被有特异性的抗沙门菌鞭毛蛋白的纯化兔抗体。经过热处理的样本含有细菌蛋白抗原，冷却至室温后，加入已包被有抗体的微孔板中。样本中的沙门菌蛋白抗原与特异性抗体结合。洗涤，去除未结合物。将酶标记的山羊抗体加入微孔板中。如果样本中有沙门菌蛋白，酶标抗体将与蛋白结合，从而连接到微孔板上。再次洗涤，去除未结合的酶标抗体。加入酶的作用底物，底物与酶作用后，呈现蓝色，说明样本中有沙门菌蛋白。反应 15 分钟后，加入稀释的硫酸终止反应，微孔中的颜色变黄。黄色越深，说明样本中的沙门菌蛋白越多。

2. 适用范围 沙门菌 ELISA 检测试剂盒用于体外测定沙门菌，适用的各种类型的样本，包括各种食品、饲料、水和 HACCP 样本。比常规方法更快、更方便、更灵敏、更高效。

3. 检测方法

（1）样品预富集 称取 25g ± 1g 样本，均质。加入 225ml 已预热至 37℃ ±1℃ 的 BPW 培养基，37℃ ±1℃ 培养 6 ~ 10 小时。缓冲液可以与 BPW 同置于 37℃ 培养箱中 6 小时或过夜进行预热。

（2）样品选择性富集 取 20ml ±1ml 富集后的样本，加入 200ml 已预热的特定培养基中，置于带有风扇的空气培养箱中，41.5℃ ±0.5℃ 培养 18 ~ 24 小时。在培养前，为了确保预热，可将培养基置于 41.5℃ 的培养箱中，至少放置 6 小时。当培养基中的培养完成后，轻轻重悬样本。取 1ml 置于玻璃管或聚丙烯管中，盖好瓶盖，85 ~ 100℃ 加热 15 ~ 20 分钟。完成选择性富集的样本应保存于 41.5℃ 或 4℃ 备用，用于结果的验证。加热后，将样本冷却至室温（可将样本置于冰水中，放置 5 分钟）。此时样本可以用于 ELISA 检测。

（3）ELISA 检测 预留"空白孔"后依次加入阴性对照、阳性对照、煮沸冷却后的样品至微孔板的其他微孔中。用锡箔纸盖住框架中的条带，35 ~ 37℃，孵育 30 分钟，最多不要超过 35 分钟。再经过洗板、加入酶结合物、孵育和再次洗板、加入底物、反应等步骤，在所有孔中加入终止液终止反应。

4. 结果判定 正常运行的检测，阴性对照的 OD 值应该小于 0.100，阳性对照的 OD 值应该大于 0.500。样本检测孔中 OD 值大于 0.200，认为是阳性的。

5. 注意事项 打开试剂瓶时避免被微生物污染、避免不同的孔间发生交叉污染。合理操作以免酶标抗体污染其他的试剂和实验用品。

终止液中含有腐蚀性的硫酸，如果接触到皮肤或黏膜，应立即用大量水冲洗。

四、真菌和细菌毒素的快速检测

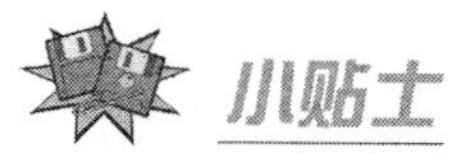

黄曲霉毒素简介

黄曲霉毒素具有强致癌性，是由真菌（黄曲霉、曲霉等）产生的一组含多环不饱和香豆素结构类似的真菌毒素。目前已分离出12种，包括B_1、B_2、G_1、G_2、M_1、M_2、P_1、Q、H_1、GM、B_{2a}和毒醇。M_1和M_2主要存在于牛乳中，M_1在巴氏灭菌下相对稳定，所以不仅需要对加工原料做常规检测，还应包括最终产品的检测。B_1的毒性及致癌性最强，在天然污染的食品中以B_1最为常见。我国对黄曲霉毒素的最大允许量有严格规定，玉米、花生及其制品为20μg/kg，大米和食用油脂（花生油除外）为10μg/kg，其他粮食、豆类和发酵食品为5μg/kg，婴儿代乳品为0.5μg/kg。世界卫生组织推荐食品、饲料中黄曲霉毒素最高允许量标准为15μg/kg。自2000年，欧盟开始实施国际上最严格的黄曲霉毒素限量标准和检验要求，其中黄曲霉毒素B_1为2μg/kg，总量为4μg/kg。

（一）黄曲霉毒素B_1竞争性ELISA检测试剂盒

1. 检测原理 黄曲霉毒素B_1竞争性ELISA检测试剂盒原理为固相直接竞争性酶联免疫。聚苯乙烯微孔中包被有对黄曲霉毒素B_1具有高亲和力的抗体。采用70%甲醇提取样品中的毒素。将辣根过氧化物酶（HRP）标记的黄曲霉毒素B_1和样品提取物混匀，再移取至微孔，二者与包被抗体竞争结合。孵育一定时间后，倾倒微孔中的内容物，洗涤非特异反应物。随后加入HRP底物——TMB，因为发生酶催化作用，微孔中溶液颜色变为蓝色。颜色强度与和抗体结合的HRP标记黄曲霉毒素B_1的量成正比，与和抗体结合的样品或标准品中黄曲霉毒素B_1的浓度成反比。因此随着样品或标准品中黄曲霉毒素B_1浓度增加，颜色强度将降低。最后加入酸性终止溶液，终止反应并将微孔中溶液颜色变为黄色。使用酶标仪在450nm下检测微孔中溶液的OD值。比较样品OD值与试剂盒提供的标准品的OD值，即可获得检测结果。

2. 适用范围 黄曲霉毒素B_1检测试剂盒可用于对谷粒、坚果、咖啡豆、谷物及其加工制品和其他商品及饲料中黄曲霉毒素B_1含量进行定量检测。检测为：限玉米$<$1.0 ppb，花生$<$1.0 ppb。

3. 检测方法

（1）样品处理 称取20g研磨好的样品，加入100ml提取试剂（70%甲醇）。密闭振荡2分钟以混匀。待颗粒物质沉淀后，用Whatman1#滤纸（或等效的）过滤5～10ml提取物，收集滤液待测。

（2）加样 每个标准品和待测样品（包括平行样品）都需要一个稀释孔，取出相应数量的稀释孔置于微孔架上，再取出相同数量包被抗体的微孔置于另外一个微孔架上。向每个稀释孔移取200μl酶标记结合物。向加有结合物的稀释孔移取100μl标准品或样品，并通过轻柔吸打混匀，至少吸打3次。从每个稀释孔的内容物中移取100μl，转移至相应的抗体包被微孔中。室温孵育15分钟。

（3）洗涤 孵育完成后，将微孔中内容物倒入废液缸，采用将蒸馏水或去离子水注满孔再倒出的方法洗涤微孔。重复 4 次，总共 5 次洗涤。在最后一次洗涤后，翻转的微孔板置于纸巾上并拍打以去除残留的洗涤液。

（4）反应及检测 计算所需要的底物试剂的体积（1ml/条或 120μl/孔），置于单独的容器内。再向每个孔移取 100μl。室温孵育 5 分钟。计算所需要的终止液的体积（1ml/条或 120μl/孔），置于单独的容器内。再以与底物添加相同的顺序和速度向每个孔移取 100μl。使用酶标仪在 450nm 下读取每个微孔的 OD 值，完成后记录。

4. 结果判定 利用未修正的 OD 值或 OD（%）值与标准品中黄曲霉毒素 B_1 的浓度构建剂量反应曲线［未修正的 OD 值或 OD（%）值为纵坐标，标准品浓度的对数值为横坐标，推荐用 OD 值（%）］。OD（%）值为所获得的标准品或样品的 OD 值与第一个标准品（0 标准）的 OD 值的百分比，0 标准等于 100%。再利用构建的标准曲线读出样品中黄曲霉毒素 B_1 浓度。

$$\frac{\text{标准品（或样品）的 OD 值}}{\text{0 标准的吸光度值}} \times 100 = \text{OD（\%）值}$$

标准品瓶标签所示意的含量为标准品的含量。然而，样品已被 70% 甲醇 5∶1 稀释，因此标准品的黄曲霉毒素 B_1 含量应乘以 5 才能指示每克样品中黄曲霉毒素 B_1 的实际含量（ppb），最高标准品浓度为 4.0ng/ml，相当于样品中浓度为 20ppb，如果样品浓度高于 20 ppb，应用 70% 甲醇适当稀释再检测。并在最终的结果计算中应考虑额外的稀释步骤。

5. 注意事项

（1）待检样品的 pH 应为 7.0 ± 1.0，过碱或过酸都会影响检测结果。

（2）遵循操作步骤中规定的时间和温度条件。

（3）注意所有接触样品和标准品的材料，容器和设备会被黄曲霉毒素 B_1 污染。

（4）在使用此试剂盒时，应佩戴防护手套和防护眼镜。在使用后请妥善处理所有材料，容器和设备。

（二）亲和层析法

亲和层析法特点

亲和层析法可现场操作，用于快速筛选；速度快，检测一个样品需 20 分钟左右；不需要任何设备，可完成整个检测过程；不需要其他试剂，检测成本低；不需要做对照实验，特异性高，可准确定性；操作简便，不需要专业技术人员；可进行黄曲霉毒素 B_1、B_2、G_1、G_2 总量分析。

1. 检测原理 食品中黄曲霉毒素残留经提取、过滤、稀释后，滤液经过含有黄曲霉毒素特异抗体的免疫亲和层析净化，此抗体对黄曲霉毒素 B_1、B_2、G_1、G_2 具有专一性，黄曲霉毒素交联在层析介质中的抗体上。用水将免疫亲和柱上杂质去除，洗脱剂将其洗脱于点滴板上，滴加衍生化试剂，在紫外灯下观察结果进行判断。

试剂盒组成：10 瓶提取剂，3 瓶激活剂，1 瓶衍生化试剂，2 瓶洗脱液，1 只紫光灯，1 个洗耳球。试剂须在 4～30℃阴凉干燥处保存。

另需材料：10ml 量筒，蒸馏水（或纯化水），漏斗，定性滤纸。

2. 适用范围　本法用于玉米、花生及其制品（花生酱、花生米、花生仁）、大米、小麦、植物油脂、酱油、食醋等食品中黄曲霉毒素的快速定性检测。检测下限为 5μg/kg（5ppb）。

3. 检测方法

（1）样品处理　准确称取样品 2g（大米、玉米、小麦、花生及其制品经过磨细粒度 < 2mm）于提取瓶中振摇 2 分钟。定性滤纸过滤，准确移取 5ml 滤液并加入 15ml 水稀释。

（2）净化　依次用 2ml 激活剂、2ml 洗脱剂、5ml 蒸馏水（或纯净水）激活柱子，将样品处理液分次加入小柱中，洗耳球上加压排出液体，弃去全部流出液，用 5ml 蒸馏水洗涤，挤干，取 0.8ml 洗脱剂洗脱于滴定板上，加 2～3 滴衍生化试剂混匀。

（3）观察结果　5 分钟后用波长 365nm 紫外灯照射，观察液体颜色变化。

（4）层析柱再生　层析柱可重复使用，层析柱用完后取 2ml 激活剂加入层析柱中，洗耳球上加压挤干后，再加 5ml 蒸馏水挤干以备下次使用，每根层析柱可用 5 次。

4. 结果判定　紫外灯下若有蓝色荧光，可初步判定样本中含有黄曲霉毒素 B_1、B_2；若有黄绿色荧光，可初步判定样本中含有黄曲霉毒素 G_1、G_2。

五、肉毒毒素的快速检测

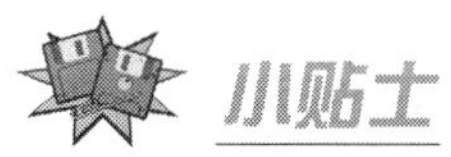

肉毒毒素简介

肉毒杆菌在自然界分布广泛，土壤中常可检出，偶亦存在与动物粪便中。肉毒毒素是肉毒杆菌产生的一种剧毒性嗜神经毒素。分子量约 150000，不通过血脑屏障。肉毒毒素在肉毒梭菌胞浆中产生，由菌体释放到培养基中，经滤过除菌所得滤液即为毒素液。毒素形成的最适合温度为 28～37℃，温度低于 8℃与 pH 在 4.0 以下时，则不能形成。根据抗原性分为 A、B、C_1、C_2、D、E、F 和 G 型等 8 种不同毒素，不同类型毒素的分子量、亚单位结构与药理作用相似，均可通过作用于突解囊泡阻滞外周胆碱能神经末梢乙酰胆碱的释放。肉毒梭菌产生的毒素是一种神经毒素，是目前已知的化学毒素与生物毒素中毒素最强的一种，对人体的致死量为 9～10mg/kg，其毒力比氰化钾强一万倍。能引起人类疾病的有 A、B、E、F 型毒素，其中 A、B 和 E 型毒素 3 种最为常见。

（一）A 型肉毒毒素胶体金免疫层析法检测试纸条

1. 检测原理　采用柠檬酸盐还原法制备胶体金颗粒、标记 A 型肉毒毒素的多克隆抗体，制成免疫层析法检测试纸条。待测样中的 A 型肉毒毒素与试纸条上金标记抗体结合后沿着硝酸纤维膜移动，并与膜上抗体结合形成肉眼可视红色带。

2. 检测方法及结果　肉毒毒素 ICA 试纸条可以特异性检测 A、B 和 E 型肉毒毒素。采用该试纸条检测（中国兰州生物制品研究所注射 A 型肉毒毒素标准品），灵敏度可达 2U/ml。与金黄色葡萄球菌肠毒素等抗体原无交叉反应。A 型肉毒毒素 ICA 试纸条具有特异性强、灵敏度高、简便快速的特点，适用于专业和非专业人士，实用性较强。

（二）A2型肉毒毒素的ELISA检测

采用重组DNA技术克隆A型肉毒毒素重组抗原，并利用重组抗原免疫鼠和兔，制备了鼠单克隆抗体和兔血清多抗，建立肉毒毒素A的夹心ELISA诊断试剂盒，所需检测时间为2～3h，操作简单，结果易于判断，该试剂盒可用于临床及食品中肉毒毒素的检测。

六、大肠埃希菌耐热肠毒素检测技术

采用酶联免疫吸附法检测大肠埃希菌耐热肠毒素。

（一）检测原理

抗原竞争原理。

（二）检测方法

1. 包被　先在包被用ST抗原管中加0.5ml包被液，混匀后吸出于1.6ml包被液中混匀，以每孔50μl加入于40孔聚苯乙烯软反应板中。加液后轻轻敲板，使液体布满孔底。第一孔留空作对照。置4℃冰箱试盒中过夜。

2. 洗板　用洗涤液Ⅰ洗3次，甩尽液体，翻转反应板，在吸水纸上拍打，去尽孔中残留液体。

3. 封闭　每孔加封闭液100μl，37℃水浴1小时。

4. 洗板　用洗涤液Ⅱ洗3次，操作同上。

5. 加样本及ST单克隆抗体　每孔分别加各试验菌株毒培养液50μl，稀释的ST单克隆抗体50μl（先在ST单克隆抗体管中加0.5μl稀释液，混匀后全部吸出于1.6ml稀释液中，混匀备用），37℃水浴1小时。

6. 洗板　用洗涤液Ⅱ洗3次，操作同上。

7. 加酶标记兔抗鼠Ig复合物　先在酶标记兔抗鼠Ig复合物管中加0.5ml稀释液，混匀后全部吸出于3.6ml稀释液中混匀，每孔加100μl，37℃水浴1h。

8. 洗板　用洗涤液Ⅱ洗3次，操作同上。

9. 酶底物反应　每孔（包括第一孔）各加基质液100μl，室温下避光5～10分钟，再加入终止液50μl。

（三）结果判定

以酶标仪在波长492nm下测定吸光度OD值。待测标本OD值大于阴性对照3倍以上为阳性。也可采用目测法，目测颜色为桔黄色或明显高于阴性对照为阳性。

第八节　食品快检的主要辅助设备

一、微型电子天平（手掌秤）

如题3－27所示。

（一）技术指标

1. 最大量程　200g。

2. 分度值 0.1g。

3. 电源 1.5V（3 粒 SR44 钮扣电池）。

4. 外形尺寸 140mm×76mm×15mm。

5. 功能 去皮、自动校正、过载指示。

（二）使用说明

1. 开机 按下“T/ON”开机。稍后再按“T/ON”为清零。如在称盘一上放上称量器皿后，再按一次“T/ON”为去皮清零，此时可向称量器皿中加入称量物质进行称量。注意：去皮清零后一次加入的物质量不要低于 0.5g，否则不要采取去皮清零的方法。

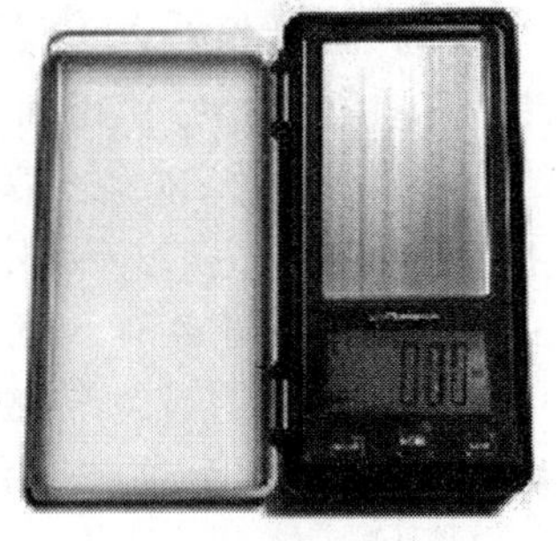

图 3－27 微型电子天平

本天平设有自动保护功能。开机连续工作时间超过 5 分钟后会自动关机。

2. 关机 本天平有 3 种关机方式。

（1）按下“C/OFF”，即关机。

（2）显示“0.0”状态 30 秒后，即自动关机。

（3）在其他显示状态持续 5～7 分钟后，即自动关机。

3. 低电显示 电池电压过低时，电池标志闪亮。此时须更换电池，否则称量可能不准确。

4. 校正 如需校正，按以下步骤操作。

（1）按“T/ON”开机时，立即按住“C/OFF”键，显示“CAL”时松开；再按“T/ON”键，待显示“C_ _”后，放上 200g 砝码（即：最大量程砝码），观察天平稳定后，显示“200.0g”时，即完成校准。

（2）如出现“C_ _ F”，表示校正有误，2 秒后显示“0.0”应关机后重新操作。

（3）如果显示“CAL”时，不需校正，按“C/OFF”键两次，显示“END”按“T/ON”退出，进入称量状态。

（4）如果显示“C_ _”时，不需校正，按“C/OFF”键，进入称量状态。

5. 单位转换 按“T/ON”开机时，立即按住“C/OFF”键，待显示“CAL”时松开；再按“C/OFF”键，显示“UNIT”，1 秒钟后显示原来单位，如需转换，按“T/ON”键，每按一次即转换一个单位。确认后，按“C/OFF”键，显示“END”按“T/ON”键，进入称量状态。

二、农药残留速测仪

如图 3－28 所示。

（1）仪器通电，开始升温，默认温度为 40℃。温度达到后，仪器报鸣提示可以工作。

（2）揭去农药速测卡上的塑料薄膜，插入仪器加热板中（白色药片朝下）。在白色药片上滴加 2～3 滴提取液（滴加量以加热预反应后药片湿润不干为宜）。

（3）敞开仪器盖，按 START 键，加热预反应开始，仪器默认时间为 10 分钟，到达时间后仪器报鸣提示。

（4）合上仪器盖（橘红色药片与白色药片叠合在一起），继续恒温加热，仪器默认时间为3分钟，仪器报鸣提示。

(5) 打开仪器盖，观察纸片反映情况。与空白对照纸片颜色（蓝色）相同时为阴性结果。白色为阳性结果。介于两者之间时，为弱阳性结果。对于阳性和弱阳性结果的样品应重复测定。

(6) 仪器盖上有改变仪器默认参数的操作说明，可供参考。冬季仪器加热预反应的时间一般为10分钟，夏季可设定为5分钟。药片叠合反应的时间固定为3分钟。

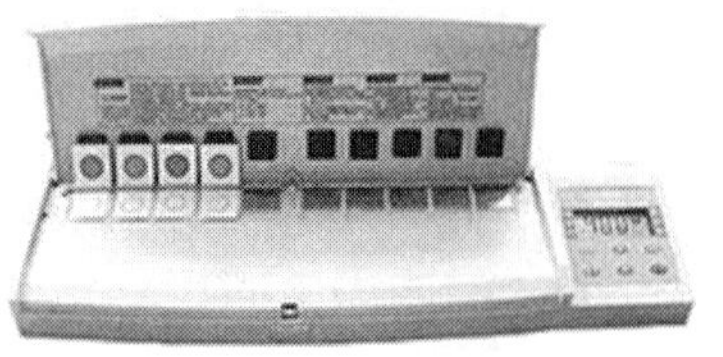

图3－28　药残留速测仪

三、便携式超声波清洗（提取）器

如图3－29所示。

(一) 用途

(1) 实验用器皿的快速清洗。

(2) 蔬菜中农药残留的快速提取。

(3) 固体试剂或固体样品的快速溶解。

(二) 使用方法

(1) 打开保护盖，在槽内加入适量的水，加水量最少不得低于下端液位线，最多不得超过上端液位线，对于较脏的器皿，可在水中放一些清洗剂。将器皿放入篮子内浸入清洗槽中，放好上盖。用作提取器时，提取器皿可直接放入水中不盖上盖。

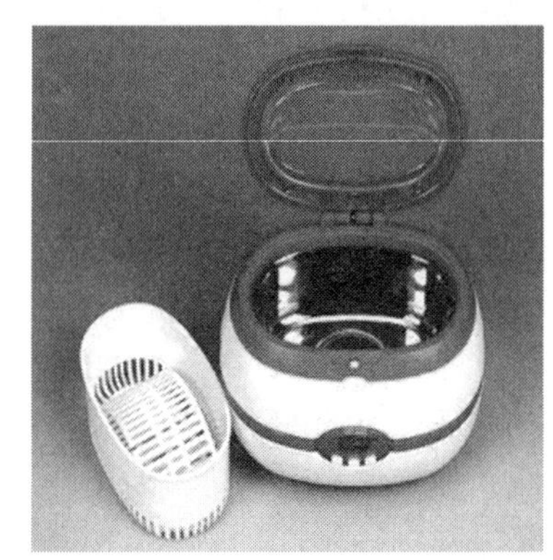

图3－29　便携式超声波清洗（提取）器

(2) 将插头插入220V/50Hz三芯电源插座上，按下ON开关，启动开始。20分钟会自动关闭，对于特别难清洗的物件可延长清洗时间。作为提取器时，适时手动关闭。

(3) 完毕后拔掉电源，倒掉清洗槽中的水，擦干清洗器上的水渍，然后将之存放在安全干爽的地方。

(三) 注意事项

(1) 必须加水后再操作。

(2) 加水不要过量，避免水溢出侵入清洗器内部。

(3) 不得使用强酸、强碱等化学试剂作为清洗剂。

(4) 在正常情况下，清洗器连续工作10～15分钟后会自动升温，升温不会超过70℃。

(5) 操作完毕后拔下电插头，避免长时间通电。

四、微型离心机

如图3－30所示。将待分离的样品溶液加入离心管中，将离心管对称放入底座中，盖上盖子即开始离心。从透明上盖观察离心情况，打开盖子即自动停止工作。

注意事项：内置温度继电器，仪器长时间工作后会自动切断电源，保护电机的使用寿命。不使用时最好把盖子打开，避免离心机长时间通电。离心管必须对称放入底座。

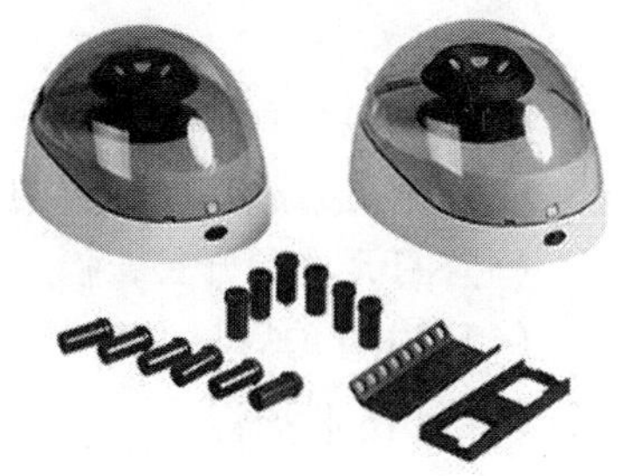

图 3－30 微型离心机

五、多功能剪刀

如图 3－31 所示。

1. 用途 样品剪切，罐头及瓶盖开启，削果皮、去鱼鳞等。

2. 技术指标 剪体为不锈钢材料，剪柄为工程塑料。

3. 使用说明 双片剪用于剪切，单片剪用于切削。

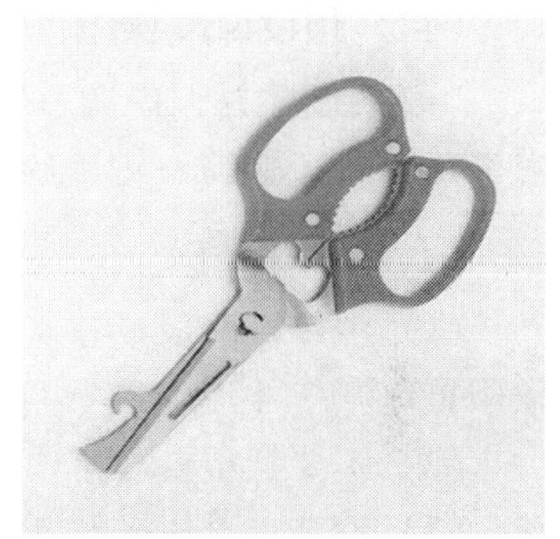

图 3－31 多功能剪刀

六、微型电热水浴锅

在某些检测项目中，需要恒温水浴或沸水浴，可使用微型电热水浴锅（图 3－32）。

（一）使用方法

（1）将水放入锅内，注意不要装得太满。

（2）锅体放入底座，转动几下，确保锅底与发热盘贴紧。

（3）接通电源，将调温器旋钮调至适当高度，指示灯亮，表示通电加热，指示灯熄灭后，即处在自动控温状态。测量水温，记注旋钮位置，以后使用时直接调到此处。

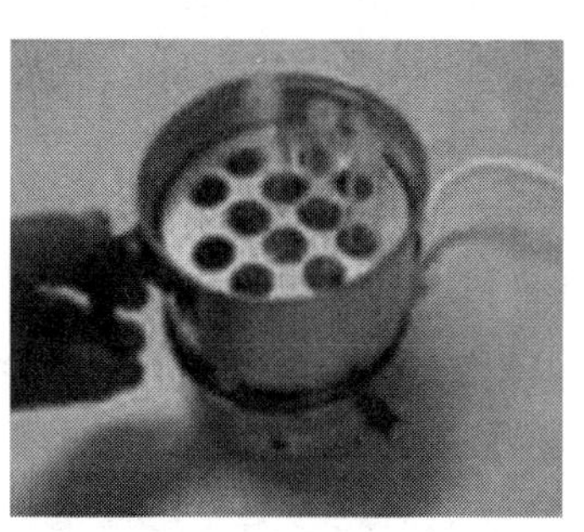

图 3－32 微型电热水浴锅

（二）注意事项

（1）为确保安全，必须在符合本锅规定的额定电压下使用，并具有可靠的接地。

（2）为确保最佳传热效果，电热锅使用时锅底与发热盘必须相互贴紧，严禁直接在发热盘上加热其他物质。

（3）使用前锅内必须先放入水，然后接通电源，严禁空烧。

（4）本锅严禁油浴，以防锅体变形而发生意外。

（5）清洗时连接器应取下，电器部份不能浸水。

（6）用后及时洗净擦干放在干燥处保存，并将调温器调至最大“5”位置。

七、小型恒温培养箱

如图 3－33 所示。

（一）适用范围

适用于提供微生物快速检测的恒温培养环境。

（二）安装

（1）从包装盒里取出，插上电源。

（2）把支架放在所要求的位置，温度计插入支架。

（3）打开电源开关，检查指示灯是否亮。

（4）30 分钟后，温度大约达到 35℃。

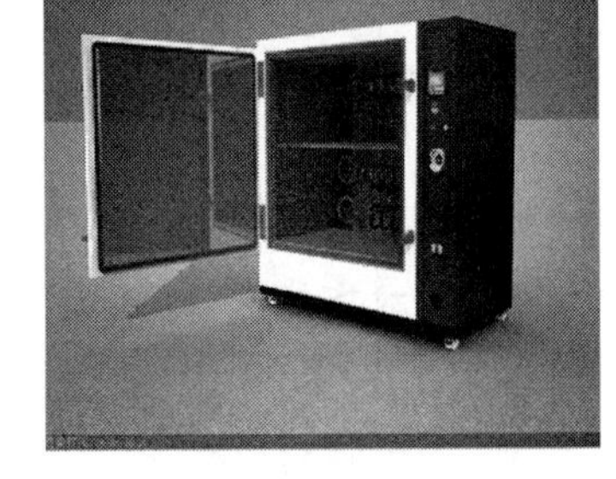

图 3－33　小型恒温培养箱

（三）技术指标

1. 温度测量范围　24～45℃。

2. 温度测量精确度　±1℃。

（四）预设温度操作

用螺丝刀旋转温度调节器，左旋，温度降低；右旋，温度升高，每旋 1mm 温度约改变 1℃。

（五）注意事项

（1）浸片培养仪可在水平位或垂直位使用但要避免太阳光直射在门上。

（2）不要把塑料培养管直接放在仪器的底座上，要使用提供的支架。

（3）清洁：浸片培养仪可用标准清洗液和消毒试剂清洁。含有甲醇、丙酮等溶液不能用来清洁浸片培养仪。

（4）浸片培养仪内有过热保险丝装置，避免意外加热，并确保仪器的安全。

（5）保险丝不可自行更换，如有需要，请与供应商联系。

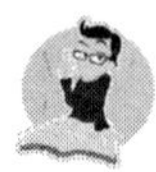

思考题

1. 试述食品安全快速检测采样的原则和方法。
2. 食品中检测的一般理化指标主要有哪些？
3. 简述劣质牛乳的快速检测方法。
4. 试述 pH 检测仪的使用步骤。
5. 毒鼠强的检测方法有哪些？
6. 试述 Petrifilm 测试片法中涂抹采样法和接触采样法的区别。

参考文献

[1] 王林，王晶，周景洋．食品安全快速检测技术手册．北京：化学工业出版社，2008.

[2] 师邱毅，纪其雄，许莉勇．食品安全快速检测技术及应用．北京：化学工业出版社，2010.

[3] 朱克永，揭广川，包志华．食品检测技术：食品安全快速检测技术．北京：科学出版社，2010.

[4] 朱国念．农药残留快速检测技术．北京：化学工业出版社，2008.

[5] 方波，钟良康．食品中敌敌畏与敌百虫快速测定方法的探讨．现代预防医学，2006，33（4）．
[6] 周玉玲．食用菌中荧光增白物质快速检测技术的探讨．新疆农业科技，2010，5.
[7] 凌关庭．食品添加剂手册．第3版．北京：化学工业出版社，2003.
[8] 江桂斌．环境样品前处理技术．北京：化学工业出版社，2004.
[9] 王惠，吴文君．农药分析与残留分析．北京：化学工业出版社，2007.
[10] 郝贵增，等．肉类食品中兽药残留快速检测研究发展．肉类工业，2008，328（8）：54－56.
[11] 张可熠，等．动物性食品兽药残留的快读检测筛选方法．中国兽医寄生虫病，2008，16（4）：23－30.
[12] 林凯，等．餐检中亚硝酸盐快速检测方法的讨论．职业与健康，2007，23（22）：2051－2052.
[13] 康臻．食品分析与检验．北京：中国轻工业出版社，2009.
[14] 高海生．食品质量优劣及掺假的快速鉴别．北京：中国轻工业出版社，2002.
[15] 唐文理，窦家驹．常见食品中有害物质和掺假的快速检验．哈尔滨：黑龙江科学技术出版社，1991.
[16] 王燕．食品检验技术．北京：中国轻工业出版社，2008.
[17] 周光理．食品分析与检验技术．北京：化学工业出版社，2008.
[18] 邵俊杰．农药残留量分析手册．长沙：湖南科学技术出版社，1990.
[19] 阎吉昌．环境分析．北京：化学工业出版社，2002.

第四章

餐饮服务食品安全相关标准

学习要点

了解食品安全标准的内容、性质和法律效力，熟悉餐饮服务食品安全标准体系的组成和主要相关标准内容。

理解现行标准、强制性标准等概念，了解标准的起草、修订、发布或更新的程序和要求。

了解如何用好食品安全标准，充分发挥食品安全标准应有的效力。

餐饮服务食品安全是关系到人民群众身体健康的头等大事，也是餐饮服务企业良好经营的前提条件。餐饮服务是食品消费的终端环节，餐饮服务生产经营活动除需要行业自身的法制化、规范化管理和餐饮服务监督管理系统的监管外，还依赖于餐饮服务食品原辅料等前端环节的全程规范管理和监督。因此，餐饮服务监管人员必须学习食品安全相关法律规范、规章和有关技术法规，并系统地学习了解食品安全标准。

《食品安全法》提出了食品安全标准作为食品领域唯一强制执行的标准，由国务院卫生行政部门负责制定、公布，国务院标准化行政部门提供国家标准编号。国务院颁布的《食品安全法实施条例》要求，国务院卫生行政部门会同国务院农业行政、质量监督、工商行政管理和国家食品药品监督管理以及国务院商务、工业和信息化等部门制定食品安全国家标准规划及其实施计划。

构建科学合理的餐饮服务食品安全标准体系，完善制定和全面执行食品安全标准，是确保食品安全可靠、人民生活安康、社会和谐稳定的有效手段。

第一节　食品安全标准概述

我国 2009 年 6 月 1 日颁布实施的《中华人民共和国食品安全法》从法律的层面上，界定了“食品安全标准”的概念，涉及食品安全标准规范的条款共有 9 条，对食品安全标准制度作了明确的规定，第三章对“食品安全标准”的内容等作了专门的规定。

一、食品安全标准的定义

1. 标准 在 GB/T 20000. 1 - 2002《标准化工作指南 第1部分：标准化和相关活动的通用词汇》2. 3. 2 中标准的定义是："为了在一定范围内获得最佳秩序，经协商一致制定并由公认机构批准，共同使用的和重复使用的一种规范性文件。"

因此标准是一种特殊的文件。

2. 食品安全标准 食品安全标准是指为了保证食品安全，对食品生产经营过程中影响食品安全的各种要素以及各关键环节所规定的统一技术要求。

可以将食品安全标准理解为规定食品安全和质量水平的规范性文件，食品安全标准的水平也是代表一个国家在食品安全、食品质量方面的水平。

在我国《食品安全法》中还规定了食品安全标准是强制执行的标准。

二、食品安全标准的性质

1. 强制效力 《食品安全法》第十九条规定，食品安全标准是强制执行的标准。除食品安全标准外，不得制定其他的食品强制性标准。

强制性标准具有法规属性，是国家在一定范围内通过法律的形式明确要求对于一些标准所规定的技术内容和要求必须执行，不允许以任何理由或方式加以违反、变更，是保障人体健康、人身、财产安全的标准和法律及行政法规规定强制执行的国家标准。包括强制性的国家标准、行业标准和地方标准。对违反强制性标准造成恶劣后果和重大损失的单位和个人，国家将依法追究当事人法律责任，要受到经济制裁或承担法律责任。

强制性的食品安全标准是食品安全法律法规的量化形式，是国家食品安全法律体系的技术指标体现形式，是各级行政机关从事食品安全管理和食品安全监督执法的基本依据，是贯穿行政执法工作的基线，具有行政执行的强制性。如果没有食品安全标准，食品安全管理就会失去基本的评判依据。同时，行政执法人员不严格按食品安全标准的要求对企业生产、经营进行监督管理，放任企业违反食品安全标准的规定，就是一种违反法律的渎职行为。

在餐饮服务食品安全监管中，食品安全标准是进行预防性和经常性食品安全监督的重要依据之一，也是餐饮服务食品安全监督管理、评价食品质量、行政执法判断、处理违法行为以及法院的案件判决等的重要技术依据。

2. 法律效力 按照我国《食品安全法》的规定，食品安全标准的宗旨是以保证公众身体健康为主，以做到科学合理、安全可靠为目的，并且是强制执行的标准，除此之外，不得制定其他的食品强制性标准。食品安全标准是《食品安全法》派生的技术性规范，具有国家法律法规所赋予的法律效力，是食品安全法制体系的组成部分。它的严肃性和强制性与食品安全法律法规等同，违反食品安全标准的规定就是违反食品安全的法律法规，就应当受到相应的经济制裁或法律制裁。

《食品安全法》第二十一条规定，国务院卫生行政部门作为食品安全国家标准的主管部门，负责制定、公布的食品安全标准是国家强制执行的标准，不但食品生产经营企业、行业必须遵照执行，同时也是国务院有关行政部门食品监督执法的依据。在食品安全法律体系各层次的法律规定中引用和使用食品安全标准，就是各类食品安全法律规定对食品安全的实质性要求，其本身法律效力大小取决于在食品安全法律体系哪个层次的法律规定引用和使用它。

3. 约束力　食品安全标准是食品生产和进入经营、消费环节的基本要求，是法律设定的行为规则在各种食品以及食品相关产品上的约束、延伸、细化和具体化。食品安全标准对生产过程、储存运输、经营销售和餐饮环节等可能存在和发生的有害因素（包括生物性、化学性和物理性）规定了指标、限量、检测方法等规范性的文件，其水平高低和执行的力度直接影响到食品的安全质量，关系到人的身体健康和生存质量，因此，食品安全标准的制定和执行是保证社会稳定、人民生活安康的基础工作。

三、食品安全标准的分类

（一）按标准制定的主体分类

1. 食品标准目前的现状　《食品安全法》公布施行前，我国已有食品、食品添加剂、食品相关产品国家标准2000余项，行业标准2900余项，地方标准1200余项，基本建立了以国家标准为核心，行业标准、地方标准和企业标准为补充的食品标准体系。

在2009年6月1日执行的《食品安全法》中，取消了食品安全的行业标准，统一纳入食品安全标准中，改变了长期以来我国的食品相关标准由国家标准、行业标准、地方标准、企业标准等四级标准构成的格局。目前食品安全标准在整合阶段，整合后按照标准制定的主体分为国家标准、地方标准和企业标准。已制定公布269项食品安全国家标准，包括乳品安全国家标准、食品添加剂使用、复配食品添加剂、真菌毒素限量、预包装食品标签和营养标签、农药残留限量以及部分食品添加剂产品标准，补充完善食品包装材料标准，提高了标准的科学性和实用性。

2. 食品安全国家标准　食品安全国家标准是指在全国范围内统一技术要求、统一执行所制定的强制性食品标准。《食品安全法》规定了国务院卫生行政部门作为食品安全国家标准的主管部门，负责制定、公布的食品安全标准是国家强制执行的标准（GB）。

3. 食品安全地方标准　《食品安全法》在第二十四条中规定，没有食品安全国家标准的，可以制定食品安全地方标准。由省、自治区、直辖市人民政府卫生行政部门组织制定食品安全地方标准，参照《食品安全法》有关食品安全国家标准制定的规定，并报国务院卫生行政部门备案。

卫生部2011年3月3日发布的《食品安全地方标准管理办法》规定“没有食品安全国家标准，但需要在省、自治区、直辖市范围内统一实施的，可以制定食品安全地方标准。”“省级卫生行政部门负责制定、公布、解释食品安全地方标准。卫生部负责食品安全地方标准备案。”上海市发布了2012年4月1日开始执行的《上海市食品安全地方标准管理办法》，对现行的食用农产品质量安全地方标准、食品卫生地方标准、食品质量地方标准和有关食品的地方标准中强制执行的标准予以整合，统一公布为食品安全地方标准。

4. 企业食品标准　《食品安全法》第二十五条规定，企业生产的食品没有食品安全国家标准或者地方标准的，应当制定企业标准，作为组织生产的依据。

企业食品标准由企业制定，由企业法人代表或法人代表授权的主管领导批准、发布，是企业组织食品生产、经营活动的依据。

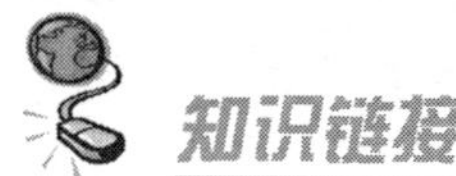

国家标准体系

《中华人民共和国标准化法》第六条规定，我国根据标准发生作用的有效范围，将标准分为国家标准、行业标准、地方标准和企业标准四级。

1. 国家标准 国家标准是在全国范围内统一的技术要求，由国务院标准化行政主管部门编制计划，协调项目分工，组织制定（含修订），统一审批、编号、发布。法律对国家标准的制定另有规定的，依照法律的规定执行。

国家标准是四级标准体系中的主体。国家标准的编号由国家标准的代号、发布的顺序号和发布的年号构成。国家标准又分为强制性国家标准和推荐性国家标准，其代号分别为（GB）和（GB/T）。

国家标准的年限一般为 5 年，过了年限后，国家标准就要被修订或重新制定。此外，随着社会的发展，国家需要制定新的标准来满足人们生产、生活的需要。因此，标准是一种动态的信息。

2. 行业标准 行业标准指对没有国家标准而又需要在全国某个行业范围内统一的技术要求所制定的标准。行业标准是对国家标准的补充，是专业性、技术性较强的标准。行业标准的制定不得与国家标准相抵触，国家标准公布实施后，相应的行业标准即行废止。

行业标准由我国各主管部、委（局）批准发布，在该部门范围内统一使用。各类行业标准均有分类代号，例如：BB（包装）、GA（公共安全）、HG、HGJ（化工）、HJ（环境保护）、JY（教育）、LB（旅游）、LD（劳动和劳动安全）、NY（农业）、QB、QBJ（轻工）、QX（气象）、SB、SBJ（商业）、SC（水产）、SN（商检）、WS（卫生）、YY（医药）等。

《中华人民共和国食品安全法》取消了食品安全的行业标准。

3. 地方标准 又称为区域标准，指对没有国家标准和行业标准而又需要在省、自治区、直辖市范围内统一安全、卫生的要求所制定的标准。地方标准由省、自治区、直辖市标准化行政主管部门制定，并报国务院标准化行政主管部门和国务院有关行政主管部门备案。地方标准在本行政区域内适用，不得与国家标准和行业标准相抵触。在公布国家标准或者行业标准之后，该地方标准即应废止。地方标准属于我国的四级标准之一。

地方标准的代号和编号：汉语拼音字母“DB”加上省、自治区、直辖市行政区划代码前两位数再加斜线，组成强制性地方标准代号。再加“T”，组成推荐性地方标准代号。如山西省强制性地方标准代号：DB14/，山西省推荐性地方标准代号：DB14/T。

4. 企业标准 企业标准是指企业所制定的产品标准和在企业范围内需要协调、统一的技术要求、管理要求和工作要求所制定的标准。企业标准由企业制定，由企业法人代表或法人代表授权的主管领导批准、发布，是企业组织生产，经营活动的依据。企业标准一般以“Q”作为企业标准的开头。《中华人民共和国标准化法》规定：企业生产的产品没有国家标准和行业标准的，应当制定企业标准，作为组织生产的依据。企业的产品标准须报当地政府标准化行政主管部门和有关行政主管部门备案。已有国家标准或者行业标准的，国家鼓励企业制定严于国家标准或者行业标准的企业标准，在企业内部适用。

（二）按标准内容与功能分类

1. 食品限量标准（又称基础标准） 即食源性健康危害物质的限量标准，它规定了食品中各种有害因素的最高限量，目的是为了使消费者在终生/每日消费某一种食品时，健康得到保证而不受伤害。

在食品限量标准中，对不同食品、食品相关产品中的有害物质或特定物质如农兽药残留、重金属、污染物质、致病性微生物、毒素以及违法添加的食品添加剂、营养强化剂等一些危害人体健康的物质或品种、使用或限量都作了技术规定。

2. 食品生产经营规范 是对食品生产加工条件、方法以及卫生管理措施等相关的行为所做的规定，因此它又称为行为标准，也是食品安全管理体系的主要内容。

生产经营规范对生产经营企业从设计、安全管理、原料、辅料、包装材料、生产过程、贮存、运输等有严格要求，有助于食品生产经营企业采用新技术、新设备，目的是保证最终产品的质量。

《食品安全法》第三十三条规定，国家鼓励食品生产经营企业符合良好生产规范要求，实施危害分析与关键控制点体系，提高食品安全管理水平。

3. 检验方法标准 是食品中各种致病物质及其他相关成分的检验方法标准。

是为了保证食品安全标准中所规定检验项目的检验结果对评价食品安全质量具有科学性、可比性、准确性、统一性和权威性而统一规定的检验条件和检验方法。

（三）各类标准之间的联系

《食品安全法》规定，卫生部作为食品安全国家标准的主管部门，公布的食品安全标准是国家标准、是强制执行的标准，不但食品生产经营的企业、行业必须遵照执行，而且也是国务院有关行政部门食品监督执法的依据，是食品标准体系中的主体，在全国范围内适用，其他各级食品标准不得与之相抵触。地方标准在本行政区域内适用，不得与国家标准和标业标准相抵触。在相应的国家标准公布之后，地方标准即应废止。企业标准在企业内部适用，已有国家标准的，国家鼓励企业制定严于国家标准的企业标准。

从内容上看，食品安全标准由食品限量标准、食品生产经营规范、检验方法标准三大类标准构成，其中的限量标准是食品安全标准中最基本、最核心的标准；生产经营规范是食品安全标准中最具控制意义的标准，在实现了过程管理，符合规范要求，食源性健康危害物质的含量就不会超过限量标准；而检验方法标准是对执行规范以及其他控制措施的效果以鉴定和评价的，也是承担法律责任的直接依据。食品安全方法标准是食品安全标准的主要部分，也是基础标准、产品标准等的配套和补充。

四、食品安全标准的制定

（一）食品安全标准制定的主体

1. 国家标准的制定 《食品安全法》第四条规定，“国务院设立食品安全委员会，其工作职责由国务院规定。”第二十一条规定，“食品安全国家标准由国务院卫生行政部门负责制定、公布，国务院标准化行政部门提供国家标准编号。

食品中农药残留、兽药残留的限量规定及其检验方法与规程由国务院卫生行政部门、国务院农业行政部门制定。屠宰畜、禽的检验规程由国务院有关主管部门会同国务院卫生行政部门制定。有关产品国家标准涉及食品安全国家标准规定内容的，应当与食品安全国家标准相一致。”“第二十二条规定，“国务院卫生行政部门应当对现行的食用农产品质量安全标准、食品卫生标准、食品质量标准和有关食品的行业标准中强制执行的标准予以整合，统一公布为食品安全国家标准。”

食品安全标准制修订工作是《食品安全法》赋予卫生行政部门的一项重要的职责。《食品安全法实施条例》第三章对此也作了进一步细化。目前，国务院卫生行政部门正在对原有（现行）的食用农产品质量安全标准、食品卫生标准、食品质量标准和有关食品的行业标准中强制执行的标准予以整合、制（修）订，统一公布为食品安全国家标准。

2. 地方标准的制定 《食品安全法》“第二十四条规定，没有食品安全国家标准的，可以制定食品安全地方标准。省、自治区、直辖市人民政府卫生行政部门组织制定食品安全地方标准，应当参照执行本法有关食品安全国家标准制定的规定，并报国务院卫生行政部门备案。”

为规范食品安全地方标准管理工作，根据《食品安全法》及其实施条例，卫生部组织制定了《食品安全地方标准管理办法》。许多省、市已经出台了多项餐饮服务食品安全地方标准。

3. 企业标准的制定

《食品安全法》第二十五条规定，企业生产的食品没有食品安全国家标准或者地方标准的，应当制定企业标准，作为组织生产的依据。国家鼓励食品生产企业制定严于食品安全国家标准或者地方标准的企业标准。企业标准应当报省级卫生行政部门备案，在本企业内部适用。

食品安全企业标准是《食品安全法》规定的食品安全标准体系中重要的组成部分，一经制定并备案生效后，对该企业就具有强制性。

（二）食品安全标准制定的依据及技术要求

1. 依据相关法律制定标准 食品安全标准的制定首先应依据《食品安全法》第十八条规定，“制定食品安全标准，应当以保障公众身体健康为宗旨，做到科学合理、安全可靠。”第二十一条规定，“…… 有关产品国家标准涉及食品安全国家标准规定内容的，应当与食品安全国家标准相一致。”

制修订标准需要不断增强食品安全标准与上位法规的契合度，同时应结合我国食品现状和行业实际情况，综合考虑我国食品进出口贸易和与国际食品标准接轨的因素。

2. 以食品安全风险监测和评估结果为标准制定的基础 根据《食品安全法》第二十三条规定，“……制定食品安全国家标准，应当依据食品安全风险评估结果并充分考虑食用农产品质量安全风险评估结果，参照相关的国际标准和国际食品安全风险评估结果，并广泛听取食品生产经营者和消费者的意见。”我国建立了国家食品安全风险评估制度，成立了国家食品安全风险评估专家委员会，对食品、食品添加剂中生物性、化学性和物理性危害进行风险评估。风险评估结果为制定、修订食品安全标准，对食品安全实施监督管理提供和奠定科学的依据。

3. 按照标准编写指南的要求　国家标准 GB/T1《标准化工作导则》、GB/T20000《标准化工作指南》、GB/T20001《标准编写规则》共同构成支撑标准编制工作的基础性系列国家标准，如：GB/T 1.1－2009《标准化工作导则　第 1 部分：标准的结构和编写》，规定了标准的结构、起草表述规则和编排格式，并给出了有关表述样式，是编写和使用标准的基础。制定食品安全标准时，依据国家标准化指导性技术文件的要求，编写食品安全标准。

（三）餐饮服务食品安全标准制定工作

1. 餐饮服务的现状和发展　“民以食为天，生以食为本”，餐饮服务作为我国第三产业中的一个传统服务性行业，近 20 年来一直展现出繁荣兴旺的局面，全国的餐饮营业额年增幅都保持在两位数以上。据国家统计局统计，2010 年，我国餐饮业收入 17636 亿元，同比增长 18.0%，占全年社会消费品零售总额的 11.4%；2011 年，餐饮收入 20543 亿元，比上年增长 16.9%；占全年社会消费品零售总额的 11.4%。餐饮业在良好的经济环境下，保持着平稳快速增长的态势，餐饮消费持续成为消费品市场的一大亮点。伴随着政府拉动消费的政策影响、城乡居民收入较快增长和消费观念更新等因素，未来餐饮业依然是引人注目的消费热点，中国餐饮消费水平将继续保持高速增长。据商务部关于《“十二五”期间促进餐饮业科学发展的指导意见》，截至 2010 年底，全国餐饮企业约 40 万家，从业人员超过 2200 万人，在“十二五”期间，餐饮业还将保持年均 16% 的增长速度，到 2015 年零售额突破将 3.7 万亿元。餐饮服务行业巨大，发展迅猛，餐饮服务行业巨大，发展迅猛，餐饮服务食品安全监管需要大量的技术、人力和物力，科学的监管和标准制定将更凸显监管的迫切需要和实际效果。

2. 制定餐饮服务食品安全标准的迫切性　由于餐饮消费环节处于从农田到餐桌整个食品链中的最末端，与农业、食品生产企业以及流通各环节密切相关，而且，我国餐饮企业经营类别广泛、经营网点多，服务质量参差不齐，监管难度大，餐饮服务食品的检测方法和检测手段相对缺失和落后等等，这些都给我国快速发展的餐饮业的食品安全带来较大隐患。

近年来餐饮服务环节食源性疾病的发生占总食源性疾病的比例都是最高的，全国报告的食源性疾病中 70%～80% 发生在餐饮环节。2009 年，卫生部共收到全国食物中毒事件报告 271 起，中毒 11007 人，死亡 181 人。其中，发生在餐饮服务单位的 51 起，中毒 2821 人，死亡 5 人，与 2008 年相比分别增加 37.84% 和 9.81%，死亡人数增加 3 人。

国家食品药品监督管理系统履行餐饮服务食品安全监管新职责以来，大力践行科学监管理念，以“完善监管制度、创新监管机制、提升监管能力，提高保障水平”为总体思路，全面加强行政监管和技术监督，制定完善了一系列的监管制度，已出台了《餐饮服务许可管理办法》、《餐饮服务食品安全监督管理办法》、《餐饮服务许可审查规范》、《中央厨房许可审查规范》和《餐饮服务食品安全操作规范》以及监督抽检工作规范、重大活动监管规范、采购索证索票管理规定等法律、法规、规章、规范性文件和监管制度，2012 年还就实施餐饮服务食品安全监督量化分级管理工作提出《实施餐饮服务食品安全监督量化分级管理工作的指导意见》，配合卫生部制定了《餐饮业卫生规范》和《集体用餐配送单位卫生规范》食品安全国家标准（征求意见稿），全面推进餐饮服务食品安全监管，提升了餐饮服务食品安全监管工作的法治化、科学化水平。

国家食品药品监督管理系统“十二五”规划中，食品药品监管工作的四大目标和五项任务中提到，在“十二五”时期要“推动建立餐饮服务食品安全标准体系”，将制定餐饮服务食品安全标准的迫切性提上议事日程。建立健全涉及餐饮服务食品安全各级标准体系，坚持高标准、严要求的原则，才能为餐饮服务食品安全监管执法提供有力的技术支撑。

3. 餐饮服务食品安全标准制修订的人才队伍建设 目前国家已经制定发布了《食品安全国家标准“十二五”规划》。食品药品监管系统食品相关专业技术人员比较欠缺，各级食品药品检验所中食品相关专业技术人员仅占总技术人员的5%以下，因此加大人才队伍建设，积累丰富的经验，承担与食品安全相关的课题研究，注重餐饮服务食品安全标准制修订人才队伍的建设，鼓励技术人员和监管人员积极参与到餐饮服务食品安全标准的制修订工作中去，培养和造就一支结构合理、素质优良的标准制修订专业人才队伍，是做好餐饮服务环节标准制修订工作的关键。

如：上海市食品药品监督所非常重视食品安全标准的制修订工作，尤其是餐饮服务食品安全标准的制修订工作，采取多措并举，设置专门机构、专职人员承担食品安全国家标准和地方标准制修订以及企业标准备案工作，不断加大标准制修订专业人才培养，初步形成了一支既熟悉食品安全监管业务又熟悉食品安全标准制修订工作的复合型人才队伍。互相促进、共同提升了标准制修订和日常监督的关系，对监督人员正确应用标准，提高行政执法水平发挥了积极的促进作用，并形成系统的餐饮服务食品安全标准体系和工作模式，使餐饮服务食品安全技术监管自上而下有法可依。

4. 制定地方标准和传统特色食品标准 尽快制定地方传统特色食品的地方标准和相关加工企业的生产过程卫生规范，逐步引导餐饮服务企业特别是小型企业向正规化发展。

5. 学习和参照国际先进标准的制定 加大国内餐饮业标准建设的同时，应多参与国际标准的制定。通过参与国际标准的制定，为提高我国餐饮业标准等级，提升行业的国际竞争力奠定基础，从根本上提升餐饮企业的卫生安全管理水平，规范日常服务行为，尽可能地消除餐饮服务各环节中的不安全因素和内在隐患，最大限度地保障公众饮食消费安全。

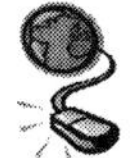

知识链接

国家食品安全标准的制定

为了保证标准制修订的质量和适用性. 提高标准的制修订水平，缩短标准制修订周期，实现标准制修订过程的公平、公正、协调和有序，标准的制修订要遵循一定的工作程序。借鉴世界贸易组织（WTO）、国际标准化组织（ISO）和国际电工委员会（IEC）关于标准制定阶段划分规定，我国《国家标准管理办法》规定了标准制定程序大致可以分为计划、准备、起草、审查和报批几个环节，在我国颁布的GB/T 16733－1997《国家标准制定程序的阶段划分及代码》中，确立了国家标准的制定程序分为9个阶段。

食品标准遵循该标准，其制修订程序与一般标准的制修订程序基本一致。为规范食品安全标准管理工作，2010年卫生部起草并发布《食品安全国家标准管理办法》。该办法分七章，包括：总则，规划、计划和立项，起草，审查，批准和发布，修改和复审，附则，共计四十二条。在第四条中规定了食品安全国家标准制（修）订工作包括规划、计划、立项、起草、审查、批准、发布以及修改与复审等。

依据《食品安全国家标准审评委员会章程》、《食品安全国家标准管理办法》、《标准制（修）订项目委托协议书》，食品安全标准的审评工作主要由食品安全国家标准审评委员会负责。第一届食品安全国家标准审评委员会由10个专业分委员会的350名委员与工业和信息化、农业、商务、工商、质检、食品药品监管等20个单位委员组成，主要职责是审评食品安全国家标准，提出实施食品安全国家标准的建议。对食品安全国家标准的重大问题提供咨询，承担食品安全标准其他工作。委员会下设食品产品、微生物、生产经营规范、营养与特殊膳食食品、检验方法与规程、污染物、食品添加剂、食品相关产品、农药残留、兽药残留10个专业分委员会。

标准实施后，国务院卫生行政部门和省、自治区、直辖市人民政府卫生行政部门应当会同同级农业行政、质量监督、工商行政管理、食品药品监督管理、商务、工业和信息化等部门，对食品安全国家标准和食品安全地方标准的执行情况分别进行跟踪与评价，并应当根据评价结果适时组织修订食品安全标准。

（四）现行食品标准的清理整合

1. 食品标准清理整合必要性　我国食品标准经过50多年的发展，逐步形成了以国家标准为主体，各行业标准、地方标准和企业标准的四级标准，对食品质量和安全形成了一个相互补充和相对整体的控制体系。但是随着社会科学技术的发展，尤其是现代高科技技术如生物技术、转基因技术、提取和分离技术等快速的应用等，在食品农业的生产、食品工业的加工制作、食品流通涉及的存储转运以及食品包装等各领域，均已远远不同于传统的食品生产和流通。并且，受我国食品产业发展整体水平、风险评估能力和食品标准研制条件等因素制约，食品标准存在一些突出问题，如：标准水平参差不齐，四级标准体系出现控制交叉、脱节和矛盾等；个别重要标准或者重要指标缺失，尚不能满足食品安全监管需求；标准的科学性、合理性和通用性不强，部分标准标龄长、增修订滞后以及与国际标准存在差距等不适应社会和时代发展的局面，很有必要对现行食品标准进行清理整合。

2. 清理整合现行食品标准的方案、部署　《食品安全法》的颁布为食品安全标准的整合协调开创了新局面。依据国务院国《国务院办公厅关于印发食品安全整顿工作方案的通知》（国办发〔2009〕8号）要求，我国正在进行实施整顿措施，完善食品安全标准的工作。对现行的食用农产品质量安全标准、食品卫生标准、食品质量标准和有关食品的行业标准中强制执行的标准予以整合，统一公布为食品安全国家标准。

根据产品的质量标准，可以将产品分成一、二、三级，但产品的等级与食品安全没有关系，所有等级的产品均符合食品安全标准，即不能说一级就是安全的，二级三级就不安全。

《食品安全法》规定，“食品安全国家标准公布前，食品生产经营者应当按照现行食用农产品质量安全标准、食品卫生标准、食品质量标准和有关食品的行业标准生产经营食品。”

《食品安全法》颁布以来，卫生部会同农业部门制定了清理整合现行食品标准的工作方案，部署开展和加快推进食品、食品添加剂、食品相关产品以及食品包装材料等产品标准的清理整合工作。由医学、农业、食品、营养等方面的专家以及国务院有关部门的代表组成了食品安全国家标准审评委员会。健全完善食品安全标准体系，清理整合现行食品标准，制（修）订食品安全标准的工作正在抓紧进行。

3. 新的食品安全国家标准　截至2012年6月，经食品安全国家标准审评委员会审查通过，卫生部已经制定并公布了269项食品安全国家标准，包括乳品安全国家标准、食品添加剂使用、复配食品添加剂、真菌毒素限量、预包装食品标签和营养标签、农药残留限量以及部分食品添加剂产品标准，补充完善食品包装材料标准，提高了标准的科学性和实用性。新标准几乎涵盖食品中所有重要安全限量规定，比如食品添加剂使用标准规定了16大类食品中23类2314种添加剂的使用范围、使用量，食品中污染物限量中规定了铅、镉、砷、汞等13种重要污染物在22大类食品中的限量。同时还公布了多项新的食品添加剂产品标准和蜂蜜标准，会同农业部门发布2项农药残留限量标准（含66种农药），废止了食品中锌、铜、铁限量标准，取消了食品污染物限量标准中的硒指标。依据食品工艺必要性和安全性审查情况，调整允许使用的食品添加剂品种，撤销了溴酸钾、过氧化苯甲酰、过氧化钙等食品添加剂品种，对全面提高食品安全标准的水平，有效的控制食品安全发挥了应有的功能和作用。

五、食品安全标准的运用

1. 食品安全标准的作用　《食品安全法》第三条规定，“食品生产经营者应当依照法律、法规和食品安全标准从事生产经营活动，对社会和公众负责，保证食品安全，接受社会监督，承担社会责任。”

食源性疾病虽然只会发生在消费环节，但食品安全的风险因子并不只有在消费环节才能进入食物链。食品安全风险因子可以来自于环境、农业生产、食品加工、食品储藏、食品运输、食品消费等各环节，任何环节食品安全控制措施不力，都将导致食源性疾病的发生。各级食品安全监管部门应按照《食品安全法》的规定，根据食品安全的规律，认真策划、组织和实施食品安全工作，使各部门形成合力，针对食品安全的重点环节、重点品种、重点危害采取联动一致的监管措施。

2. 食品安全标准查阅　《食品安全法》第二十六条规定了“食品安全标准应当供公众免费查阅。”

（1）国内食品安全国家标准和一些食品标准可以在以下网站查阅。

国家标准文献共享服务平台 http：//www. cssn. net. cn/

国家标准化管理委员会 http：//www. sac. gov. cn

国家标准频道 http：//www. chinagb. org/

标准技术网 http：//www. bzjsw. com/

工标网 http：//www. csres. com/

国家卫生部网站 http：//www. moh. gov. cn/publicfiles/business/htmlfiles/wsb/

食品伙伴网 http：//down. foodmate. net/standard

（2）国外标准查询

标准化国际组织 http：//www. iso. org

食品法典委员会 http：//www. codexalimentarius. net

国家食品药品监督管理局编制的《国际食品法典汇编》（1－4 册）

……

3. 餐饮服务食品安全标准的选择　餐饮服务食品安全监督工作中涉及餐饮环节使用的原料、产品、调味料等和所用的工用具、容器、餐饮具等，均可以采用国家食品安全标准来评价、鉴定其质量，以此保证食品安全。在标准的应用中应注意以下方面。

（1）检验检测方法的适用性。

（2）食品判断（限度）标准和检验检测方法标准的匹配性。

（3）正确选择检验项目。

（4）由专人定期对检测标准进行有效性查询，及时更新作废标准。

（5）应按照标准制定的主体、标准的效力性质来选择标准的应用，除权威机构指定或有特殊原因时。

4. 食品安全标准的使用

（1）标准中引用的文件　分为“规范性引用文件”和“参考文献”（或叫“资料性引用文件”）。所谓“规范性的引用”是指标准引用了这些文件或文件的条款后，这些文件或条款即构成标准整体不可分割的一部分，所引用的条款与标准文本中规范性要素具有同等的效力。使用标准时，要想符合标准，除了要遵守标准中规范性内容外．还要遵守规范性引用文件中被引用的条款。

（2）引用文件的引用方式　引用的方式明确区分为“注日期引用”和“不注日期引用”。

在规范性引用文件一章所给出文件的年号以及完整名称的为注日期引用的文件，意味着只使用所注日期的版本，其以后修订的新版本、甚至修改单（不包括勘误的内容）中的内容均不适用。如果使用标准的相关方认为可以使用这些文件的最新版本并可行的话，建议最好使用最新版本。

在规范性引用文件一章所列的表中不标出文件年号的为不注日期引用文件，应采用其最新版本，包括该文件的所有修改单和修订版本都适用引用它的标准。

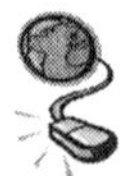

知识链接

国家标准小常识

1. 标准的构成要素

标准的构成要素有规范性要素和资料性要素，规范性要素为声明符合标准而需要遵守的条款的要素；资料性要素为标示标准、介绍标准、提供标准附加信息的要素；规范性要素中分为一般要素和技术要素；资料性要素中分为概述要素和补充要素。

2. 标准的基本框架

（1）标准名称。

（2）规范性技术要素 术语和定义、规范性引用文件、正文（范围、要求）、规范性附录。

（3）资料性要素 封面、引言、前言、目次、资料性附录、索引、参考文献等。

（4）实例 GB2760－2011《食品安全国家标准 食品添加剂使用标准》的基本框架如下。

前言

正文

1 范围

2 术语和定义

3 食品添加剂使用原则

4 食品分类系统

5 食品添加剂的使用规定

6 营养强化剂

7 食品用香料

8 食品工业用加工助剂

9 胶基糖果中基础剂物质及其配料

附录 A 食品添加剂的使用规定

附录 B 食品用香料使用规定

附录 C 食品工业用加工助剂（以下简称" 加工助剂"）使用规定

附录 D 胶基糖果中基础剂物质及其配料名单

附录 E 食品添加剂功能类别

附录 F 食品分类系统

第二节 餐饮服务环节食品安全标准的内容和标准体系

一、食品安全标准的内容

（一）法律中规定的食品安全标准内容

由于食品的安全和内在质量变化涉及“从农田到餐桌”的全程控制，因此，食品安全标准需确保食品安全，保护消费者的身体健康。《食品安全法》第二十条中列出了食品安全标准应当包括下列内容：

“（一）食品、食品相关产品中的致病性微生物、农药残留、兽药残留、重金属、污染物质以及其他危害人体健康物质的限量规定；

（二）食品添加剂的品种、使用范围、用量；

（三）专供婴幼儿和其他特定人群的主辅食品的营养成分要求；

（四）对与食品安全、营养有关的标签、标识、说明书的要求；

（五）食品生产经营过程的卫生要求；

（六）与食品安全有关的质量要求；

（七）食品检验方法与规程；

（八）其他需要制定为食品安全标准的内容。"

食品安全标准必须控制食品中对人体具有安全性危害或影响人体健康的项目，以避免或减少食品在生产、加工、流通和消费的整个食物链过程中可能出现和污染有毒、有害物质而设定。食品安全除了直接和食品相关外，还与影响食品安全的食品相关产品密切相关，包括农业投入品、加工助剂、食品容器、食品包装材料、食品用工具、设备、洗涤剂、消毒剂等，因此食品安全标准涵盖食品及食品相关产品的质量标准和安全性标准。

根据餐饮服务食品安全的控制、监管特点和检验的需求，除食品安全通用性基础限量标准、检验方法标准和食品质量标准外，还主要涉及餐饮服务的食品安全体系管理、食品原辅料、餐饮食品储藏、餐饮环境控制、餐饮环节加工制作和从业人员健康、食炊具以及洗涤消毒等相关环节的食品安全标准。

（二）食品安全管理要求

1. 食品安全管理体系　我国餐饮服务经营业态主要为餐馆、饭店、食堂、餐饮店、快餐盒饭企业等，建立食品安全管理体系，预防性的开展食品安全监控有很强的必要性。GB/T 27306－2008《食品安全管理体系　餐饮业要求》根据餐饮服务食品安全的特点，针对性的规定了餐饮业食品生产经营过程的管理要求、卫生要求、建立和实施食品安全管理体系的特定要求，包括人力资源、前提方案、关键过程控制、检验、产品追溯与撤回、应急措施的建立等。标准在关键过程控制中提出餐饮食品加工的原辅料采购要求和管理、储存和粗加工，提出了对热菜、凉菜、面点、冷加工糕点、鲜榨果汁和果盘、生食海产品加工的要求，还对配送食品包括餐饮具、配送标签、配送温度和时间的要求作出了管理规定，同时还关注了对影响食品安全的餐饮前台服务过程，餐饮具清洗消毒方法和效果评价，要求实施就餐环境控制，提倡服务过程精细化、避免产品交叉污染、严格餐饮具清洗消毒、建立检验制度并推荐检验项目，确保餐饮食品安全。该标准是在食品安全管理体系（ISO 22000）餐饮业要求的基础上针对餐饮服务环节提出的特定要求。

餐饮服务管理体系的标准还有 GB/T 13391－2009 餐饮企业的等级划分和评定，GB/T 23498－2009 海产品餐饮加工操作规范等。

2. 危害分析与关键控制点（HACCP）　食品安全管理体系的核心是通过危害分析,识别评价危害的严重性，确定采取控制的措施，其中"危害分析"和"确定关键控制点"是基础和重要的步骤，危害分析是否充分、关键控制点是否识别准确，直接决定了控制措施的有效性。危害分析与关键控制点（HACCP）体系是运用食品加工、微生物学、质量控制和危害性评价等原理和方法，对食品原料、生产、加工直至终产品各环节实际存在和潜在性的危害进行系统的判断，是控制、减小危害的预防性的食品安全管理系统。在 GB/T 27341－2009《危害分析与关键控制点（HACCP）体系　食品生产企业通用要求》中标准规定了食品生产企业危害分析与关键控制点（HACCP）体系的通用要求，标准适用于食品生产（包括配餐）企业 HACCP 体系的建立、实施和评价，包括原辅料和食品包装材料采购、加工、包装、贮存、装运等，使其有能力提供符合法律法规和顾客要求的安全食品。

3. 餐饮服务食品安全监督管理　为加强餐饮服务监督管理，保障餐饮服务环节食品安全，2010 年 5 月 1 日起施行的《餐饮服务许可管理办法》和《餐饮服务食品安全监督管理办法》，对餐饮服务环节各种违法违规行为的处罚作出了明确而具体的规定，有利于进一步规范餐饮服务行为，维护正常餐饮服务秩序，保护消费者饮食安全。在《餐饮服务食品安全监督管理办法》第六条中规定，“鼓励和支持餐饮服务提供者为提高食品安全水平而采用先进技术和先进的管理规范，实施危害分析与关键控制点体系，配备先进的食品安全检测设备，对食品进行自行检查或者向具有法定资质的机构送检。”

为规范餐饮服务单位经营行为，国家食品药品监督管理部门 2011 年 12 月 14 日发布了《餐饮服务单位食品安全监管信用信息管理办法》，要求建立反映行政区域内各餐饮服务单位食品安全经营活动过程中守规践诺情况的信息，以促进餐饮服务单位增强食品安全诚信意识，有效落实餐饮服务单位食品安全主体责任。

卫生部 2005 年 10 月 1 日颁布了《餐饮业和集体用餐配送单位卫生规范》，加强餐饮业和集体用餐配送单位食品安全卫生管理，对食品加工经营场所的卫生条件、加工操作卫生要求、卫生管理以及从业人员卫生要求进行了规范。修订的新规范正在征求意见中。

地方政府对餐饮服务食品安全出台了相关地方监管办法和标准，如上海市于 2010 年 12 月 20 日发布了《上海市集体用餐配送监督管理办法》等一系列管理措施，加大了对餐饮服务环节的监管力度。

（三）食品安全基础限量标准

食品安全限量标准（基础标准）是在标准文件中，对不同食品或食品相关产品中的污染物质、内源性有害物质或特定物质的限量或使用限量所作的技术规定，如农兽药残留、重金属、违法添加的食品添加剂、营养强化剂等化学污染物，致病性微生物等生物性污染以及毒素等内源性有害物质。

已公布实施的食品安全国家标准中包括：GB 2761 – 2011《食品安全国家标准　食品中真菌毒素限量》、GB 2760 – 2011《食品安全国家标准　食品添加剂使用标准》、GB 14880 – 2012《食品安全国家标准　食品营养强化剂使用标准》、GB 7718 – 2011《食品安全国家标准　预包装食品标签通则》等标准。

（四）检验方法标准与规程

方法标准指的是通用性的方法，如试验方法、检验方法、分析方法、测定方法、抽样方法、工艺方法、生产方法、操作方法等标准。

为保证食品安全标准中所规定检验项目的检验结果对评价食品安全质量具有科学性、可比性、准确性、统一性和权威性，必须规定统一的检验条件和检验方法。食品检验方法系列标准有理化检验（GB 5009）、微生物检验（GB 4789）、放射性物质检验（GB/T 14883）和食品安全性毒理学评价程序（GB/T 15193）和食源性疾病判定标准等。在监督检验、监测评价和风险评估工作中必须按照这些规定的方法和程序进行，才能使所得数据结果可以作为评价的依据。因此，食品安全方法标准是食品安全标准的主要部分，也是基础标准、产品标准等的配套和补充。

（五）食品质量标准

食品质量标准是指对产品结构、规格、质量和检验方法所做的技术规定。食品质量标准须规定食品产品应满足食品安全标准的要求以及质量要求，包括性能要求、适应性要求、使用技术条件、抽样、检验方法、标签、包装储存及运输要求等。食品质量标准也属于强制性标准，如婴幼儿和其他特定人群的主辅食品的营养成分、与食品安全、营养有关的标签、标识、说明书及质量要求等。对不符合强制性国家标准、不符合保障人体健康和安全标准的产品，禁止生产和销售。

食品质量标准主要技术指标之一为检测指标，包括物理、化学和生物性等方面的检验项目。

1. 物理性指标　食品的质量标准中物理性指标包括感官、净含量、固形物含量、比容、相对密度、粒度、杂质等。如感官指标是通过感官对食品（包括原料和加工制品）具有的色、香、味、形、性状来进行品质的鉴别，标准中可以采用颜色的色度和白度、气味和口味、形状或组织形态等为食品质量提供依据进行鉴别和判断。例如：粮油食品检验中 GB/T 15682 – 2008《粮油检验　稻谷、大米蒸煮食用品质感官评价方法》、GB/T 25005 – 2010《感官分析　方便面感官评价方法》、GB/T 5518 – 2008《粮油检验　粮食、油料相对密度的测定》、GB/T 5494 – 2008《 粮油检验　粮食、油料的杂质、不完善粒检验》 等。

食品的安全性指标中物理性危害包括食品中混入危害的异性杂质，如钢丝、铁钉等金属物品、石头、沙粒、玻璃或瓦砾类碎片、包装或人工操作脱落或带入的物质等。

2. 化学测定指标　食品的质量指标中化学指标包括水分、灰分、酸度、总糖、营养素的含量以及食品添加剂和营养强化剂允许的使用量等。如包装即食食品中所含水分不得超过的最高限量，以免存放期间影响质量；如方便面复水后，应无明显断条、并条；口感不夹生，不粘牙等。例如：GB/T 25226 – 2010《大米　蒸煮过程中米粒糊化时间的评价》、GB/T 15689 – 2008《植物油料　油的酸度测定》、GB/T 26626 – 2011《动植物油脂　水分含量测定 卡尔费休法（无吡啶）》、GB/T 9695. 15 – 2008《肉与肉制品　水分含量测定》 等。

化学危害测定指标包括农药兽药残留、有害金属、天然毒素、加工产生的有害物质、污染物以及非法添加物质等。

3. 生物性指标　食品的质量标准中生物性指标包括生物有效菌指标和生物危害指标。对人有利的生物有效菌包括酵母菌、乳酸菌等。生物性危害包括：菌落总数、大肠菌群、致病菌（金黄色葡萄球菌、沙门菌等）、霉菌、生物毒素、寄生虫、虫卵等。例如，GB 4789. 35 – 2010《食品安全国家标准　食品微生物学检验　乳酸菌检验》 等。

（六）企业标准

很多大型餐饮企业都有企业内控标准、产品质量标准和操作规范，可为国内餐饮企业的借鉴和参考。

二、餐饮服务食品安全标准体系

（一）餐饮服务食品安全法律法规和标准体系现状

餐饮服务食品安全标准体系，是餐饮服务法制化、规范化管理标志，也是政府实施监督管理的重要依据，同时也是餐饮服务生产经营活动和餐饮服务行业进行自身食品安全管理依据。自2009年以来，卫生部、国家食品药品监督管理局已经出台了一系列新的法规和部门规章，并正在整理、充实和颁布新的餐饮服务食品安全相关规章和管理办法，从我国餐饮服务食品具有饮食习惯的多样性、食物链的复杂性和安全风险的累积性等特质，进行餐饮环节食品安全风险物质来源分析，结合现代分析技术和检测标准，开展餐饮服务食品安全检验检测项目研究，并将建立一套餐饮服务食品安全相关系列标准，从餐饮服务的原材料、储藏，制作加工过程（包括初加工、烹饪、盛装、保洁），服务环节（包括进餐服务、废弃物处理等），到成品和半成品，使餐饮服务环节具有"有效、预防、可控、完善"的餐饮环节食品安全管理体系，为生产经营、监督管理以及消费建立相应的参考依据，使我国的餐饮服务管理逐步形成一套由法律法规、部门规章和管理办法、技术规范、食品安全国家标准和食品安全地方标准构成的新的餐饮服务食品安全标准体系。

（二）目前餐饮服务食品安全法规和标准体系的构成

1. 法律法规 见表4-1。

表4-1 食品安全法律法规

法律法规名称	颁布机关或文号	颁布或实施日期
食品安全法	国家主席令 第9号	2009年6月1日
食品安全法实施条例	国务院令第557号	2009年7月20日
乳品质量安全监督管理条例	国务院令第536号	2008年10月9日
突发公共卫生事件应急条例	国务院令第376号	2003年5月9日

2. 部门规章 见表4-2。

表4-2 食品安全部门规章

规章名称	颁布机关或文号	颁布或执行时间
餐饮服务食品安全监督管理办法	卫生部令第71号	2010年5月1日
餐饮服务许可管理办法	卫生部令第70号	2010年5月1日
食品安全国家标准制（修）订项目管理规定	卫政法发〔2010〕81号	2010年9月16日
食品安全地方标准管理办法	卫监督发〔2011〕17号	2011年3月2日
餐饮服务许可审查规范	国食药监食〔2010〕236号	2010年6月17日
餐饮服务食品安全监督抽检工作规范	国食药监食〔2010〕342号	2010年8月23日
全国餐饮服务食品安全宣传教育纲要（2011—2015）	国食药监食〔2010〕477号	2010年12月9日
关于建立餐饮服务食品安全责任人约谈制度的通知	国食药监食〔2010〕485号	2010年12月22日
重大活动餐饮服务食品安全监督管理规范	国食药监食〔2011〕67号	2011年2月16日
餐饮服务食品采购索证索票管理规定	国食药监食〔2011〕178号	2011年8月1日
餐饮服务食品安全快速检测方法认定管理办法	国食药监食〔2011〕294号	2011年6月30日
餐饮服务食品检验机构管理规范	国食药监食〔2011〕372号	2011年8月8日
餐饮服务食品安全操作规范	国食药监食〔2011〕395号	2011年8月22日
餐饮服务单位食品安全监管信用信息管理办法	国食药监食〔2011〕493号	2011年12月4日

续表

规章名称	颁布机关或文号	颁布或执行时间
关于实施餐饮服务食品安全监督量化分级管理工作的指导意见	国食药监食〔2012〕5号	2011年1月6日
学生集体用餐食品安全监督办法	(征求意见稿)	

3. 地方法规、地方规章 见表4-3。

表4-3 食品安全地方法规规章

规章名称	颁布机关或文号	颁布或执行时间
上海市集体用餐配送监督管理办法	上海市人民政府令第52号	2010年12月20日
上海市餐饮服务许可管理办法	沪食药监法(2011)669号	2011年8月29日
上海市食品安全地方标准管理办法	沪食药监法〔2012〕81号	2012年4月1日
重庆市食品安全管理办法	重庆市人民政府令第246号	2011年6月1日

4. 技术规范和食品安全标准 食品安全标准主要由食品安全管理要求(质量控制技术规范,如食品生产、加工相关管理、卫生规范和技术规范等)、食品安全基础(限量)标准(如污染物限量、农药残留限量等)、检验方法标准与规程、食品质量标准(包括原料和食品制成品、食品包装材料及容器)、食品中毒诊断与处理原则等标准构成。

三、现行餐饮服务食品安全标准存在的问题

我国食品安全标准属于通用型的标准,目前,根据餐饮服务环节生产经营特点而建立的餐饮服务食品安全标准体系还不够完整,对餐饮服务环节食品安全综合评价的技术标准不够全面。主要问题如下。

(1)缺乏餐饮服务食品添加剂安全标准,餐饮服务业一直存在加工随意性大、工艺参数难以量化,食品添加剂甚至非食用物质的使用或滥用现象难以控制,如色素、防腐剂以及改善口感的食品添加剂等。

(2)缺乏餐饮服务食品相关产品安全标准或标准使用时间太长,未得到及时的更新和修订,如:洗涤剂、食(饮)具消毒标准等。

(3)缺乏餐饮食品环节具体的基础安全标准和产品的标准,餐饮服务环节相关高风险自制食品品种如凉菜类、海产品类等高风险性食品、经加工制成的或待出售的可直接食用的食品等,仅用感官检查而无标准规范的检查、检验和判断,难以科学规范地作出合格与否的评价、鉴定。借鉴和参照相应适合预包装食品品种的国家标准,存在危害因素累加的风险。

(4)餐饮食品为即食食品,标准的使用和规定应简单明了,确认一种物质是否违法添加或滥用,应能在标准中明确而不用查阅诸多文件,检测方法除进行现场快速检验外,标准中也应具有简单的方法和确证的方法以供不同场合和不同人员的查对和使用。

餐饮服务食品安全标准需要进一步完善,建立适应餐饮服务环节使用和监管的系列标准。

第三节 餐饮服务管理、加工制作和自制食品相关标准

一、餐饮服务食品安全操作规范

国家食品药品监督管理部门2011年08月22日发布《餐饮服务食品安全操作规范》（国食药监食〔2011〕395号文），该规范是在卫生部发布的《餐饮业和集体用餐配送单位卫生规范》（卫监督发〔2005〕260号）的基础上，根据《食品安全法》及其实施条例，以及一系列新的餐饮服务管理等法律、法规、规章的要求，经过调研论证，广泛征求意见，调整补充等过程而制订的，对餐馆、快餐店、小吃店、饮品店、食堂、集体用餐配送单位和中央厨房的食品安全管理提出了明确、具体要求。内容由总则、机构及人员管理、场所与设施设备、过程控制和附则等5个章节共计46条组成，其中附件有"餐饮服务提供者场所布局要求"、"推荐的餐用具清洗消毒方法"、"推荐的餐饮服务场所、设施、设备及工具清洁方法"、"餐饮服务预防食物中毒注意事项"、"推荐的餐饮服务从业人员洗手消毒方法"、"餐饮服务常用消毒剂及化学消毒注意事项"等6个部分，并提出规范要求的集体用餐配送单位在设置检验室、配备检验设备设施和检验人员等方面于2012年8月31日之前达到相关要求。

新的《餐饮业卫生规范》和《集体用餐配送单位卫生规范》食品安全国家标准正在组织制定。

二、餐饮服务的环境要求

《餐饮服务食品安全操作规范》在"第三章场所与设施、设备"中对餐饮服务场所的选址要求、建筑结构、布局、场所设置、分隔、面积要求、设施要求、场所及设施设备管理要求等都作出了详细和明确的规定；"餐饮服务提供者场所布局要求"（附件1）规定了餐馆、快餐店、小吃店、饮品店、食堂、集体用餐配送单位和中央厨房等加工经营场所的面积、食品处理区与就餐场所面积之比（推荐）、切配烹饪场所面积、凉菜间面积、食品处理区为独立隔间等的场所要求。

在GB 16153－1996《饭馆（餐厅）卫生标准》中对有空调装置的饭馆（餐厅）的微小气候、空气质量、通风等卫生标准提出了有关规定。

2005年6月卫生部颁布的《餐饮业和集体用餐配送单位卫生规范》第二章明确规定了餐饮业经营者（包括餐馆、小吃店、快餐店、食堂等）和集体用餐配送单位等加工经营场所的卫生条件。

三、餐饮服务的过程控制

根据餐饮服务经营的产品类别，加工操作过程控制应包括采购验收、粗加工、切配、烹饪、备餐、供餐以及凉菜配制、裱花操作、生食海产品加工、饮料现榨、水果拼盘制作、面点制作、烧烤加工、食品再加热、食品添加剂使用、餐用具清洗消毒保洁、集体用餐食品分装及配送、中央厨房食品包装及配送、食品留样、贮存等。

1. 原辅料采购的验收和索证索票 国家食品药品监督管理部门在认真总结《餐饮

业食品索证管理规定》（卫监督发〔2007〕274 号）实施情况的基础上，于 2011 年 04 月 18 日制定发布了《餐饮服务食品采购索证索票管理规定》（国食药监食〔2011〕178 号）。规范餐饮服务提供者食品（含原料）、食品添加剂及食品相关产品采购索证索票、进货查验和采购记录行为，落实餐饮服务食品安全主体责任，保障公众饮食安全。食品药品监督管理部门负责对餐饮服务提供者食品、食品添加剂及食品相关产品采购索证索票、进货查验、采购记录行为进行监督。

除索证索票制度外，餐饮服务提供者要用较直观的方式来对原辅料进行检查和验收，如进货应查看其标示、厂牌、规格是否符合所订购要求，对原辅料采购验收应考虑原辅料来源是否安全，进货时的原料包装是否破损，原料新鲜状况，冷冻冷藏食品是否冷链运输和冷冻或冷藏状态，干燥原料进货时有否受潮等情形，有无虫蛀、霉变等可见的微生物滋长等。

2. 餐饮服务食品加工操作规程 根据《餐饮服务食品安全操作规范》“第四章过程控制”要求，制定与执行加工操作规程，遵守粗加工与切配要求、烹饪要求，备餐及供餐要求。对凉菜配制、裱花、生食海产品加工、饮料现榨、水果拼盘和面点制作、烧烤加工、食品再加热等手工制作高风险食品，需要按照附件 4 “餐饮服务预防食物中毒注意事项”，规范和制定加工操作规程，严格控制食品安全。

四、餐饮环节自制食品标准

餐饮服务环节自制食品品种繁多，包括米面食品类、热食类（热加工烹饪）、熟肉制品、凉菜类、生食类、自制饮品类、自制调味料以及配餐类等。餐饮服务加工过程中食品的原料、菜肴的贮存、处理的方法等环节和因素均对自制食品的质量影响极大，此外，自制食品还存在违法添加非食用物质、滥用食品添加剂，微生物以及有害物质等污染情况。因此，建立强调预防性的食品安全管理体系，对于餐饮业食品安全控制有很强的必要性。

目前，对餐饮环节自制食品，一些地方制定了相应的地方标准，但总体来说具有自身标准的不多，除热食类（热加工烹饪）外，较多的采用相关预包装食品产品作为参照标准。

1. 米面点食品类 米面食品包括馒头、月饼、糕点以及元宵等。在《餐饮服务食品安全操作规范》中对面点制作的原料、加热、半成品、存放等，尤其是裱花食品，均作出了相应操作要求。

国家标准 GB/T 20977 – 2007《糕点通则》规定了中式糕点的产品分类、要求、试验方法、检验规则和标签的要求，适用于中式糕点产品的生产、检验和销售，不适用于裱花蛋糕和月饼。GB 7099 – 2003《糕点、面包卫生标准》规定了糕点、面包的指标要求、食品添加剂、生产加工过程的卫生要求、包装、标识、贮存及运输要求和检验方法。适用于以粮食、油脂、食糖、蛋等为主要原料，添加适量的辅料，经配制、成型、熟制等工序制成的各种糕点及面包类食品。

GB/T 5009. 56 – 2003《糕点卫生标准的分析方法》规定了以面、糖、蛋及其他辅料为原料，经焙烤、蒸炸等加工制成的糕点、饼干、面包等的各项卫生指标。GB/T 23780 – 2009《糕点质量检验方法》规定了糕点质量的检验方法，提供了糕点质量检验所需的环境与设施设备检测的方法。

GB 19855－2005《月饼》，广式月饼、京式月饼、苏式月饼等种类月饼均适用此标准。

DB 45/319－2007《广西壮族自治区地方标准　鲜湿米粉质量安全要求》主要规定了鲜湿米粉的术语和定义、原辅料要求、技术要求、食品添加剂、试验方法、检验规则、必备的生产条件，适用于以大米为主要原料，经洗米、浸泡、磨浆（粉碎）、发酵或不发酵、蒸煮、成型、冷却等生产工序加工，未经干燥的鲜湿米粉（包括河粉或卷粉、榨粉或米线）。

SB/T 10329—2000《裱花蛋糕》还规定了裱花蛋糕的技术要求、试验方法、检验规则和标志、标签、包装、运输、贮存要求。

2. 凉菜、水果拼盘类　凉菜又称冷菜，包括冷荤、卤味、沙拉、凉拌菜等，指制作后没有再次加工除去污染微生物的环节而直接食用的餐用菜，属于高风险食品，尤其是生物危害风险很大。《餐饮服务食品安全操作规范》对凉菜、水果拼盘类的配制做了详细的规定，但国家尚未建立限量标准、加工或检验标准。

目前地方标准有：河北省地方标准《凉拌菜质量安全要求》，对凉拌菜的理化指标、微生物指标、食品添加剂的使用、农药残留、兽药残留、生产加工过程的卫生要求、标识等均作出了明确规定，并在凉拌菜中不得检出甲醛、次硫酸氢钠甲醛（吊白块）、苏丹红、酸性橙Ⅱ、碱性橙Ⅱ等非食品添加物，还将无机砷、铅、镉和汞列为检测项目，并明确限量指标分别为0.05mg/kg、0.5mg/kg、0.1mg/kg和0.01mg/kg。并规定以肉类为主料的凉拌菜参照GB 2726《熟肉制品卫生标准》，菌落总数限量定为80000CFU/g，其他类菌落总数限量为8000CFU/g，致病菌不得检出；强致癌物黄曲霉毒素B_1的限量指标分为两类，以花生为主料的凉拌菜限量为20μg/kg，其他限量为5μg/kg。上海市地方标准DB 31 195－2007《色拉卫生标准》要求为菌落总数(CFU/g)≤30000、大肠菌群（MPN/100g）≤430。

3. 生食类　生食类包括动物性水产品如海产品或植物性产品如水果、蔬菜等。

生食水产品有上海市地方标准《生鱼片卫生标准》，规定了生鱼片的技术要求及试验方法，对原料要求、感官、理化指标、微生物指标和寄生虫指标作出了规定。北京市地方标准DB11/519－2008《生食水产品卫生要求》，规定了生食动物性水产品的卫生指标和检验方法以及生产过程、包装、标签、贮存与运输的卫生要求，适用于生食动物性水产品的生产、加工、销售和检验。海南省地方标准DB 46/118 - 2008《生食三文鱼龙虾卫生标准》以及SC/T 3117－2006《生食金枪鱼》等规定了生食金枪鱼产品的要求、检验方法、标签、包装、运输和贮存，适用于以冰鲜或深度冷冻的鲭科金枪鱼为原料，制作生食用的产品。箭鱼科、旗鱼科等其他金枪鱼类产品可参照。

在《餐饮服务食品安全操作规范》中，生食海产品的加工也有严格要求。

4. 熟肉制品　熟肉制品包括卤肉、烧烤加工等。操作需要按照《餐饮服务食品安全操作规范》的相应要求进行。

GB 2726－2005《熟肉制品卫生标准》规定了熟肉制品的卫生指标要求和检验方法以及食品添加剂、生产加工过程、包装、标识、运输、贮存的卫生要求，适用于以鲜（冻）畜、禽肉为主要原料制成的熟肉制品，包括熟肉干制品。在指标要求中提出原辅料应符合相应标准和有关规定，还规定有感官指标，铅、无机砷、镉、汞、苯并芘、亚硝酸盐等理化指标，微生物指标则按照加工工艺不同，分别将菌落总数（CFU/g）指标规定为≤50000、80000、30000、10000四个级别，其中酱卤肉为≤80000；大肠埃希菌（MPN/100g）指标分别为≤150、90、40、30；不得检出致病菌（沙门菌、金黄色葡萄球菌、志贺菌）。

GB/T 23586－2009《酱卤肉制品》产品标准规定了酱卤肉制品的术语和定义、产品分类、技术要求、试验方法、检验规则和标签、标志、包装、运输、贮存的要求。

5. 自制饮品（现榨饮料）　餐饮服务环节常使用现榨自制饮料（包括果蔬汁、冷饮）。国家食品药品监督管理部门于2010年7月30日发布了《餐饮服务单位现榨饮料管理办法》（征求意见稿），定义现榨饮料是指以新鲜水果、蔬菜及谷类、豆类等杂粮为原料，在符合食品安全要求的条件下，现场制作的供消费者直接饮用的非定型包装饮品。采用浓浆、浓缩汁、果蔬粉调配而成的饮料，不得声称为现榨饮料。

根据原辅料及加工工艺不同，现榨饮料分为现榨果蔬汁和现榨杂粮饮品。

现榨果蔬汁是指以新鲜水果或蔬菜为主要原料，经挑选、清洗、消毒、漂洗、沥干，采用现场榨汁加工，不经任何杀菌处理的非定型包装饮料。因工艺需要，现榨果蔬汁可适量添加符合食品安全标准要求的饮用水等。

现榨杂粮饮品是指以谷物、豆类等杂粮类为主要原料，经烘炒、研磨、蒸煮、加热等工艺，现场加工制成的非定型包装饮料。因工艺需要，现榨杂粮饮品可适量添加符合食品安全标准的饮用水、食用糖等。

餐饮服务环节的现榨饮料需要根据《餐饮服务食品安全操作规范》制定加工操作规程。采购和使用的原料应符合食品安全标准要求，使用的水应符合《生活饮用水卫生标准》，冰块应符合GB2759.1《冷冻饮品卫生标准》要求。

现榨饮料不得使用非食品原料；不得使用食品添加剂；现榨饮料应存放于加盖的容器中，加工后至食用的间隔时间不得超过2小时。

海南省地方标准《鲜榨果蔬汁卫生标准》规定了鲜榨果蔬汁的指标要求、加工过程卫生要求、检验方法。指标要求中有原料要求、感官要求、理化指标、微生物指标等。如总砷、铅、铜、亚硝酸盐、展青霉素（适用于鲜榨苹果汁）以及菌落总数、大肠菌群和致病菌（沙门菌、志贺菌、金黄色葡萄球菌）等。

北京市标准化指导性技术文件DB11/Z 522—2008《即食即用果蔬企业生产卫生规范》中未对菌落总数作出要求，但要求大肠菌群（MPN/100g）≤430。

6. 自制调味料（添加剂）　自制调味料包括火锅底料、沙拉以及各种酱料。

餐饮服务食品安全监管的范围和难度随着餐饮业的发展越来越大，尤其是对食品添加剂的使用和非法物质添加的监管。由于食品添加剂能够改善食品菜肴的品质和色、香、味，以及防腐和有利于食品加工操作等功能，在餐饮业中使用食品添加剂现象非常普遍，使用频率越来越高。但是餐饮环节的标准远远不能满足品种的需要。加强和加快我国餐饮服务食品安全标准体系的建立是提升食品安全监管成效的一项重要举措。

国家食品药品监督管理部门2011年04月27日发布了《关于开展严厉打击食品非法添加和滥用食品添加剂专项工作的紧急通知》（国食药监食〔2011〕188号），要求

“地方各级监管部门应要求自制火锅底料、自制饮料、自制调味料的餐饮服务单位于2011年5月底前向监管部门备案所使用的食品添加剂名称，并在店堂醒目位置或菜单上予以公示。凡未及时备案或未及时公示而使用的，要责令其进行整改。对消费者询问食品添加剂使用情况的，餐饮服务单位必须如实告知。”

上海市食品药品监督管理局2011年05月27日发布了《关于做好餐饮服务单位自制火锅底料、自制饮料、自制调味料食品添加剂备案和公示工作的通知》（沪食药监食安〔2011〕371号），餐饮服务单位自行加工配置的锅底料、调味料、饮料均属于“自制”产品范围，需向餐饮服务监管部门进行备案，并进行公示。各地食品药品监督管理部门均实施了自制火锅底料、自制饮料、自制调味料食品添加剂备案和公示工作。

7. 配餐食品 包括集体用餐食品分装及配送、中央厨房食品包装及配送。

对餐饮服务单位，包括餐馆、餐厅（含饭店、宾馆、酒店对外经营的餐厅）、快餐店、食堂以及集体用餐配送企业提供的营养配餐食品，商务部在SB/T 10474－2008《餐饮业营养配餐技术要求》标准中规定了要求。

上海市制定了DB 31/160－2005《盒饭卫生与营养要求》，对盒饭的定义、指标要求、食品添加剂、加工供应卫生要求、检验方法、抽样、判定规则、包装、标识、贮存、运输和保质期等做了明确的规定，可适用于集中加工、分装、分送的盒装主食和菜肴，包括冷藏盒饭、加热保温盒饭、高温灭菌盒饭、学生盒饭、社会盒饭等。

五、餐用具清洗消毒保洁

1. 食（饮）具卫生标准 《餐饮服务食品安全操作规范》中附件2“推荐的餐用具清洗消毒方法”、附件3“推荐的餐饮服务场所、设施、设备及工具清洁方法”和附件5“推荐的餐饮服务从业人员洗手消毒方法”等，对相应环节作出了详细的相关规定。

在GB 14934－94《食（饮）具消毒卫生标准》中规定了食（饮）具消毒的感官指标、理化指标、细菌指标、采样方法及卫生管理规范等，理化指标中对于含氯洗消剂的残留控制了游离性余氯和烷基（苯）磺酸钠药物，在附录A中，还补充了对个体摊点食（饮）具消毒卫生的要求。适用于宾馆、饭店、餐厅、食堂等饮食企业以及个体摊点的食（饮）具卫生的控制。

2. 餐饮具（产品）标准 在餐饮环节使用较多的一次性餐饮具产品主要有塑料一次性餐饮具、一次性筷子，标准GB 18006.1－2009《塑料一次性餐饮具通用技术要求标准》，规定了塑料一次性餐饮具定义和术语、分类、技术要求、检验方法、检验规则及产品标志、包装、运输、贮存要求。GB 19790.1－2005《一次性筷子第1部分 木筷》、GB 19790.2－2005《一次性筷子第2部分 竹筷》，控制的项目主要为产品质量、生产环境卫生、消毒效果生物监测评价和相应检验方法，以及原材料与产品生产、消毒、贮存、运输过程卫生要求等。

3. 餐饮环节用洗涤剂和消毒剂 《餐饮服务食品安全操作规范》附件6中，规定了“餐饮服务常用消毒剂及化学消毒注意事项”，对于餐饮环节用的洗涤剂和消毒剂规定了相关要求；在GB 14930.1－1994《食品工具、设备用洗涤剂卫生标准》中规定了用于食品工具、设备的洗涤剂的卫生要求，适合以清洗剂等物质配制而成的专用于清洗食品工具、设备以及蔬菜、水果的洗涤剂。2012 年 10 月 25 日起实施的 GB14930.2-2012《食品安全国家标准　消毒剂》对清洗食品容器及食品生产经营工具、设备以及蔬菜、水果的消毒剂和洗涤消毒剂提出了要求，规定了适用于清洗食品容器及食品生产经营工具、设备以及蔬菜、水果的消毒剂、洗涤消毒剂的技术要求，包括微生物的杀灭试验等指标。

国家标准 GB 9985-2000《手洗餐具用洗涤剂》对由表面活性剂和助剂等配方生产的手洗餐具用洗涤剂规定了技术要求、试验方法、检验规则和标志、包装、运输、贮存等要求。

此外，还有一些通用的卫生消毒要求国家标准如表 4-4 所示。

表 4-4　卫生消毒要求国家标准

国家标准编号	国家标准名称	实施日期
GB 27947-2011	酚类消毒剂卫生要求	2012 年 5 月 1 日
GB 27948-2011	空气消毒剂卫生要求	2012 年 5 月 1 日
GB 27950-2011	手消毒剂卫生要求	2012 年 5 月 1 日
GB 27951-2011	皮肤消毒剂卫生要求	2012 年 5 月 1 日
GB 27952-2011	普通物体表面消毒剂的卫生要求	2012 年 5 月 1 日
GB 27953-2011	疫源地消毒剂卫生要求	2012 年 5 月 1 日
GB 27954-2011	黏膜消毒剂通用要求	2012 年 5 月 1 日
GB 27955-2011	过氧化氢气体等离子体低温灭菌装置的通用要求	2012 年 5 月 1 日
GB 28235-2011	紫外线空气消毒器安全与卫生标准	2012 年 5 月 1 日

六、食品容器与包装材料、食（饮）具

1. 食品容器、包装材料用添加剂使用卫生标准　我国《食品安全法》对用于食品的包装材料和容器的定义为：包装、盛放食品或者食品添加剂用的纸、竹、木、金属、搪瓷、陶瓷、塑料、橡胶、天然纤维、化学纤维、玻璃等制品和直接接触食品或者食品添加剂的涂料。食品包装的主要目的是保护食品质量和卫生，方便运输，促进销售，提高货架期和商品价值，因此，包装材料的选择和使用可能对食品安全产生影响。随着人们对食品安全的重视程度，食品直接接触的包装材料安全性也备受关注。食品包装既要符合一般商品包装的标准和法规，更要符合与食品卫生与安全性有关的标准与法规。

目前我国已制定 GB 9685-2008《食品容器、包装材料用添加剂使用卫生标准》对食品容器和食品包装材料的添加剂规定了使用原则、允许使用的添加剂品种、使用范围、最大使用量、最大残留量或特定迁移量，适用于所有的食品容器、包装材料、食品机械设备、工具用添加剂生产、经营和使用者。

2. 食品容器和包装材料的标准　我国也已制定了塑料、橡胶、涂料、金属、纸等

食品容器和包装材料的标准，如 GB/T 18706 – 2008《液体食品保鲜包装用纸基复合材料》、GB 9684 – 2011《不锈钢制品》、GB/T 9106. 1 – 2009《包装容器 铝易开盖铝两片罐》、GB/T 5009. 60 – 2003《食品包装用聚乙烯、聚苯乙烯、聚丙烯成型品卫生标准的分析方法》、GB/T 23296. 1 ~ 23296. 26 – 2009《食品接触材料 高分子材料系列测定标准》等。

3. 食品容器和包装材料的安全性 我国 GB9685 – 2008《食品容器、包装材料用添加剂使用卫生标准》规定了食品容器、包装材料用添加剂的使用原则、允许使用的添加剂品种、使用范围、最大使用量、特定迁移量或最大残留量及其他限制性要求。以附录的形式列出了允许使用的添加剂名单 959 种（其中染颜料品种有 116 个）。适用于所有的食品容器、包装材料用添加剂的生产、经营和使用者。包括包装、盛放食品用的纸、竹、木、金属、搪瓷、陶瓷、塑料、橡胶、天然纤维、化学纤维、玻璃、复合包装材料等制品和接触食品的涂料，包括食品在生产经营过程中接触食品的机械、管道、传送带、容器、用具、餐具等。

食品包装材料中有毒有害化学物质的迁移是引起食品污染的重要途径之一。食品包装材料中的化学成分向食品中发生迁移，如果迁移的量超过一定限量，会影响到食品的安全性。食品包装接触物的安全已成为食品安全的重要组成部分，而在食品接触物中，塑料食品包装材料的卫生安全性尤其引人关注。塑料食品包装材料中的加工助剂、油墨和树脂自身中的有毒有害物质等迁移物尚缺少食品安全风险的分析评估。在我国大部分地区尤其是南方地区，大量使用塑料食品包装的现象十分普遍，不管是城市和乡村，各种餐馆以及中、小型快餐店，如一次性塑料袋，高温烹调加工的多油食品，与一次性塑料袋作用发生热解或热聚反应，尤其是劣质塑料袋中有毒有害物质便会分解产生聚合单体，是一类具有较强致癌作用的食品化学污染物，渗透、转移到食品中，对人体健康危害极大。食品包装材料的使用也应纳入餐饮服务安全监管。

GB 9684 – 2011《食品安全国家标准 不锈钢制品》在原 GB 9684 – 88《不锈钢食具容器卫生标准》的基础上，借鉴了国外相关法规和标准进行修订，适用于以不锈钢为主体制成的食具容器及食品生产经营工具、设备。不锈钢制品的食品安全风险在于食品接触用不锈钢的重金属迁移。一般情况下不锈钢制品在盛放、烹煮食物或与食品接触过程中，不构成食品安全风险。当不锈钢制品在使用中迁移的重金属超过限量时，有可能危害人体健康。我国原《不锈钢食具容器卫生标准》对不锈钢中的重金属迁移量也作出了规定，新标准以国际权威机构的风险评估报告为依据，参考欧盟和德国 LFGB 相关法令，以保障人体健康为宗旨，修订了铅、铬、镍、镉等重金属迁移限量规定，增加了砷迁移限量值，进一步严格管理不锈钢制品，严格控制食品安全风险。

七、水

1. 生活饮用水卫生要求 餐饮服务环节用水采用生活饮用水。生活饮用水应达到 2007 年 7 月 1 日起开始实施的国家标准 GB 5749 – 2006《生活饮用水卫生标准》。该标准指标数量 106 项，指标分为“水质常规指标及限值”38 项，“饮用水中消毒剂常规指标及要求”4 项、非常规检验项目 64 项。其中，常规指标是各地统一要求必须检定的项目，水质非常规指标及限值所规定检验项目的实施项目和日期由各省级人民政府根据当地实际情况确定，但必须报国家标准委、建设部和卫生部备案。另外，对小型集中式供水和分散式供水部分水质指标及限值也作了规定。因限于国内检测手段还不能完全跟上，所以标准中的有些指标需要在 5 年内分段实施。全部指标于 2012 年 7 月 1 日在全国强制实施。

该标准对生活饮用水水质卫生要求、生活饮用水水源水质卫生要求、集中式供水单位卫生要求、二次供水卫生要求、涉及生活饮用水卫生安全产品卫生要求、水质监测和水质检验应按照 GB/T5750 的方法执行等规定。除要求不得含有病原微生物、化学物质和放射性物质，不得危害人体健康，感官性状良好，应经消毒处理等基本要求外，对砷、铅、铬这些重金属类的指标检测要求更加严格，对硝酸盐、溴酸盐等物质作出了限值规定。指标中包括了绝大多数农药、环境激素、持久性化合物，增加检测甲醛、苯、甲苯和二甲苯的含量等。

2. 生活饮用水标准检验方法 GB 5749－2006《生活饮用水卫生标准》中规定了水质检验应按照同步颁布的系列标准 GB/T5750－2006《生活饮用水标准检验方法》检验，该系列标准共有 13 项，提出了对生活饮用水及其水源水样的采集、水样保存和采样质量控制、水质分析质量控制的基本原则、措施和要求以及感官性状和物理指标、无机非金属指标、金属指标、有机物综合指标、有机物指标、农药指标、消毒副产物指标、消毒剂指标、微生物指标、放射性指标等标准检验方法等。

第四节 调味品和食品添加剂相关标准

一、调味品

我国的调味品行业近年来出现了高速发展，不论在家庭还是餐饮业均具有广泛的市场，从简单的油盐酱醋呈现了向高档化、方便化、多元化、复合化和营养化发展的趋势，成为一个品种众多的行业体系，各种复合调味品、新型调味料不断涌现，但调味品标准的不完善制约着调味品的行业发展，建立调味品通用性标准和管理规范将是有效的控制手段，也是与国际接轨的发展趋势所在。

（一）调味品分类

调味品是指在饮食、烹饪和食品加工中广泛应用的，用于调和滋味和气味并具有去腥、除膻、解腻、增香、增鲜等作用的产品。目前，我国已基本上建立了较为独特的调味品标准管理体系，国家标准 GB/T 20903－2007《调味品分类》规定了调味品的术语、定义和产品分类。标准按照调味品终端产品进行分类，分为 17 类产品，如表 4－5 所示。

表 4－5 调味品分类

	产品	分类	备注
1	食盐	精制盐 粉碎洗涤盐 日晒盐	以氯化钠为主要成分，用于烹调、调味、腌制的盐。按其生产和加工方法分类
2	食糖	白砂糖或绵白糖	一般指用甘蔗或甜菜精制的白砂糖或绵白糖，也包括淀粉糖浆、饴糖、葡萄糖、乳糖等
3	酱油	酿造酱油	以大豆和（或）脱脂大豆、小麦和（或）麸皮为原料，经微生物发酵制成
		配制酱油	以酿造酱油为主体（以全氮计不得少于 50%），与酸水解植物蛋白调味液、食品添加剂等配制而成
		铁强化酱油	按照标准在酱油中加入一定量的乙二胺四乙酸铁钠（NaFeEDTA）制成的营养强化调味品
4	食醋	酿造食醋	单独或混合使用各种含有淀粉、糖类的物料或酒精，经微生物发酵酿制而成
		配制食醋	以酿造食醋为主要原料（以乙酸计不得低于 50%），与食用冰醋酸、食品添加剂等混合配制而成
5	味精	味精（谷氨酸钠 99%）	以淀粉质、糖质为原料，经微生物（谷氨酸棒杆菌等）发酵，提取、中和、结晶精制而成
		加盐味精（味素）	在味精（谷氨酸钠 99%）中，定量添加了精制盐且谷氨酸钠含量不低于 80% 的均匀混合物
		增鲜味精	在味精（谷氨酸钠 99%）中，定量添加了核苷酸二钠［5′－鸟苷酸二钠（GMP）、5′－肌苷酸二钠（IMP）或呈味核苷酸钠（简称 IMP＋GMP）］等增鲜剂，且谷氨酸钠含量不低于 97%，其鲜味度超过混合前的味精（谷氨酸钠 99%）
6	芝麻油	香油	从油料作物芝麻的种子中制取的植物油
7	酱类	豆酱	以豆类或其副产品为主要原料，经微生物发酵酿制的酱类。包括黄豆酱、蚕豆酱、味噌等
		面酱	以小麦粉为主要原料，经微生物发酵酿制的酱类
		番茄酱	以番茄（西红柿）为原料，添加或不添加食盐、糖和食品添加剂制成的酱类，添加辅料的品种可称为番茄沙司
		辣椒酱	以辣椒为原料，经发酵或不发酵，添加或不添加辅料制成的酱类
		芝麻酱	又称麻酱，以芝麻为原料，经润水、脱壳、焙炒、研磨制成的酱品，有的加入其他辅料
		花生酱	花生果实经脱壳去衣，再经焙炒研磨制成的酱品，有的加入其它辅料
		虾酱	以海虾为主要原料，经盐渍、发酵酶解，配以各种香辛料和其他辅料制成的酱
		芥末酱	以芥菜籽粒或芥菜类植物块茎为原料，制成的酱，具有刺鼻辛辣味
8	豆豉		以大豆为主要原料，经蒸煮、制曲、发酵、酿制而成的呈干态或半干态颗粒状的制品。

续表

	产品	分类	备注
9	腐乳	红腐乳	在腐乳后期发酵的汤料中配以红曲酿制而成，外观呈红色或紫红色的腐乳
		白腐乳	在腐乳后期发酵的汤料中不添加任何着色剂酿制而成，外观呈白色或淡黄色的腐乳
		青腐乳	在腐乳后期发酵过程中以低度食盐水作汤料酿制而成，具有硫化物气味、外观呈豆青色的腐乳
		酱腐乳	在腐乳后期发酵过程中以酱曲为主要辅料酿制而成，外观呈棕红色的腐乳
		花色腐乳	在腐乳生产过程中，因添加不同风味的辅料，酿制出风味别致的各种腐乳
10	鱼露		以鱼、虾、贝类为原料，在较高盐分下经生物酶解制成的鲜味液体调味品
11	蚝油		利用牡蛎蒸、煮后的汁液进行浓缩或直接用牡蛎肉酶解，再加入食糖、食盐、淀粉或改性淀粉等原料，辅以其他配料和食品添加剂制成的调味品
12	虾油		从虾酱中提取的汁液称为虾油
13	橄榄油		以橄榄鲜果为原料，经压榨加工而成的植物油，多用于西餐调味
14	调味料酒		以发酵酒、蒸馏酒或食用酒精为主要原料，添加食用盐（可加入植物香辛料），配制加工而成的液体调味品
15	香辛料和香辛料调味品	香辛料	香辛料主要来自各种自然生长的植物的果实、茎、叶、皮、根等，具有浓烈的芳香味、辛辣味
		香辛料调味品	以各种香辛料为主要原料，添加或不添加辅料制成的制品
		香辛料调味粉	以一种或多种香辛料经研磨加工而成的粉末状制品
		香辛料调味油	从香辛料中萃取其呈味成分于植物油中的制品，如辣椒油、芥末油等
		香辛料调味汁	以香辛料为主要原料，提取其中的呈味成分，制成的液体制品
		油辣椒	香辣浓郁，可供佐餐和调味的熟制食用油和辣椒的混合体。产品中可添加或不添加辅料
16	复合调味料	固态复合调味料：鸡精调味料、鸡粉调味料、牛肉粉调味料、排骨粉调味料、海鲜粉调味料、其他固态复合调味料	以两种或两种以上的调味品为主要原料，添加或不添加辅料，加工而成的呈固态的复合调味料。
		液态复合调味料：鸡汁调味料、糟卤、其他液态复合调味料	以两种或两种以上的调味品为主要原料，添加或不添加其他辅料，加工而成的呈液态的复合调味料
		复合调味酱：风味酱、沙拉酱、蛋黄酱、其他复合调味酱	以两种或两种以上的调味品为主要原料，添加或不添加其他辅料，加工而成的呈酱状的复合调味料
17	火锅调料	火锅底料	以动、植物油脂、辣椒、蔗糖、食盐、味精、香辛料、豆瓣酱等为主要原料，按一定配方和工艺加工制成的，用于调制火锅汤的调味料
		火锅蘸料	以芝麻酱、腐乳、韭菜花、辣椒、食盐、味精和其他调味品混合配制加工制成的，用于食用火锅时蘸食的调味料

（二）调味品标准

各类调味品具有的卫生标准、分析方法标准和产品质量标准，分别规定了各调味品品种的指标要求、食品添加剂、营养强化剂、生产加工过程的卫生要求、检验方法，以及包装、标识、贮存、运输的卫生标准，见表4－6。

表4－6　调味品标准

	产品	标准
1	食盐	GB 2721－2003《食用盐卫生标准》 GB/T 5009.42－2003《食盐卫生标准的分析方法》 GB 26878－2011《食品安全国家标准　食用盐碘含量》 GB 5461－2000《食用盐》
2	食糖	GB 13104－2005《食糖卫生标准》 GB/T 5009.55－2003《食糖卫生标准的分析方法》 GB 317　2006《白砂糖》
3	酱油	GB 2717－2003《酱油卫生标准》 GB/T5009.39－2003《酱油卫生标准的分析方法》 GB 18186－2000《酿造酱油》
4	食醋	GB 2719－2003《食醋卫生标准》 GB/T 5009.41－2003《食醋卫生标准分析方法》 GB 18187－2000《酿造食醋》
5	味精	GB 2720－2003《味精卫生标准》 GB/T 5009.43－2003《味精卫生标准的分析方法》 GB/T 8967－2007《谷氨酸钠（味精）》
6	芝麻油	GB 8233－2008《芝麻油》
7	酱类	GB 2718－2003《酱卫生标准》 GB/T 5009.40－2003《酱卫生标准的分析方法》 GB/T 24399－2009《黄豆酱》 SB/T 10612－2011《黄豆复合调味酱》
8	豆豉	DB52/ 524－2007《豆豉》
9	腐乳	DB52/ 525－2007《腐乳》 SB/T 10170－2007《腐乳》
10 11 12	鱼露 蚝油 虾油	GB 10133－2005《水产调味品卫生标准》 GB/T 21999－2008《蚝油》
13	橄榄油	GB 23347－2009《橄榄油、油橄榄果渣油》
14	调味料酒	SB/T 10416－2007《调味料酒》

续表

	产品	标准
15	香辛料和香辛料调味品	GB/T 15691－2008《香辛料调味品通用技术条件》 GB/T 12729.1－2008《香辛料和调味品　名称》 GB/T 12729.2－2008《香辛料和调味品　取样方法》 GB/T 12729.3－2008《香辛料和调味品　分析用粉末试样的制备》 GB/T 12729.4－2008《香辛料和调味品　磨碎细度的测定（手筛法）》 GB/T 12729.5－2008《香辛料和调味品　外来物含量的测定》 GB/T 12729.6－2008《香辛料和调味品　水分含量的测定（蒸馏法）》 GB/T 12729.7－2008《香辛料和调味品　总灰分的测定》 GB/T 12729.8－2008《香辛料和调味品　水不溶性灰分的测定》 GB/T 12729.9－2008《香辛料和调味品　酸不溶性灰分的测定》 GB/T 12729.10－2008《香辛料和调味品　醇溶抽提物的测定》 GB/T 12729.11－2008《香辛料和调味品　冷水可溶性抽提物的测定》 GB/T 12729.12－2008《香辛料和调味品　不挥发性乙醚抽提物的测定》 GB/T 12729.13－2008《香辛料和调味品　污物的测定》
16	复合调味料	DBJ440100T 34－2009《液态调味品卫生规范》 DBJ440100T 33－2009《半固态（酱）调味品卫生规范》 DBJ440100T 32－2009《固态调味品卫生规范》 DB 11/517－2008《液态调味品卫生要求》 DB 11/516－2008《半固态（酱）调味品卫生要求》 DB 11/515－2008《固态调味品卫生要求》 DB 51/T 394－2006《半固态复合调味料技术要求》 SB/T 10371－2003《鸡精调味料》 SB/T 10415－2007《鸡粉调味料》 SB/T 10458－2008《鸡汁调味料》 SB/T 10459－2008《番茄调味酱》 SB/T 10484－2008《菇精调味料》 SB/T 10485－2008《海鲜粉调味料》 SB/T 10513－2008《牛肉粉调味料》 SB/T 10526－2009《排骨粉调味料》 SB/T 10612－2011《黄豆复合调味酱》 QB 2020－2003《调味盐》
17	火锅调料	DB 51/T 389－2006《火锅调料（底料）技术要求》 DB 50/105－2006《火锅底料》

二、食品添加剂

（一）食品添加剂使用标准

现行标准为2011年6月20日实施的GB 2760－2011《食品安全国家标准　食品添加剂使用标准》，该标准参考了国际食品法典委员会CODEX STAN 192 I 995（Rev. 6 2005）《食品添加剂通用标准》，规定了食品添加剂的使用原则、允许使用的食品添加剂品种、使用范围及最大使用量或残留量。食品添加剂的使用品种采取的是允许使用名单制管理，为动态管理，凡未列入允许使用名单的物质都不能作为食品添加剂使用。标准由范围、术语和定义、食品添加剂的使用原则、食品分类系统、食品添加剂的使用规定、营养强化剂、食品用香料、食品工业用加工助剂、胶基糖果中基础剂物质及其配料以及附录A～F组成。

食品添加剂是指其自身不是直接消费的食品原料或食用物质，也不一定含有营养物质，而是作为改善食品品质或色、香、味，或为满足食品的防腐需求，或为食品生产加工需要或发挥而添加到食品中的天然或化学合成物质。

食品添加剂还包括食品营养强化剂、食品用香料、胶基糖果中基础剂物质、食品工业用加工助剂等。随着食品工业的快速发展，食品添加剂已经成为食品工业技术进步和科技创新的重要推动力，是现代食品工业的重要组成部分。目前我国允许使用的食品添加剂品种2300多种，分为23个功能类别。食品添加剂作为食品中一类特殊物质，在辅助或维护食品营养功能、延长食品食用期等方面具有重要作用，已经越来越多地应用于食品生产加工。由于它们大多属于化学合成物或动植物提取物，其安全卫生问题历来为世界各国和国际组织所重视。

2013年1月1日起实施的国家标准GB 14880－2012《食品安全国家标准　食品营养强化剂使用标准》规定了食品营养强化的主要目的、使用营养强化剂的要求、可强化食品类别的选择要求以及营养强化剂的使用规定。

卫生部在2012年第1号公告中发布了关于批准部分食品添加剂和营养强化剂扩大使用范围及用量的公告。

（二）食品添加剂的管理和控制

我国食品添加剂标准体系的形成经历了50多年的历程，自建国以来先后制定并实施了一系列关于食品添加剂的法规与标准。目前食品添加剂标准主要由使用标准和品种的质量规格标准两部分组成。食品添加剂的品种标准将列为食品安全国家标准的内容，在标准的框架结构和标准的规定内容方面将按照食品安全国家标准的要求进行修改和完善。

食品添加剂管理的关键环节如下。

（1）政府审批通过有条件的、有资质的生产企业才能生产已经证明是安全和具有工艺必要性的食品添加剂。

（2）制定标准，规范食品添加剂的质量和使用。

（3）食品添加剂上市后的规范合理使用和再评估。

（4）监管部门对食品添加剂使用的监督管理。

（5）消费者的知情权和监督。

在2006年的第29届CAC大会上我国成功申请成为了食品添加剂委员会（CCFA）主席国，在卫生部中国疾病预防控制中心设立了食品添加剂委员会秘书处。作为CCFA主席国，已经成功组织了5届国际食品添加剂法典委员会会议。

（三）食品添加剂的使用

食品添加剂使用的两个基本要素，首先是安全性，不能给消费者带来健康损害和健康隐患；其次是必要性，必须在食品中达到预期的功能和目的。

1. 使用食品添加剂的目的

（1）保持或提高食品本身的营养价值。

（2）作为某些特殊膳食用食品的必要配料或成分。

（3）提高食品的质量和稳定性，防止食品在生产、保存过程中变色、变味，如加入抗氧化剂或品质改良剂；控制食品中微生物的繁殖，延长食品的保存期限，防止食品腐败变质，如加入防腐剂。

（4）改进或改善其感观特性，如加入香精，色素、甜味素等。

（5）满足食品生产加工过程中某些工艺的需要，或便于食品包装、运输或者贮藏。如加入增塑剂、润滑剂、漂白剂等。

2. 食品添加剂应满足的基本要求

（1）不应对人体健康产生任何健康危害。

（2）不应掩盖食品的腐败变质。

（3）不应为掩盖食品本身或者加工过程中的质量缺陷或者以掺杂、掺假、伪造为目的而使用。

（4）不应降低食品本身的营养价值。

（5）在达到预期的效果下尽可能降低在食品中的用量。

食品添加剂还应当符合相应的质量规格标准要求。针对各品种分别制定的食品添加剂产品标准，作为食品安全国家标准体系的重要组成部分，对于保证食品添加剂质量和正确使用具有重要作用。

3. 食品添加剂产品标准的主要内容

（1）一般规定　食品添加剂的结构式、分子式、分子量等信息。

（2）技术要求　感官要求、理化性质、主成分及杂质、污染物指标要求、微生物限量要求。

（3）检验方法和检验规则。

（4）包装、储存、运输、标识、贮存等的要求。

例如：

GB 26687－2011《食品安全国家标准　复配食品添加剂通则》

GB 25580－2010《食品安全国家标准　食品添加剂　稳定态二氧化氯溶液》

GB 25562－2010《食品安全国家标准　食品添加剂　焦磷酸四钾》

GB 25582－2010《食品安全国家标准　食品添加剂　硅酸钙铝》

GB 25574－2010《食品安全国家标准　食品添加剂　次氯酸钠》

GB 25573－2010《食品安全国家标准　食品添加剂　过氧化钙》

GB 8821－2011《食品安全国家标准　食品添加剂　β－胡萝卜素》

GB13481－2011《食品安全国家标准　食品添加剂　山梨醇酐单硬脂酸酯（司盘60）》

GB13482－2011《食品安全国家标准　食品添加剂　山梨醇酐单油酸酯（司盘80）》

GB25571－2011《食品安全国家标准　食品添加剂　活性白土》

GB 26406－2011《食品安全国家标准　食品添加剂　叶绿素铜钠盐》

GB 12487－2010《食品安全国家标准　食品添加剂　乙基麦芽酚》

GB 26405－2011《食品安全国家标准　食品添加剂　叶黄素》

GB 26404－2011《食品安全国家标准　食品添加剂　赤藓糖醇》

GB 26403－2011《食品安全国家标准　食品添加剂　特丁基对苯二酚》

GB 26402－2011《食品安全国家标准　食品添加剂　碘酸钾》

三、食品中非食用物质、化学物质的违法添加和添加剂滥用

（一）食品中可能违法添加的非食用物质和添加剂滥用

根据卫生部等九部门2009年3月6日发布的《关于开展全国打击违法添加非食用物质和滥用食品添加剂专项整治的紧急通知》卫监督发〔2009〕21号的规定，专项整治专家委员会公布了一至五批食品中可能违法添加的非食用物质名单和易滥用的食品添加剂名单以及测定方法，见表4－7和表4－8。

表4－7　食品中可能违法添加的非食用物质名单

序号	名称（主要成分）	可能添加的主要食品类别
1	吊白块（次硫酸钠甲醛）	腐竹、粉丝、面粉、竹笋
2	苏丹红（苏丹红Ⅰ）	辣椒粉、含辣椒类的食品（辣椒酱、辣味调味品）
3	王金黄、块黄（碱性橙Ⅱ）	腐皮
4	蛋白精、三聚氰胺	乳及乳制品
5	硼酸与硼砂	腐竹、肉丸、凉粉、凉皮、面条、饺子皮
6	硫氰酸钠	乳及乳制品
7	玫瑰红B	调味品
8	美术绿	茶叶
9	碱性嫩黄	豆制品
10	工业用甲醛	海参、鱿鱼等干水产品、血豆腐
11	工业用火碱	海参、鱿鱼等干水产品、生鲜乳
12	一氧化碳	金枪鱼、三文鱼
13	硫化钠	味精
14	工业硫磺	白砂糖、辣椒、蜜饯、银耳、龙眼、胡萝卜、姜等
15	工业染料	小米、玉米粉、熟肉制品等
16	罂粟壳	火锅底料及小吃类
17	革皮水解物（革皮水解蛋白）	乳与乳制品含乳饮料

续表

序号	名称（主要成分）	可能添加的主要食品类别
18	溴酸钾	小麦粉
19	β－内酰胺酶（金玉兰酶制剂）	乳与乳制品
20	富马酸二甲酯	糕点
21	废弃食用油脂（食用油脂）	
22	工业用矿物油	陈化大米
23	工业明胶	冰淇淋、肉皮冻等
24	工业酒精	勾兑假酒
25	敌敌畏	火腿、鱼干、咸鱼等制品
26	毛发水	酱油等
27	工业用乙酸	勾兑食醋
28	β受体激动剂类药物［盐酸克仑特罗（瘦肉精），莱克多巴胺等］	猪肉、牛羊肉及肝脏等
29	硝基呋喃类药物（呋喃唑酮、呋喃它酮、呋喃西林、呋喃妥因）	猪肉、禽肉、动物性水产品
30	玉米赤霉醇	牛羊肉及肝脏、牛奶
31	抗生素残渣（万古霉素）	猪肉
32	镇静剂（氯丙嗪、地西泮）	猪肉
33	荧光增白物质	双孢蘑菇、金针菇、白灵菇、面粉
34	工业氯化镁	木耳
35	磷化铝	木耳
36	馅料原料漂白剂（二氧化硫脲）	焙烤食品
37	酸性橙Ⅱ	黄鱼、鲍汁、腌卤肉制品、红壳瓜子、辣椒面和豆瓣酱
38	抗生素（磺胺类、喹诺酮类、氯霉素、四环素、β－内酰胺类）	生食水产品、肉制品、猪肠衣、蜂蜜
39	喹诺酮类	麻辣烫类食品
40	水玻璃	面制品
41	孔雀石绿	鱼类
42	乌洛托品（六亚甲基四胺）	腐竹、米线等
43	五氯酚钠	河蟹
44	喹乙醇	水产养殖饲料
45	碱性黄	大黄鱼
46	磺胺二甲嘧啶	叉烧肉类
47	敌百虫	腌制食品

表4-8 食品中可能滥用的食品添加剂品种名单

序号	可能易滥用的添加剂品种	食品品种
1	着色剂（胭脂红、柠檬黄、诱惑红、日落黄）等	渍菜（泡菜等）、葡萄酒
2	着色剂、防腐剂、酸度调节剂（己二酸等）	水果冻、蛋白冻类
3	着色剂 、防腐剂、甜味剂（糖精钠、甜蜜素、安赛蜜等）	腌菜、酒类（配制酒除外）
4	乳化剂（蔗糖脂肪酸酯等、乙酰化单甘脂肪酸酯等）、防腐剂、着色剂、甜味剂	面点、月饼
5	面粉处理剂	面条、饺子皮
6	膨松剂（硫酸铝钾、硫酸铝铵等）、水分保持剂磷酸盐类（磷酸钙、焦磷酸二氢二钠等）、增稠剂（黄原胶、黄蜀葵胶等）、甜味剂（糖精钠、甜蜜素等）	糕点、面制品和膨化食品
7	漂白剂（硫磺）	馒头
8	膨松剂（硫酸铝钾、硫酸铝铵）	油条
9	护色剂（硝酸盐、亚硝酸盐）	肉制品和卤制熟食、腌肉料和嫩肉粉类产品
10	二氧化钛、过氧化苯甲酰、硫酸铝钾	小麦粉
11	滑石粉	小麦粉
12	硫酸亚铁	臭豆腐等
13	山梨酸	乳制品（除干酪外）
14	纳他霉素	乳制品（除干酪外）
15	硫酸铜	蔬菜干制品
16	安赛蜜	酒类
17	硫酸铝钾、硫酸铝铵	面制品和膨化食品
18	胭脂红	鲜瘦肉
19	柠檬黄	大黄鱼、小黄鱼
20	焦亚硫酸钠	陈粮、米粉等
21	亚硫酸钠	烤鱼片、冷冻虾、烤虾、鱼干、鱿鱼丝、蟹肉、鱼糜等

2011年5月起在台湾食品中先后检出DEHP、DINP、DNOP、DBP、DMP、DEP等6种邻苯二甲酸酯类塑化剂成分，随之被检出含塑化剂的食品达到九百多项。卫生部于2011年6月1日紧急发布第16号公告，将邻苯二甲酸酯（也叫酞酸酯）类物质列入了食品中可能违法添加的非食用物质和易滥用的食品添加剂名单（第六批），见表4-9。

表 4-9 食品中可能违法添加的非食用物质和易滥用的食品添加剂名单（第六批）

名称	可能添加的食品品种	检验方法
邻苯二甲酸酯类物质，主要包括：邻苯二甲酸二（2-乙基）己酯（DEHP）、邻苯二甲酸二异壬酯（DINP）、邻苯二甲酸二苯酯、邻苯二甲酸二甲酯（DMP）、邻苯二甲酸二乙酯（DEP）、邻苯二甲酸二丁酯（DBP）、邻苯二甲酸二戊酯（DPP）、邻苯二甲酸二己酯（DHXP）、邻苯二甲酸二壬酯（DNP）、邻苯二甲酸二异丁酯（DIBP）、邻苯二甲酸二环己酯（DCHP）、邻苯二甲酸二正辛酯（DNOP）、邻苯二甲酸丁基苄基酯（BBP）、邻苯二甲酸二（2-甲氧基）乙酯（DMEP）、邻苯二甲酸二（2-乙氧基）乙酯（DEEP）、邻苯二甲酸二（2-丁氧基）乙酯（DBEP）、邻苯二甲酸二（4-甲基-2-戊基）酯（BMPP）	乳化剂类食品添加剂、使用乳化剂的其他类食品添加剂或食品等	GB/T 21911 食品中邻苯二甲酸酯的测定

（二）其他禁用物质

为保证食品安全，确保公众身体健康，卫生部、国家食品药品监督管理局联合发布 2012 年第 10 号公告，决定从 2012 年 5 月 28 日起，禁止餐饮服务单位采购、贮存、使用食品添加剂亚硝酸盐（亚硝酸钠、亚硝酸钾）。

第五节 食品安全限量标准和检验标准

一、食品安全限量标准

食品安全限量标准（也称基础标准）是对食品中的天然存在或由外界引入的有毒有害物质或特定物质等不安全因素限定在安全水平（安全阈值）内，即人体可接受的最高水平，其目的是保证人体食用的安全性，最大限度地保障人体的安全健康。所作的技术规定主要包括：食品污染物限量、食品中真菌毒素限量、食品中致病性微生物限量、食品中农药的最大残留限量、食品中兽药最高残留限量、食品添加剂使用标准、食品中放射性物质限制浓度标准以及食品中可能违法添加的非食用物质等。通过技术研究、风险评估，按照一定的程序进行起草、协商、审核、批准和发布，作为判断的准则和依据，故也称为判断标准或判断依据。

（一）食品污染物限量标准

1. 食品污染物限量标准体系 目前食品污染物的限量标准为 GB 2762-2005《食品中污染物限量》，该标准根据我国已经实行的食用农产品质量安全标准、食品卫生标准、食品质量标准以及有关食品的行业标准中污染物的限量指标，分析参考国际食品法典委员会（CAC）、欧盟以及部分国家、地区食品中的污染物限量标准及其规定，根据我国食品中污染物的监测结果和风险评估原则，整合和修订了部分食品品种和限量指标。规定了无机污染物铅、镉、总砷和无机砷、锡、铝、氟、镍、铬、总汞和甲基汞、硒、苯并（a）芘、*N*-亚硝胺、多氯联苯、硝酸盐和亚硝酸盐、氯丙醇等 13 种污染物在食品中的限量。该标准提高了我国食品污染物标准的规范性、合理性、科学性以及可操作性，其安全指标基本符合 WTO/TBT 和 CAC 有关原则，为保障我国的食品安全、促进食品国际贸易提供了有力的技术手段。

如规定了铅在谷类、蔬菜、水果、食用菌、豆类、薯类、藻类、坚果及籽类、肉类、水产品、乳及乳制品、蛋及蛋制品、脂肪、油、乳化脂肪制品、调味品、甜味料、焙烤食品、饮料类、酒类、可可脂及其制品、冷冻饮品、婴幼儿配方/辅助食品和其他类（包括膨化食品、咖啡、茶叶、果冻）等食品中的限量要求。谷类食品中的限量为 0.2 mg/kg，在果汁中的限量为 0.05 mg/kg，在茶叶中则为 5 mg/kg。

除我国 GB 2762 – 2005《食品污染物限量标准》，另外还有 GB 13106 – 1991《食品中锌限量卫生标准》、GB 15199 – 1994《食品中铜限量卫生标准》和 GB 15200 – 1994《食品中铁限量卫生标准》三项限量标准，是由于锌、铜、铁为人体必需的微量元素，未整合列入到 GB 2762 – 2005《食品中污染物限量》中，也是与 CAC 相关标准接轨。

2. 食品污染物及控制概况 食品污染物是食品在生产（包括农作物种植、动物饲养和兽医用药）、加工、包装、储存、运输、销售，直至食用过程或环境污染（从农田到餐桌的整个食品链当中）导致而产生的任何物质，指除农药、兽药和真菌毒素外，非有意加入食品中的污染物质。由于食品工业化生产加工的发展，新技术的不断采用，人们对食物中有害因素的新认识，新的污染物出现，以及新的监控手段和风险策略及要求都较过去有了很多很大的变化。食品污染物限量标准是判断食品是否安全的重要科学依据，它对保障人体健康具有极为重要的作用。

在卫生部与农业部制定的“2010 年食品安全国家标准清理工作方案”中，对食品中污染物限量提出了修订，以《食品中污染物限量》（GB2762）为基础，研究食品中铅、镉、砷等重点污染物限量，调整食品中锌、铜、铁、硒等限量，增加调味品中氯丙醇等污染物限量。根据食品安全风险，对现行食品标准中的污染物限量指标进行进一步的评估和整合，设定食品分类和相应的污染物限量。对食品加工过程中可能存在的食品污染物，在食品产品安全标准中设定相应的限量规定。

（二）食品中真菌毒素限量标准（包括霉菌毒素、天然毒素）

1. 食品中真菌毒素限量标准 目前食品中真菌毒素限量标准为 GB 2761 – 2011《食品安全国家标准 食品中真菌毒素限量》，于 2011 年 10 月 20 日实施。标准是在对食品污染物监测数据分析的基础上，分析借鉴 CAC 和其他国家的标准，依据风险评估结果等的基础修订完成，对 GB 2761 – 2005《食品中真菌毒素限量》以及 GB 2715 – 2005《粮食卫生标准》中的真菌毒素限量指标中有关内容进行整合修订完善，主要增加了可食用部分的定义、应用原则等。

GB 2761 – 2011《食品安全国家标准 食品中真菌毒素限量》标准在原标准规定的 4 种真菌毒素的限量，即黄曲霉毒素 B_1、黄曲霉毒素 M_1、脱氧雪腐镰刀菌烯醇、展青霉素的基础上增补了赭曲霉毒素 A、玉米赤霉烯酮等 2 种指标限量，并修改了食品中黄曲霉毒素 M_1、黄曲霉毒素 B_1、脱氧雪腐镰刀菌烯醇（DON）、展青霉素等 4 种限量指标，调整了其他真菌毒素指标覆盖的食品范围。修改了黄曲霉毒素 B_1、黄曲霉毒素 M_1 及脱氧雪腐镰刀菌烯醇的检测方法。同时，增加的附录 A 食品类别（名称）说明。本标准按大类（如蔬菜）、亚类（如叶菜）为主，品种（如菠菜）、加工方式（如罐头菠菜、干食用菌）为辅，制定了适合我国国情的国家食品安全标准食品真菌毒素限量指标。

目前世界各国对黄曲霉毒素 M_1 有两种不同意见，以欧盟一些国家为代表提出乳中黄曲霉毒素 M_1 的限量为0.05mg/kg；另一种意见是以美国、日本等国提出0.5mg/kg的指标。编制说明介绍，“食品添加剂联合专家委员会第56届会议报告指出，黄曲霉毒素 M_1 为0.05mg/kg和0.5mg/kg这两个指标在致癌性方面之间并无显著差异。本标准保留了黄曲霉毒素 M_1 为0.5mg/kg的限量指标。”

根据国际组织、发达国家和主要贸易国关于食品中展青霉素限量标准以及我国苹果和山楂制品中展青霉素的污染监测结果、暴露评估结果，我国现行限量与国际标准一致并安全有效。因此，苹果和山楂制品中展青霉素限量仍保持为50mg/kg。

2. 食品中真菌毒素及控制概况 谷类、乳制品、水果等多种食物在生长、生产和存储的过程中极有可能存在真菌毒素污染，产毒真菌在生长繁殖过程中产生次生有毒代谢产物。如黄曲霉毒素是一类真菌的有毒代谢产物，具有致癌性。黄曲霉毒素 M_1 是黄曲霉毒素 B_1 的代谢产物。经摄入含有黄曲霉毒素 B_1 饲料的奶牛产出的牛奶中，便含有黄曲霉毒素 M_1。在大麦、玉米中含有较高浓度的脱氧雪腐镰刀菌烯醇（DON），是最常见的一种污染粮食、饲料和食品的霉菌毒素之一，大多在低温、潮湿和收割季节，在谷物庄稼中慢慢生长；主要生长在水果上的展青霉素，主要污染水果及其制品；赭曲霉毒素A是由多种生长在粮食（小麦、玉米、大麦、燕麦、黑麦等）、花生、蔬菜（豆类）等农作物上的曲霉和青霉产生的；玉米赤霉烯酮主要是由生长在小麦和玉米等农作物上的真菌产生。

目前我国的标准对于黄曲霉毒素 B_2、黄曲霉毒素 G_1、黄曲霉毒素 G_2、杂色曲霉素、谷物中T-2毒素、桔青霉素等真菌毒素还没有限量规定，其他类型毒素，如贝类毒素软骨藻酸、米酵菌酸、脲酶、河豚毒素、腹泻性贝类毒素、麻痹性贝类毒素等也还没有限制和限量的规定。

（三）食品中致病性微生物限量标准

1. 食品中有害微生物限量标准的现状 目前我们国家在相关的食品产品标准中已建立了相应食品的微生物最大残留限量的指标内容，但在食品、食品相关产品标准中存在如微生物名称的表达方式不统一、限量计数指标或计量方式不一致、一些指标设定不够科学合理等问题，与国际标准和发达国家标准存在一些差距。在致病性微生物限量标准方面，还没有制定一个统一的限量标准。我国卫生部发布的“2010年食品安全国家标准清理工作方案”中要求，以现行食品卫生标准中致病性微生物限量规定为基础，对食用农产品质量安全标准、食品质量标准和食品行业标准中强制执行的致病性微生物限量指标进行清理整合，确定重点致病性微生物种类和重点“病原-食品”组合，解决现行标准中致病性微生物限量指标重复、矛盾等问题。制定食品中沙门菌、金黄色葡萄球菌、副溶血性弧菌、志贺菌、溶血性链球菌、出血性大肠埃希菌、致泻大肠埃希菌、粪链球菌、产气荚膜梭菌、单核细胞增生性李斯特菌、铜绿假单胞菌等致病性微生物限量标准。

作为食品微生物限度控制的微生物指标包括：① 菌落总数；② 大肠菌群；③ 霉菌和酵母；④ 益生菌（乳酸菌、双歧杆菌）；⑤ 抗生素残留；⑥ 商业无菌；⑦ 致病菌：沙门菌、金黄色葡萄球菌、副溶血性弧菌、志贺菌、溶血性链球菌、出血性肠埃希菌、致泻大肠埃希菌、粪链球菌、小肠结肠炎耶尔森菌、空肠弯曲菌、肉毒梭菌、产气荚膜梭菌、蜡样芽孢杆菌、单核细胞增生性李斯特菌、铜绿假单胞菌等。

在我国食品标准中已设立了有害微生物限量的食品种类如下。

罐头食品、蛋制品、冷冻饮品、奶制品、调味品、淀粉类制品、发酵和非发酵性豆制品、饮用天然矿泉水、糖果等，其中食糖和保健食品的微生物检验是我国单独设定的。每一个食品大类包括许多的具体食品种类，并且对有些具体食品种类的不同包装或所处过程状态不同（如出厂和销售）等细化制定了不同的限量指标值。

在现有的这类标准中尚未规范食品微生物检验采样方法、采样量、检样量、操作过程和检测方法，应在建立相关食品中其他有害微生物的限量标准同时，系统制（修）订与国际接轨的采样方法、检测方法等。国际食品法典委员会（CAC）和相关国家普遍采用国际食品微生物标准委员会（ICMSF）微生物分级采样方案。ICMSF 从微生物的危害度、食品类别及加工方式等方面综合分析食品中微生物危害度的分类，用多个样品检测结果进行综合判定，更科学、更符合实际情况。如 ICMSF 将金黄色葡萄球菌归类为一般性危害致病菌，采用三级采样方案，具体是：采样数量通常为 5 ~ 60 个，在同一批次样品（n）中，允许全部样品检验值小于或等于可接受水平限量值（m）；允许一定数量样品（c）检验值在可接受水平（m）值和最高安全限量值（M）之间；不允许有样品检验值大于最高安全限量值（M），不以一个样品检验结果判定该批产品是否合格。

在 GB 19295－2011《食品安全国家标准　速冻面米制品》中，采用了 ICMSF 三级采样方案，用多个样品定量检测结果进行综合判定，限量指标与 ICMSF 基本一致。相比原标准（GB19295－2003）规定金黄色葡萄球菌等致病菌不得检出的微生物定性检测方法，采用一个样品检测来判定产品微生物污染情况，采样方案和限量规定不能全面、真实地反映产品微生物污染状况和可能产生的健康影响，与国际上食品中微生物控制和管理方式有明显差距。新标准更加符合国际食品微生物采样检测要求，是科学合理的。

2. 食品中致病性微生物及控制概况　致病微生物及毒素引起的食源性疾病是威胁食品安全的最主要因素。为控制食品中微生物污染，在推行科学的管理体系（如 HACCP）的同时，各国（组织或地区）对食品生产原料及终产品中致病性微生物/代谢物含量作了明确规定，但由于各国（组织或地区）膳食结构、饮食习惯及风险保护水平等的差异，对食品中微生物限量要求也不一致。

我国 20 世纪 50 年代由于外贸的需要，开始建立蛋品中沙门菌检验方法的研究，已颁布实施近百套食品卫生标准，对各种食品中的微生物限量作出规定。不同标准的指标限量值不同，相差几倍到几十倍不等；有的对致病菌没有规定限量值，只规定不得检出。不同标准的“致病菌”的种（类）也有所不同。致病菌检测通常包括；沙门菌、志贺菌、金黄色葡萄球菌、溶血性链球菌等。我国食源性病原菌的种类繁多，以肠道致病菌为主要病原，包括沙门菌、副溶血弧菌、肉毒梭菌、金黄色葡萄球菌、致病性大肠埃希菌、单核细胞增生性李斯特菌等，引起中毒的食物则以动物性食品为主，其中沙门菌食物中毒居微生物性食物中毒首位。采取有效措施来预防病原菌对食品的污染和减少人群的暴露几率是关键环节，因此，科学制定食品微生物限度的标准十分重要。

（四）食品中农药残留限量标准

1. 食品中农药残留限量标准体系　GB 2763－2012《食品安全国家标准　食品中农药最大残留限量》规定了食品中2，4－滴等322种农药2293项最大残留限量，于2013年3月1日起实施，将取代GB 2715－2005《粮食卫生标准》中的4.3.3农药最大残留限量、GB 25193－2010《食品中百菌清等12种农药最大残留限量》、GB 26130－2010《食品中百草枯等54种农药最大残留限量》、GB 28260－2011《食品中阿维菌素等85种农药最大残留限量》等多个国家标准和农业部NY 660－2003《茶叶中甲萘威、丁硫克百威、多菌灵、残杀威和抗蚜威的最大残留限量》、NY 661－2003《茶叶中氟氯氰菊酯和氟氰戊菊酯的最大残留限量》、NY 662－2003《花生仁中甲草胺、克百威、百菌清、苯线磷及异丙甲草胺最大残留限量》、NY 773－2004《水果中啶虫脒最大残留限量》、NY 774－2004《叶菜中氯氰菊酯、氯氟氰菊酯、醚菊酯、甲氰菊酯、氟胺氰菊酯、氟氯氰菊酯、四聚乙醛、二甲戊乐灵、氟苯脲、阿维菌素、虫酰肼、氟虫腈、丁硫克百威最大残留限量》、NY 775－2004《玉米中烯唑醇、甲草胺、溴苯腈、氰草津、麦草畏、二甲戊乐灵、氟乐灵、克百威、顺式氰戊菊酯、噻吩磺隆、异丙甲草胺最大残留限量》、NY 831－2004《柑橘中苯螨特、噻嗪酮、氯氰菊酯、苯硫威、甲氰菊酯、唑螨酯、氟苯脲最大残留限量》、NY 1500－2007《农产品中农药最大残留限量》、NY 1500－2008《蔬菜、水果中甲胺磷等20种农药最大残留限量》、NY 1500－2009《农产品中农药最大残留限量》等标准，并适用于与限量相关的食品，其他标准中涉及GB 2763－2012标准中的指标以本标准为准。

GB 2763－2012《食品安全国家标准　食品中农药最大残留限量》标准对原标准中的农药名称、残留物、每日允许摄入量和食品名称等信息进行核实修订，对标准中交叉、重复、过时和不协调问题，依据膳食暴露风险评估结果、参考农药登记情况，部分限量做了相应修改，增加了部分食品中农药最大残留限量标准并细化了食品种类和类别。

农业部于2010年11月26日发布了第1490号公告《用于农药最大残留限量标准制定的作物分类》，分类借鉴了国际食品法典委员会（CAC）作物分类体系，结合我国作物种植特点制定了作物分类，拟定分类为谷物、油料、蔬菜、水果、坚果、糖料、饮料、食用菌、调味料、饲料和药用11类，为农药残留标准制定工作的规范作出了进一步的要求。

2. 农药残留及控制概况　农药残留（pesticide residues）是指由于使用农药而残存在环境、食品、农产品和动物饲料及生物体内的微量特定物质，包括农药原体、农药衍生物（包括农药转化物、有毒代谢物、反应降解物和杂质等）。农药是农业生产不可或缺的重要投入品，也是一类有毒化学品。农药施用于农田后，一部分作用于靶标生物，起到防治作用，另一部分残留于食物链，影响农产品和生态环境安全。

最大残留限量（maximum residue limits，MRLs）是指按照农药使用的良好农业规范（GAP）使用农药后，允许农药残存在各种食品、农产品、动物饲料中或其表面残留的最大浓度。国际上通常采用（MRLs）值来表示，单位为mg/kg，即每千克食品中含有农药残留的量。

联合国粮农组织（FAO）和世界卫生组织（WHO）等国际组织陆续制定了一系列与控制农药残留相关的国际法规和公约，以协调和规范对农药安全性的管理。经半个世纪的发展，基本建立了以风险评估为核心，农药登记为基础，农药残留限量标准为措施，农药残留监测为途径的农药安全管理体系，确保农药在农产品质量安全中的可控性。

食品中的农药残留安全是食品安全的重要组成部分。随着我国社会经济的发展和建设现代农业进程的推进，农药残留已逐步成为我国社会关注的热点问题，成为影响我国农产品质量安全的关键、影响我国农产品国际贸易的重要技术壁垒、影响我国食品安全的重要因素。2006 年 7 月在第 29 届 CAC 大会上我国成功申请成为农药残留委员会（CCPR）和食品添加剂委员会（CCFA）新任主席国，设立了农药残留委员会秘书处和食品添加剂委员会秘书处，其中农药残留委员会秘书处设在农业部农药检定所。2007 年以来，中国作为 CCPR 主席国，负责召开每年一届的委员会年会，承担委员会年会会务并提供运作经费，负责委员会的日常运作及行政管理，选派委员会主席等，至今已经成功举办了 5 届会议，体现了我国积极参与 CAC 相关工作的负责任态度和承办国际政府间组织专业会议的能力。

我国农兽药残留标准体系建设工作起步较晚，目前我国已登记使用的农药 600 多种，常用农药 300 种左右，覆盖作物近 200 种。其中仅有 92 种（类）作物制定了 178 种农药的 807 个农药残留限量。且我国的标准制定滞后于农药登记管理，已登记的农药产品 2/3 未制定限量标准，发达国家农药残留标准制定与农药登记同步。因此，我国农兽药残留标准体系建设远不能满足食品安全监管、农产品质量安全管理和国际贸易的需要。2010 年，国务院成立了国务院食品安全委员会，卫生部和农业部先后成立了国家食品安全风险评估专家委员会和国家农药残留标准审评委员会。卫生部和农业部在 2010 年印发的《2010 年食品安全国家标准清理工作方案》的通知中要求，根据农药登记和使用情况、食用农产品消费情况和农药残留监测结果，整合修订 GB 2763《食品中农药残留限量标准》、NY1500《农产品中农药最大残留限量标准》等 807 项农药最大残留限量国家标准、行业标准和方法标准，最新发布的 GB 2763－2012《食品中农药残留限量标准》替代了目前其他的国家标准和农业部标准，使农药的使用及残留监测工作有了一个更为规范和系统的依据。

（五）食品中兽药残留限量标准

1. 食品中兽药残留限量标准体系 农业部 235 号公告《动物性食品中兽药最高残留限量》是目前我国兽药残留权威的标准，该公告发布并执行于 2002 年 12 月 24 日，按照在我国登记使用或国际上禁止使用不得检出的兽药原则，参照 CAC、欧盟等标准制定、修改兽药最大残留限量标准。目前限量指标的数量和限量值设定达到了发达国家的水平，基本与国际接轨。

在农业部 235 号公告《动物性食品中兽药最高残留限量》中，最高残留限量规定分为 4 种情况，分别按照附录 1、附录 2、附录 3 和附录 4 执行，公告中附件的注释部分给予了解释。

（1）农业部批准使用的兽药，按质量标准、产品使用说明书规定用于食品动物，不需要制定最高残留量的，见附录 1。包括乙酰水杨酸、氢氧化铝、双甲脒、氨丙啉、安普霉素、阿托品、甲基吡啶磷、甜菜碱等共有62种。

（2）凡农业部批准使用的兽药，按质量标准、产品使用说明书规定用于食品动物，需要制定最高残留限量的，见附录2。包括阿灭丁、乙酰异戊酰泰乐菌素、阿苯达唑、双甲脒、阿莫西林、氨苄西林、氨丙啉、安普霉索等共96种。

（3）凡农业部批准使用的兽药，按质量标准、产品使用说明书规定可以用于食品动物，但不得检出兽药残留的，见附录3。包括氯丙嗪、地西泮（安定）、地美硝唑、苯甲酸雌二醇、潮霉素B、甲硝唑、苯丙酸诺龙等共9种。

（4）农业部明文规定禁止用于所有食品动物的兽药，见附录4。包括氯霉素及其盐、酯、克仑特罗及其盐、酯、氨苯砜、呋喃它酮、呋喃唑酮、林丹、安眠酮等共31种。对于附录2中需要定限量的物质共有96种，其中抗生素类药物共36种、抗虫类药物有32种、兽用农药有10种。

农业部于2002年再次发布了176号和193号公告，2010年发布了1519号公告，向社会公布了禁止在饲料、动物饮用水和畜禽水产养殖过程中使用的药物和物质清单。

2. 兽药残留及控制概况　兽药残留（residues of veterinary drugs）是指为预防、治疗、诊断疾病或者有目的地调节动物生理功能使用药物后，蓄积或存留于畜禽机体或产品（如鸡蛋、奶品、肉品等）中的兽药原形化合物及其代谢产物，并包括与兽药有关杂质的残留。目前，畜牧业生产中滥用兽药现象比较严重，兽药残留是影响动物源食品安全的主要因素之一，对人体健康造成直接危害并对畜牧业的发展和生态环境也会造成极大的危害。我国兽药最高残留限量的管理规定中，除不需要制定最高残留量的兽药、不得检出兽药残留和禁止用于所有食品动物的兽药三种情况外，需要控制最大残留限量标准的兽药共有96种，检测项目和检测方法基本能够与国际接轨。但是，我国没有制定残留限量标准的兽药，在数量上与国际、发达国家和地区还有很大的差距。在国外已经注册批准使用并且制定了最大残留限量标准的兽药，虽然在我国还没有注册生产和使用，对于我国的监管和技术监督存在监控缺陷。

卫生部与农业部制定的“2010年食品安全国家标准清理工作方案”中要求：根据兽药登记和使用情况等，以《动物性食品中兽药最高残留限量》（农业部第235号公告）涉及的96种兽药为基础，增补农业部新批准使用的兽药残留限量，同时参考国际食品法典委员会标准，补充部分药物品种的限量规定，清理整合食品中兽药残留限量标准。

二、分析检验方法标准

方法标准是通用性的分析检验或评价程序与方法，食品安全方法标准主要涉及的有食品理化检验、食品微生物检验、食品安全性毒理学评价程序与方法、食品中放射性物质检验方法、采样方法、有害物质测定方法等各项标准。

（一）食品安全理化检验方法

食品理化分析标准的内容和范围相当广泛，主要是利用物理、化学分析法以及仪器等分析方法对食品中的各种营养成分、添加剂、矿物质等或有害有毒化学成分进行检验。国家标准GB/T 27404－2008《实验室质量控制规范　食品理化检测》涉及基础操作、样品前处理（分离、提取、纯化、浓缩富集）、抽样方法、检验分析方法、测定方法、分析误差及统计处理、新检测方法和项目的分析方法的研究等，指导性地对食品检测实验室在开展理化检测时提出了质量控制的规范。

1. GB 5009 系列标准 食品理化分析的国家标准主要有 GB/T 5009 系列标准，其中部分标准按《食品安全法》和相关要求已经完成了修订、补充和完善为 GB 5009 食品安全国家标准并发布使用。

GB 5009（或 GB/T 5009）系列标准中包括了食品理化分析的基本要求（GB/T 5009.1 –2003《食品卫生检验方法 理化部分 总则》）、一般成分的分析方法、金属及微量元素的分析方法、农药残留分析方法、兽药残留分析方法、真菌毒素的分析方法以及各类食品、食品容器和包装材料卫生标准的分析方法等，见表 4 –10。

表 4 –10 GB 5009 系列标准

标准号	标准名称
GB/T 5009.1 –2003	食品卫生检验方法 理化部分 总则
GB/T 5009.2 –2003	食品的相对密度的测定
GB 5009.3 –2010	食品中水分的测定
GB 5009.4 –2010	食品中灰分的测定
GB 5009.5 –2010	食品中蛋白质的测定
GB/T 5009.6 –2003	食品中脂肪的测定
GB/T 5009.7 –2008	食品中还原糖的测定
GB/T 5009.8 –2008	食品中蔗糖的测定
GB/T 5009.9 –2008	食品中淀粉的测定
GB/T 5009.10 –2003	植物类食品中粗纤维的测定
GB/T 5009.11 –2003	食品中总砷及无机砷的测定
GB 5009.12 –2010	食品中铅的测定
GB/T 5009.13 –2003	食品中铜的耐定
GB/T 5009.14 –2003	食品中锌的测定
GB/T 5009.15 –2003	食品中镉的测定
GB/T 5009.16 –2003	食品中锡的测定
GB/T 5009.17 –2003	食品中总汞及有机汞的测定
GB/T 5009.18 –2003	食品中氟的测定
GB/T 5009.19 –2008	食品中六六六、滴滴涕残留量的测定
GB/T 5009.20 –2003	食品中有机磷农药残留量的测定
GB/T 5009.21 –2003	粮、油、菜中甲萘威残留量的测定
GB/T 5009.22 –2003	食品中黄曲霉毒素 B_1 的测定
GB/T 5009.23 –2006	食品中黄曲霉毒素 B_1、B_2、G_1、G_2 的测定
GB 5009.24 –2010	食品中黄曲霉毒素 M_1 与 B_1 的测定
GB/T 5009.25 –2003	植物性食品中杂色曲霉素的测定
GB/T 5009.26 –2003	食品中 *N* – 亚硝胺类的测定
GB/T 5009.27 –2011	食品中苯并（a）芘的测定（征求意见稿）

续表

标准号	标准名称
GB/T 5009.28 -2003	食品中糖精钠的测定
GB/T 5009.29 -2003	食品中山梨酸、苯甲酸的测定
GB/T 5009.30 -2003	食品中叔丁基羟基茴香醚（BHA）与2，6-二叔丁基对甲酚（BHT）的测定
GB/T 5009.31 -2003	食品中对羟基苯甲酸酯类的测定
GB/T 5009.32 -2003	油脂中没食子酸丙酯（PG）的测定
GB 5009.33 -2010	食品中亚硝酸盐与硝酸盐的测定
GB/T 5009.34 -2003	食品中亚硫酸盐的测定
GB/T 5009.35 -2003	食品中合成着色剂的测定
GB/T 5009.36 -2003	粮食卫生标准的分析方法
GB/T 5009.37 -2003	食用植物油卫生标准的分析方法
GB/T 5009.38 -2003	蔬菜、水果卫生标准的分析方法
GB/T 5009.39 -2003	酱油卫生标准的分析方法
GB/T 5009.40 -2003	酱卫生标准的分析方法
GB/T 5009.41 -2003	食醋卫生标准的分析方法
GB/T 5009.42 -2003	食盐卫生标准的分析方法
GB/T 5009.43 -2003	味精卫生标准的分析方法
GB/T 5009.44 -2003	肉与肉制品卫生标准的分析方法
GB/T 5009.45 -2003	水产品卫生标准的分析方法
GB/T 5009.46 -2003	乳与乳制品卫生标准的分析方法
GB/T 5009.47 -2003	蛋与蛋制品卫生标准的分析方法
GB/T 5009.48 -2003	蒸馏酒与配制酒卫生标准的分析方法
GB/T 5009.49 -2008	发酵酒及其配制酒卫生标准的分析方法
GB/T 5009.50 -2003	冷饮食品卫生标准的分析方法
GB/T 5009.51 -2003	非发酵性豆制品及面筋卫生标准的分析方法
GB/T 5009.52 -2003	发酵性豆制品卫生标准的分析方法
GB/T 5009.53 -2003	淀粉类制品卫生标准的分析方法
GB/T 5009.54 -2003	酱腌菜卫生标准的分析方法
GB/T 5009.55 -2003	食糖卫生标准的分析方法
GB/T 5009.56 -2003	糕点卫生标准的分析方法
GB/T 5009.57 -2003	茶叶卫生标准的分析方法
GB/T 5009.58 -2003	食品包装用聚乙烯树脂卫生标准的分析方法
GB/T 5009.59 -2003	食品包装用聚苯乙烯树脂卫生标准的分析方法
GB/T 5009.60 -2003	包装用聚乙烯、聚苯乙烯、聚丙烯成型品卫生标准
GB/T 5009.61 -2003	食品包装用三聚氰胺成型品卫生标准的分析方法
GB/T 5009.62 -2003	陶瓷制食具容器卫生标准的分析方法
GB/T 5009.63 -2003	搪瓷制食具容器卫生标准的分析方法

续表

标准号	标准名称
GB/T 5009. 64 – 2003	食品用橡胶垫片（圈）卫生标准的分析方法
GB/T 5009. 65 – 2003	食品用高压锅密封圈卫生标准的分析方法
GB/T 5009. 66 – 2003	橡胶奶嘴卫生标准的分析方法
GB/T 5009. 67 – 2003	食品包装用聚氯乙烯成型品卫生标准的分析方法
GB/T 5009. 68 – 2003	食品容器内壁过氯乙烯涂料卫生标准的分析方法
GB/T 5009. 69 – 2008	食品罐头内壁环氧酚醛涂料卫生标准的分析方法
GB/T 5009. 70 – 2003	食品容器内壁聚酰胺环氧树脂涂料卫生标准的分析方法
GB/T 5009. 71 – 2003	食品包装用聚丙烯树脂卫生标准的分析方法
GB/T 5009. 72 – 2003	铝制食具容器卫生标准的分析方法
GB/T 5009. 73 – 2003	粮食中二溴乙烷残留量的测定
GB/T 5009. 74 – 2003	食品添加剂中重金属限量试验
GB/T 5009. 75 – 2003	食品添加剂中铅的测定
GB/T 5009. 76 – 2003	食品添加剂中砷的测定
GB/T 5009. 77 – 2003	食用氢化油、人造奶油卫生标准的分析方法
GB/T 5009. 78 – 2003	食品包装用原纸卫生标准的分析方法
GB/T 5009. 79 – 2003	食品用橡胶管卫生检验方法
GB/T 5009. 80 – 2003	食品容器内壁聚四氟乙烯涂料卫生标准的分析方法
GB/T 5009. 81 – 2003	不锈钢食具容器卫生标准的分析方法
GB/T 5009. 82 – 2003	食品中维生素 A 和维生素 E 的测定
GB/T 5009. 83 – 2003	食品中胡萝卜素的测定
GB/T 5009. 84 – 2003	食品中硫胺素（维生素 B_1）的测定
GB/T 5009. 85 – 2003	食品中核黄素的测定
GB/T 5009. 86 – 2003	蔬菜、水果及其制品中总抗坏血酸的测定（荧光法和 2，4 – 二硝基苯肼法）
GB/T 5009. 87 – 2003	食品中磷的测定
GB/T 5009. 88 – 2003	食品中膳食纤维的测定
GB/T 5009. 89 – 2003	食品中烟酸的测定
GB/T 5009. 90 – 2003	食品中铁、镁、锰的测定
GB/T 5009. 91 – 2003	食品中钾、钠的测定
GB/T 5009. 92 – 2003	食品中钙的测定
GB 5009. 93 – 2010	食品中硒的测定
GB 5009. 94 – 2012	植物性食品中稀土的测定
GB/T 5009. 95 – 2003	蜂蜜中四环素族抗生素残留量的测定
GB/T 5009. 96 – 2003	谷物和大豆中赭曲霉毒素 A 的测定
GB/T 5009. 97 – 2003	食品中环己基氨基磺酸钠的测定
GB/T 5009. 98 – 2003	食品容器及包装材料用不饱和聚酯树脂及其玻璃钢制品卫生标准分析方法
GB/T 5009. 99 – 2010	食品容器及包装材料用聚碳酸酯树脂卫生标准的分析方法

续表

标准号	标准名称
GB/T 5009.100－2003	食品包装用发泡聚苯乙烯成型品卫生标准的分析方法
GB/T 5009.101－2003	食品容器及包装材料用聚酯树脂及其成型品中锑的测定
GB/T 5009.102－2003	植物性食品中辛硫磷农药残留量的测定
GB/T 5009.103－2003	植物性食品中甲胺磷和乙酰甲胺磷农药残留量的测定
GB/T 5009.104－2003	植物性食品中氨基甲酸酯类农药残留量的测定
GB/T 5009.105－2003	黄瓜中百菌清残留量的测定
GB/T 5009.106－2003	植物性食品中二氯苯醚菊酯残留量的测定
GB/T 5009.107－2003	植物性食品中二嗪磷残留量的测定
GB/T 5009.108－2003	畜禽肉中己烯雌酚的测定
GB/T 5009.109－2003	柑橘中水胺硫磷残留量的测定
GB/T 5009.110－2003	植物性食品中氯氰菊酯、氰戊菊酯和溴氰菊酯残留量的测定
GB/T 5009.111－2003	谷物及其制品中脱氧雪腐镰刀菌烯醇的测定
GB/T 5009.112－2003	大米和柑橘中喹硫磷残留量的测定
GB/T 5009.113－2003	大米中杀虫环残留量的测定
GB/T 5009.114－2003	大米中杀虫双残留量的测定
GB/T 5009.115－2003	稻谷中三环唑残留量的测定
GB/T 5009.116－2003	畜、禽肉中土霉素、四环素、金霉素残留量的测定（高效液相色谱法）
GB/T 5009.117－2003	食用豆粕卫生标准的分析方法
GB/T 5009.118－2008	谷物中 T－2 毒素的测定
GB/T 5009.119－2003	复合食品包装袋中二氨基甲苯的测定
GB/T 5009.120－2003	食品中丙氨酸、丙酸钙的测定
GB/T 5009.121－2003	食品中脱氧乙酸的测定
GB/T 5009.122－2003	食品容器、包装材料用聚氯乙烯树脂及成型品中残留 1，1－二氯乙烷的测定
GB/T 5009.123－2003	食品中铬的测定
GB/T 5009.124－2003	食品中氨基酸的测定
GB/T 5009.125－2003	尼龙 6 树脂及成型品中己内酰胺的测定
GB/T 5009.126－2003	植物性食品中三唑酮残留量的测定
GB/T 5009.127－2003	食品包装用聚酯树脂及其成型品中锗的测定
GB/T 5009.128－2003	食品中胆固醇的测定
GB/T 5009.129－2003	水果中乙氧基喹残留量的测定
GB/T 5009.130－2003	大豆及谷物中氟磺胺草醚残留量的测定
GB/T 5009.131－2003	植物性食品中亚胺硫磷残留量的测定
GB/T 5009.135－2003	植物性食品中灭幼脲残留量的测定
GB/T 5009.136－2003	植物性食品中五氯硝基苯残留量的测定
GB/T 5009.137－2003	食品中锑的测定
GB/T 5009.138－2003	食品中镍的测定

续表

标准号	标准名称
GB/T 5009.139－2003	饮料中咖啡因的测定
GB/T 5009.140－2003	饮料中乙酰磺胺酸钾的测定
GB/T 5009.141－2003	食品中诱惑红的测定
GB/T 5009.142－2003	植物性食品中吡氟禾草灵、精吡氟禾草灵残留量的测定
GB/T 5009.143－2003	蔬菜、水果、食用油中双甲脒残留量的测定
GB/T 5009.144－2003	植物性食品中甲基异柳磷残留量的测定
GB/T 5009.145－2003	植物性食品中有机磷和氨基甲酸酯类农药多种残留的测定
GB/T 5009.146－2008	植物性食品中有机氯和拟除虫菊酯类农药多种残留量的测定
GB/T 5009.147－2003	植物性食品中除虫脲残留量的测定
GB/T 5009.148－2003	植物性食品中游离棉酚的测定
GB/T 5009.149－2003	食品中栀子黄的测定
GB/T 5009.150－2003	食品中红曲色素的测定
GB/T 5009.151－2003	食品中锗的测定
GB/T 5009.152－2003	食品包装用苯乙烯－丙烯腈共聚物和橡胶改性的丙烯腈－丁二烯－苯乙烯树脂及其成型品中残留丙烯腈单体的测定
GB/T 5009.153－2003	植物性食品中植酸的测定
GB/T 5009.154－2003	食品中维生素 B_6 的测定
GB/T 5009.155－2003	大米中稻瘟灵残留量的测定
GB/T 5009.156－2003	食品用包装材料及其制品的浸泡试验方法通则
GB/T 5009.157－2003	食品中有机酸的测定
GB/T 5009.158－2003	蔬菜中维生素 K_1 的测定
GB/T 5009.159－2003	食品中还原型抗坏血酸的测定
GB/T 5009.160－2003	水果中单甲脒残留量的测定
GB/T 5009.161－2003	动物性食品中有机磷农药多组分残留量的测定
GB/T 5009.162－2008	动物性食品中有机氯农药和拟除虫菊酯农药多组分残留量的测定
GB/T 5009.163－2003	动物性食品中氨基甲酸酯类农药多组分残留高效液相色谱测定
GB/T 5009.164－2003	大米中丁草胺残留量的测定
GB/T 5009.165－2003	粮食中2，4－滴丁酯残留量的测定
GB/T 5009.166－2003	食品包装用树脂及其制品的预试验
GB/T 5009.167－2003	饮用天然矿泉水中氟、氯、溴离子和硝酸根、硫酸根含量的反相高效液相色谱法测定
GB/T 5009.168－2003	食品中二十碳五烯酸和二十二碳六烯酸的测定
GB/T 5009.169－2003	食品中牛磺酸的测定
GB/T 5009.172－2003	大豆、花生、豆油、花生油中的氟乐灵残留量的测定
GB/T 5009.173－2003	梨果类、柑橘类水果中噻螨酮残留量的测定
GB/T 5009.174－2003	花生、大豆中异丙甲草胺残留量的测定
GB/T 5009.175－2003	粮食和蔬菜中2，4－滴残留量的测定

续表

标准号	标准名称
GB/T 5009.176－2003	茶叶、水果、食用植物油中三氯杀螨醇残留量的测定
GB/T 5009.177－2003	大米中敌稗残留量的测定
GB/T 5009.178－2003	食品包装材料中甲醛的测定
GB/T 5009.179－2003	火腿中三甲胺氮的测定
GB/T 5009.180－2003	稻谷、花生仁中恶草酮残留量的测定
GB/T 5009.181－2003	猪油中丙二醛的测定
GB/T 5009.182－2003	面制食品中铝的测定
GB/T 5009.183－2003	植物蛋白饮料中脲酶的定性测定
GB/T 5009.184－2003	粮食、蔬菜中噻酮残留量的测定
GB/T 5009.185－2003	苹果和山楂制品中展青霉素的测定
GB/T 5009.186－2003	乳酸菌饮料中脲酶的定性测定
GB/T 5009.185－2003	苹果和山楂制品中展青霉素的测定
GB/T 5009.188－2003	蔬菜、水果中甲基托布津、多菌灵的测定
GB/T 5009.189－2003	银耳中米酵菌酸的测定
GB/T 5009.190－2006	食品中指示性多氯联苯含量的测定
GB/T 5009.191－2006	食品中氯丙醇含量的测定
GB/T 5009.192－2003	动物性食品中克仑特罗残留量的测定
GB/T 5009.198－2003	贝类　记忆丧失性贝类毒素软骨藻酸的测定
GB/T 5009.199－2003	蔬菜中有机磷和氨基甲酸酯类农药残留量的快速检测
GB/T 5009.200－2003	小麦中野燕枯残留量的测定
GB/T 5009.201－2003	梨中烯唑醇残留量的测定
GB/T 5009.202－2003	食用植物油煎炸过程中的极性组分（PC）的测定
GB/T 5009.203－2003	植物纤维类食品容器卫生标准中蒸发残渣的分析方法
GB/T 5009.204－2003	食品中丙烯酰胺含量的测定方法气相色谱－质谱（GC－MS）法
GB/T 5009.205－2007	食品中二噁英及其类似物毒性当量的测定（征求意见稿）
GB/T 5009.206－2007	鲜河豚鱼中河豚毒素的测定
GB/T 5009.207－2008	糙米中50种有机磷农药残留量的测定
GB/T 5009.208－2008	食品中生物胺含量的测定
GB/T 5009.209－2008	谷物中玉米赤霉烯酮的测定
GB/T 5009.210－2008	食品中泛酸的测定
GB/T 5009.211－2008	食品中叶酸的测定
GB/T 5009.212－2008	贝类中腹泻性贝类毒素的测定
GB/T 5009.213－2008	贝类中麻痹性贝类毒素的测定
GB/T 5009.215－2008	食品中有机锡含量的测定
GB/T 5009.218－2008	水果和蔬菜中多种农药残留量的测定.
GB/T 5009.219－2008	粮谷中矮壮素残留量的测定

续表

标准号	标准名称
GB/T5009. 220 - 2008	粮谷中敌菌灵残留量的测定
GB/T5009. 221 - 2008	粮谷中敌草快残留量的测定
GB/T 5009. 222 - 2008	红曲类产品中桔青霉素的测定

2. 其他检验方法 除 GB 5009 系列标准外，国家标准对各类食品（农产品）在农药残留、兽药残留、非法添加物、污染物、添加剂滥用以及生物毒素等的控制上有化学分析、仪器分析等各类检验分析方法标准。按照《食品安全法》第二十二条规定，目前，食品安全国家标准未整理完善和公布前，仍然执行现行的食用农产品质量安全标准、食品卫生标准、食品质量标准和有关食品的行业标准。各类主要的标准分列如表 4 - 11 至表 4 - 14。

表 4 - 11 农药残留分析测定方法

标准号	标准名称
GB/T 2795 - 2008	冻兔肉中有机氯及拟除虫菊酯类农药残留的测定方法 气相色谱质谱法
GB/T 18627 - 2002	食品中八甲磷残留量的测定方法
GB/T 18628 - 2002	食品中乙滴涕残留量的测定方法
GB/T 18629 - 2002	食品中扑草净残留量的测定方法
GB 18932. 1 ~ 18932. 28 系列	蜂蜜的质量参数、化学物质、药物及农药残留测定系列标准
GB/T 19648 - 2006	水果和蔬菜中 500 种农药及相关化学品残留的测定 气相色谱 - 质谱法
GB/T 19649 - 2006	粮谷中 475 种农药及相关化学品残留量的测定 气相色谱 - 质谱法
GB/T 19650 - 2006	动物肌肉中 478 种农药及相关化学品残留量的测定 气相色谱 - 质谱法
GB/T 20769 - 2008	水果和蔬菜中 450 种农药及相关化学品残留量的测定 液相色谱 - 串联质谱法
GB/T 20770 - 2008	粮谷中 486 种农药及相关化学品残留量的测定 液相色谱 - 串联质谱法
GB/T 20771 - 2008	蜂蜜中 486 种农药及相关化学品残留量的测定 液相色谱 - 串联质谱法
GB/T 20772 - 2008	动物肌肉中 461 种农药及相关化学品残留量的测定 液相色谱 - 串联质谱法
GB/T 20798 - 2006	肉与肉制品中 2，4 - 滴残留量的测定
GB/T 22963 - 2008	河豚鱼、鳗鱼和烤鳗中玉米赤霉醇、玉米赤霉酮、己烯雌酚、己烷雌酚、双烯雌酚残留量的测定 液相色谱 - 串联质谱法
GB/T 22994 - 2008	牛奶和奶粉中左旋咪唑残留量的测定 液相色谱 - 串联质谱法
GB/T 23202 - 2008	食用菌中 440 种农药及相关化学品残留量的测定 液相色谱 - 串联质谱法
GB/T 23206 - 2008	果蔬汁、果酒中 512 种农药及相关化学品残留量的测定 液相色谱 - 串联质谱法
GB/T 23211 - 2008	牛奶和奶粉中 493 种农药及相关化学品残留量的测定 液相色谱 - 串联质谱法
GB/T 23214 - 2008	饮用水中 450 种农药及相关化学品残留量的测定 液相色谱 - 串联质谱法
GB/T 23216 - 2008	食用菌中 503 种农药及相关化学品残留量的测定 气相色谱 - 质谱法
GB/T 23379 - 2009	水果、蔬菜及茶叶中吡虫啉残留的测定 高效液相色谱法
GB/T 23380 - 2009	水果、蔬菜中多菌灵残留的测定 高效液相色谱法
GB/T 23584 - 2009	水果、蔬菜中啶虫脒残留量的测定 液相色谱 - 串联质谱法
GB/T 23816 - 2009	大豆中三嗪类除草剂残留量的测定
……	

表 4-12 兽药残留分析测定方法

标准号	标准名称
GB/T 9695.32-2009	肉与肉制品 氯霉素含量的测定
GB/T 10386-2004	畜禽肉中氯霉素的测定
GB/T 19650-2006	动物肌肉中 478 种农药及相关化学品残留量的测定 气相色谱-质谱法
GB/T 20362-2006	鸡蛋中氯羟吡啶残留量的检测方法 高效液相色谱法
GB/T 20364-2006	动物源产品中聚醚类残留量的测定
GB/T 20366-2006	动物源产品中喹诺酮类残留量的测定 液相色谱-串联质谱法
GB/T 20443-2006	鸡组织中已烯雌酚残留的测定 高效液相色谱-电化学检测器法
GB/T 20444-2006	猪组织中四环素族抗生素残留量检测方法 微生物学检测方法
GB/T 20741~20767-2006 系列	食品中药物残留系列标准
GB/T 20797-2006	肉与肉制品中喹乙醇残留量的测定
GB/T 20798-2006	肉与肉制品中 2，4-滴残留量的测定
GB/T 21173-2007	动物源性食品中磺胺类药物残留分析法 放射受体分析法
GB/T 21174-2007	动物源性食品中 β 内酰胺类药物残留分析法 放射受体分析法
GB/T 21310~21330-2007 系列标准	动物源性食品中抗菌药物和激素残留量测定方法
GB/T 21915-2008	食品中纳他霉素的测定方法
GB/T 21981-2008	动物源食品中激素多残留检测方法 液相色谱-质谱/质谱法
GB/T 22338-2008	动物源性食品中氯霉素类药物残留量测定
GB/T 22950~22964 -2008 系列标准	河豚鱼和鳗鱼中药物残留量的测定
GB/T 22965~22994 -2008 系列标准	牛奶和奶粉中药物残留量的测定
GB/T 23198-2008	动物源性食品中噁喹酸残留量的测定

在 GB/T 20741~20767-2006 标准中，分别有对畜禽肉、猪肉、牛肉、鸡肉、猪肝、猪肾、牛肝以及水产品中的各类药物及代谢物进行测定的方法，如抗菌药物氯霉素、甲砜霉素和氟苯尼考、林可霉素、竹桃霉素、红霉素、替米考星、泰乐菌素、克林霉素、螺旋霉素、吉它霉素、交沙霉素、甲硝唑类、喹诺酮类、维吉尼霉素 M_1，治疗药物如硫脲嘧啶类、乙酰丙嗪、氯丙嗪、氟哌啶醇、丙酰二甲氨基丙吩噻嗪、甲苯噻嗪、阿扎哌隆、阿扎哌醇、咔唑心安、它巴唑、硫基苯并咪唑、安乃近、保泰松以及激素睾酮、表睾酮、孕酮类、β-雌二醇等。

在 GB/T 21310~21330-2007 系列标准中，规定了动物源性食品中抗菌药物和激素残留量如喹诺酮类、β-内酰胺类、硝基呋喃类、氯霉素类、阿维菌素类、氨基糖苷类、青霉素族、四环素类、激素类以及头孢匹林、头孢噻呋、硝基咪唑、庆大霉素、链霉素等的测定方法，并且，一些药物在不同的标准中还给出了不同的测定方法，如在 GB/T 21319、20、21-2007 三个标准分别给出了阿维菌素的酶联免疫吸附法、液相色谱-串联质谱法、免疫亲和-液相色谱法 3 种检验方法。

表 4-13 非法添加物和污染物的测定方法

标准号	标准名称
GB/T 19681-2005	食品中苏丹红染料的检测方法 高效液相色谱法
GB/T 19857-2005	水产品中孔雀石绿和结晶紫残留量的测定
GB/T 20188-2006	小麦粉中溴酸盐的测定 离子色谱法
GB/T 20361-2006	水产品中孔雀石绿和结晶紫残留量的测定 高效液相色谱荧光检测法
GB 20361-2006	水产品中孔雀石绿和结晶紫残留量的测定 高效液相色谱荧光检测法
GB/T 21126-2007	小麦粉与大米粉及其制品中甲醛次硫酸氢钠含量的测定
GB/T 21911-2008	食品中邻苯二甲酸酯的测定
GB 21913-2008	食品中滑石粉的测定
GB/T 22243-2008	大米、蔬菜、水果中氯氟吡氧乙酸残留量的测定
GB/T 22286-2008	动物源性食品中多种β受体激动剂残留量的测定 液相色谱串联质谱法
GB/T 22388-2008	原料乳与乳制品中三聚氰胺检测方法
GB/T 22400-2008	原料乳中三聚氰胺快速检测液相色谱法
GB/T 22509-2008	动植物油脂 苯并（a）芘的测定 反相高效液相色谱法
SC/T 3025-2006	水产品中甲醛的测定

在标准 GB/T 21911-2008 食品中邻苯二甲酸酯的测定中，规定了食品中邻苯二甲酸酯类物质（16 种）含量的气相色谱-质谱联用（GC-MS）测定方法，标准适用于食品中邻苯二甲酸类物质含量的测定，16 种邻苯二甲酸类物质分别是：邻苯二甲酸二甲酯（DMP）、邻苯二甲酸二乙酯（DEP）、邻苯二甲酸二异丁酯（DIBP）、邻苯二甲酸二丁酯（DBP）、邻苯二甲酸二（2-甲氧基）乙酯（DMEP）、邻苯二甲酸二（4-甲基-2-戊基）酯（BMPP）、邻苯二甲酸二（2-乙氧基）乙酯（DEEP）、邻苯二甲酸二戊酯（DPP）、邻苯二甲酸二己酯（DHXP）、邻苯二甲酸丁基苄基酯（BBP）、邻苯二甲酸二（2-丁氧基）乙酯（DBEP）、邻苯二甲酸二环己酯（DCHP）、邻苯二甲酸二（2-乙基）己酯（DEHP）、邻苯二甲酸二苯酯、邻苯二甲酸二正辛酯（DNOP）、邻苯二甲酸二壬酯（DNP）。

表 4-14 生物毒素的测定方法

标准号	标准名称
GB/T 20768-2006	鱼和虾中有毒生物胺的测定 液相色谱-紫外检测法
GB/T 21982-2008	动物源食品中玉米赤霉醇、β-玉米赤霉醇、α-玉米赤霉烯醇、β-玉米赤霉烯醇、玉米赤霉酮和赤霉烯酮残留量检测方法，液相色谱-质谱/质谱法
GB/T 23212-2008	牛奶和奶粉中黄曲霉毒素 B_1、B_2、G_1、G_2、M_1、M_2 的测定 液相色谱-荧光检测法

（二）食品安全微生物检验方法

GB/T 27405-2008《实验室质量控制规范 食品微生物检测》指导性的对食品检测实验室在开展微生物检测时提出了质量控制的规范。目前我国颁布的食品微生物学检验标准共 40 多个，主要为食品微生物学检验标准 GB/T 4789 系列。经按《食品安全法》要求修订、补充完善，截止 2012 年 10 月已经完成了 GB 4789 中 14 个食品安全国家标准并发布，见表 4－15。

表 4－15　食品安全微生物检验方法

标准号	标准名称
GB 4789.1 －2010	食品微生物学检验　总则
GB 4789.2 －2010	食品微生物学检验　菌落总数测定
GB 4789.3 －2010	食品微生物学检验　大肠菌群计数
GB 4789.4 －2010	食品微生物学检验　沙门菌检验
GB 4789.5 －2012	食品微生物学检验　志贺菌检验
GB/T 4789.6 －2003	食品卫生微生物学检验　致泻大肠埃希菌检验
GB 4789.7 －2008	食品卫生微生物学检验　副溶血性弧菌检验
GB/T 4789.8 －2008	食品卫生微生物学检验　小肠结肠炎耶尔森菌检验
GB/T 4789.9 －2008	食品卫生微生物学检验　空肠弯曲菌检验
GB 4789.10－2010	食品微生物学检验　金黄色葡萄球菌检验
GB/T 4789.11－2003	食品卫生微生物学检验　溶血性链球菌检验
GB/T 4789.12－2003	食品卫生微生物学检验　内毒梭菌及肉毒毒素检验
GB 4789.13－2012	食品微生物学检验　产气荚膜梭菌检验
GB/T 4789.14－2003	食品卫生微生物学检验　蜡样芽孢杆菌检验
GB 4789.15－2010	食品卫生微生物学检验　霉菌和酵母计数
GB/T 4789.16－2003	食品卫生微生物学检验　常见产毒霉菌的鉴定
GB/T 4789.17－2003	食品卫生微生物学检验　肉与肉制品检验
GB 4789.18－2010	食品微生物学检验　乳与乳制品检验
GB/T 4789.19－2003	食品卫生微生物学检验　蛋与蛋制品检验
GB/T 4789.20－2003	食品卫生微生物学检验　水产食品检验
GB/T 4789.21－2003	食品卫生微生物学检验　冷冻饮品、饮料检验
GB/T 4789.22－2003	食品卫生微生物学检验　调味品检验
GB/T 4789.23－2003	食品卫生微生物学检验　冷食菜，豆制品检验
GB/T 4789.24－2003	食品卫生微生物学检验　糖果、糕点、蜜饯检验
GB/T 4789.25－2003	食品卫生微生物学检验　酒类检验
GB/T 4789.26－2003	食品卫生微生物学检验　罐头食品商业无菌的检验
GB/T 4789.27－2008	食品卫生微生物学检验　鲜乳中抗生素残留检验
GB/T 4789.28－2003	食品卫生微生物学检验　染色法，培养基和试剂
GB/T 4789.29－2003	食品微生物学检验　椰毒假单胞菌酵米面亚种检验
GB 4789.30－2010	食品微生物学检验　单核细胞增生李斯特菌检验
GB/T 4789.31－2003	食品卫生微生物学检验　沙门菌、志贺菌和致泻大肠埃希菌的肠杆菌科噬菌体检验方法
GB/T 4789.32－2002	食品卫生微生物学检验　大肠菌群的快速检测
GB/T 4789.33－2003	食品卫生微生物学检验　粮谷、果蔬类食品检验
GB 4789.34－2012	食品微生物学检验　双歧杆菌的鉴定

续表

标准号	标准名称
GB 4789.35－2010	食品微生物学检验　乳酸菌检验
GB/T 4789.36－2008	食品卫生微生物学检验　大肠埃希菌 O157：H/NM 检验
GB/T 4789.37－2008	食品卫生微生物学检验　金黄色葡萄球菌计数
GB 4789.38－2012	食品微生物学检验　大肠埃希菌计数
GB/T 4789.39－2008	食品卫生微生物学检验　粪大肠菌群计数
GB 4789.40－2010	食品微生物学检验　阪崎肠杆菌检验

（三）食品安全性毒理学评价程序与方法

GB/T 27406－2008《实验室质量控制规范　食品毒理学检测》对食品检测实验室在开展毒理学检测时提出了质量控制的规范。

食品安全性毒理学评价的程序是通过毒理学的动物实验和对人的观察，证实表明某一化学物的毒性及其潜在危害，以便为人类使用这些化学物质的安全性作出评价，为制订食品安全标准或对食品作出预防措施提供理论依据。适用于评价食品生产、加工、保藏、运输和销售过程中所涉及的可能对健康造成危害的化学、生物和物理因素的安全性。目前我国采用 GB 15193.1－2003《食品安全性毒理学评价程序》评价食品生产、加工，保藏、运输和销售过程中所涉及的可能对健康造成危害的化学生物和物理因素的安全性，评价对象包括食品添加剂（含营养强化剂）、食品新资源及其成分，新资源食品、辐照食品、食品容器与包装材料、食品工具、设备、洗涤剂、消毒剂、农药残留、兽药残留，食品工业用微生物等。

《食品安全性毒理学评价程序》等 16 项食品安全国家标准正在制定中。

（1）GB15193.1《食品安全性毒理学评价程序》

（2）GB15193.3《急性经口毒性试验》

（3）GB15193.4《细菌回复突变试验》

（4）GB15193.5《体内哺乳动物红细胞微核试验》

（5）GB15193.8《小鼠精原细胞/精母细胞染色体畸变试验》

（6）GB15193.11《果蝇伴性隐性致死试验》

（7）GB15193.13《28 天经口毒性试验》

（8）GB15193.x《90 天经口毒性试验》

（9）GB15193.14《致畸试验》

（10）GB15193.15《生殖毒性试验》

（11）GB15193.17《慢性毒性和致癌合并试验》

（12）GB15193.18《健康指导值的制定》

（13）GB15193.19《致突变物、致畸物和致癌物的处理方法》

（14）GB15193.21《受试物处理方法》

（15）GB15193.x《慢性毒性试验》

（16）GB15193.x《致癌试验》

(四) 食品中放射性物质限制浓度标准和检验方法

我国现行的食品中放射性物质国家标准为 GB 14882 - 1994《食品中放射性物质限制浓度标准》，标准规定了主要食品中 12 种放射性物质的导出限制浓度，适用于各种粮食、薯类、蔬菜及水果、肉鱼虾类和奶类食品。作为国家技术标准，需要与国际接轨和符合国情来考虑参数和限量的科学合理性，近年来，国内外辐射防护取得了新的进展，应对该标准进行合理性的评估和修订。

目前我国的食品放射性物质检测标准共有 10 个，即 GB 14883.1 - 1994《食品中放射性物质检验　总则》等系列标准，均是 1994 年出台的标准。在 GB 14883.1 - 1994《食品中放射性物质检验 总则》标准中，规定了 GB 14883.1 ~ 14883.10《食品中放射性物质检验》各测定方法标准中有关采样、预处理和检验结果报告等的共同要求（另有专门说明的除外），适用于 GB 14883.1 ~ 14883.10《食品中放射性物质检验》所有测定方法。该系列标准如表 4 - 16 所示。

表 4 - 16　食品中放射性物质检验标准

标准号	标准名称
GB 14883.1 - 1994	食品中放射性物质检验　总则
GB 14883.2 - 1994	食品中放射性物质检验　氢 - 3 的测定
GB 14883.3 - 1994	食品中放射性物质检验　锶 - 89 和锶 - 90 的测定
GB 14883.4 - 1994	食品中放射性物质检验　钷 - 147 的测定
GB 14883.5 - 1994	食品中放射性物质检验　钋 - 210 的测定
GB 14883.6 - 1994	食品中放射性物质检验　镭 - 226 和镭 - 228 的测定
GB 14883.7 - 1994	食品中放射性物质检验　天然钍和铀的测定
GB 14883.8 - 1994	食品中放射性物质检验　钚 - 239、钚 - 240 的测定
GB 14883.9 - 1994	食品中放射性物质检验　碘 - 131 的测定
GB 14883.10 - 1994	食品中放射性物质检验　铯 - 137 的测定

第六节　餐饮服务相关原料及产品控制标准

餐饮服务涉及的原辅料包括水、畜禽肉、禽蛋、水产品、豆制品、奶制品、蔬菜、水果、酒类、食用油脂、食用菌、大米等粮食制品及各类调味品等，我国现行食品安全标准基本覆盖了从食品原材料到食品以及相关产品中涉及质量和健康危害的各种质量指标和安全性指标。

食品产品标准的主要技术要求包括原料、感官、理化指标、微生物指标、检验方法、食品添加剂、生产加工过程、包装、标识、贮存及运输等。

一、粮食类

国家标准 GB 2715 - 2005《粮食卫生标准》中，对于供人食用的原粮和成品粮，包括禾谷类、豆类、薯类的标准，标准从感官要求、有毒有害菌类、植物种子指标、真菌毒素限量指标、污染物限量指标、农药最大残留、食品添加剂等方面规定了检测的项目，包括麦角、毒麦、曼陀罗籽及其他有毒植物的种子限量；黄曲霉毒素 B_1、脱氧雪腐镰刀菌烯醇（DON）、玉米赤霉烯酮、赭曲霉毒素 A 的限量；铅、镉、汞、砷的限量；溴甲烷、马拉硫磷、甲基毒死蜱、甲基嘧啶磷、溴氰菊酯、六六六、林丹、滴滴涕残留量、有机磷农药残留量等；热损伤粒和霉变粒指标；还包含了包装、标识、运输、贮存的卫生要求。标准中的真菌毒素限量指标自 2011 年 10 月 20 日起执行 GB 2761 – 2011《食品中真菌毒素限量》中的相应指标，农药最大残留限量自 2013 年 3 月 1 日起执行 GB 2763 – 2012《食品中农药最大残留限量》中的相应指标。分析方法按照 GB/T 5009. 36 – 2003《粮食卫生标准的分析方法》以及相应的检验项目方法检验。

在粮食和豆类的标准中，一般规定了该品种相关术语和定义、分类、质量要求和卫生要求、检验方法、检验规则、标签标识、包装、储存和运输要求以及适用和不适用的品种，如标准 GB 1350 – 2009《稻谷》，规定了稻谷的标准适用于收购、储存、运输、加工和销售的商品稻谷，不适用于标准分类规定以外的特殊品种稻谷。

标准 GB 1354 – 2009《大米》规定了大米的术语和定义、分类、质量要求、检验方法、检验规则、以及对包装、标签、储存和运输的要求，适用于以稻谷、糙米或半成品大米为原料加工的食用商品大米，不适用于特种大米、专用大米、特殊品种大米以及加入了添加剂的大米。如大米按类型分为籼米、粳米和糯米三类，糯米又分为籼糯米和粳糯米。按食用品质分为大米和优质大米。其他类型和品质的各类米有相应的国家标准和农业部等行业标准。如：NY/T 595 – 2002《食用籼米》、NY/T 594 – 2002《食用粳米》，标准规定了食用籼米或粳米的有关定义、分类、要求、试验方法和检验规则及包装、运输、贮存的要求，适用于生产、加工、贮运、购销、进出口及科研等过程中对食用粳米的检验、评价和鉴定。

标准 GB/T 10461 – 2008《小豆》、GB/T 10462 – 2008《绿豆》等对相应的品种提出了品质标准要求。标准 GB/T 8885 – 2008《食用玉米淀粉》、GB/T 8883 – 2008《食用小麦淀粉》规定了要求、检验方法、检验规则以及标签、标志、包装、运输、贮存等要求，分别适用于以玉米小麦为原料生产的食用淀粉。标准从感官要求、理化要求、卫生要求等检测的项目进行了规定。

GB 5009 系列标准在测定方法上建立了谷物、大豆、发酵和非发酵豆制品等测定方法，此外，在非法添加的测定标准、农药残留等如 GB/T 21126 – 2007《小麦粉与大米粉及其制品中甲醛次硫酸氢钠含量的测定》规定了采用高效液相色谱法测定小麦粉与大米粉及其制品中甲醛及甲醛次硫酸氢钠的原理、试剂、仪器、样品前处理、结果计算和精密度，适用于小麦粉、大米粉及其制品中残留甲醛及甲醛次硫酸氢钠含量的测定，检出限为 0. 08μg/g。GB/T 22427 – 2008 系列标准对淀粉及其衍生物的灰分、总脂肪、二氧化硫含量、酸度、氮等项目给出了测定方法。

豆制品卫生标准和分析方法有：GB 2712 – 2003《发酵性豆制品卫生标准》、GB/T 22106 – 2008《非发酵豆制品》、GB/T 5009. 51 – 2003《非发酵性豆制品及面筋卫生标准的分析方法》、GB/T 5009. 52 – 2003《发酵性豆制品卫生标准的分析方法》、GB/T 4789. 23 – 2003《食品卫生微生物学检验　冷食菜、豆制品检验》、GB/T 23494 – 2009《豆腐干》等。

二、食用油类

GB 2716－2005《食用植物油卫生标准》规定了植物原油、食用植物油的卫生指标和检验方法，以及食品添加剂、生产加工过程、包装、标识、贮存、运输的卫生要求。参考了国际食品法典委员会（CAC）的 CodexS tan2 10－1999（Vegetable Oils），收入了植物原油的指标要求。标准从感官要求、理化指标、食品添加剂等方面规定了酸价、过氧化值、浸出油溶剂残留、游离棉酚、总砷、铅、黄曲霉毒素 B_1、苯并芘和农药残留等检测项目。

对各种具体食用油产品，按照具体品种的强制性国家标准执行，如表 4－17 所示。

表 4－17　食用油类国家标准

标准号	标准名称
GB 1534－2003	花生油
GB 1535－2004	大豆油
GB 1536－2004	菜籽油
GB 1537－2003	棉籽油
GB 8233－2008	芝麻油
GB/T 8234－2009	蓖麻籽油
GB/T 8235－2008	亚麻籽油
GB 10464－2003	葵花籽油
GB 11765－2003	油茶籽油
GB/T 15680－2009	棕榈油
GB 19111－2003	玉米油
GB 19112－2003	米糠油

根据油脂产品的用途、加工工艺和质量要求的不同，分为原油和成品油，成品油又分为压榨成品油和浸出成品油。原油则指未经精炼等工艺处理的油脂（又称毛油），不能直接用于食用，只能作为加工成品油的原料。增加原油这个类别，是为了使原油在进行国际贸易时有章可循。成品油是指经过精炼加工达到了食用标准的油脂产品。成品油按质量从高到低分为一级、二级、三级、四级四个质量等级，分别相当于原来的色拉油、高级烹调油、一级油、二级油。

2004 年 10 月 1 日起，我国正式开始实施新的食用油国家标准，明确要求食用大豆油、花生油产品必须明示原料来源、加工工艺，同时新标准还对食用油的等级划分和命名方式作了规定，并调整了部分质量指标，使其与国际标准和发达国家标准基本一致。对制作过程和标签进行了规范，如标准限定了食用油中的酸值、过氧化值、溶剂残留量等指标，注明不得混有其他食用油或非食用油外，也不得添加任何香精和香料；限定了最低质量等级指标，对压榨成品油和浸出成品油的最低等级的各项指标进行了强制规定。

食用植物油的分析方法采用 GB/T 5009. 37－2003《食用植物油卫生标准的检测方法》，在感官检查、理化检验作出了规定，检测项目有：色泽、气味及滋味、酸价、过氧化值、羰基价、游离棉酚（适用于棉籽油）、砷、黄曲霉毒素、黄曲霉毒素 B_1、苯并芘、残留溶剂、镍（适用于人造奶油）、油中非食用油的鉴别等。在 GB 7102.1－2003《食用植物油煎炸过程中的卫生标准》中，除规定了感官指标、酸价和羰基价指标外，还规定了极性组分的测定和要求。

GB/T 21512－2008《食用植物油中叔丁基对苯二酚（TBHQ）的测定》规定了采用气相色谱、液相色谱法测定叔丁基对苯二酚（TBHQ）的原理、试剂、仪器和设备、分析步骤、结果计算及精密度，适用于较低熔点的食用植物油中 TBHQ 含量的测定，不适用于熔点高于35℃以上的食用植物油中 TBHQ 含量的测定，定量限：气相色谱法为0.001g/kg，液相色谱法为0.006g/kg，气相色谱法为仲裁方法。

三、肉、蛋及其制品

肉、蛋及其制品的国家标准主要有 GB 2707－2005《鲜（冻）畜肉卫生标准》、GB 2748－2003《鲜蛋卫生标准》、GB 2749－2003《蛋制品卫生标准》，规定了指标要求、食品添加剂、生产加工过程的卫生要求等。

在 GB/T 26604－2011《肉制品分类》中，依据肉制品的主要加工工艺的分类原则，规定了肉制品的分类，将肉制品分类为腌腊肉制品、酱卤肉制品、熏烧烤肉制品、干肉制品、油炸肉制品、肠类肉制品、火腿肉制品、调制肉制品和其他肉制品等，适用于肉制品的生产、销售和检验。在 GB 2726－2005《熟肉制品卫生标准》、GB 2730－2005《腌腊肉制品卫生标准》等国家标准中也规定了相应的要求。

GB/T 5009.44－2003《肉与肉制品卫生标准的分析方法》、GB/T 5009.47－2003《蛋与蛋制品卫生标准的分析方法》、GB/T 4789.17－2003《食品卫生微生物学检验　肉与肉制品检验》、GB/T 4789.19－2003《食品卫生微生物学检验　蛋与蛋制品检验》以及 GB/T 9695《肉与肉制品检验方法》系列标准，规定了肉与肉制品检验的基本要求和检验方法，对鲜（冻）的畜禽肉、熟肉制品熟肉干制品及蛋与蛋制品的质量要求和检验提供了依据。

对于畜禽肉类中农药的残留、兽药最高残留限量、性激素类残留限量以及污染造成的畜禽肉类等动物性食源性危害情况一直是我国重点关注的食品安全问题。我国已经建立了数量较多的各类相关检测方法，如：分析检验方法标准中的 GB/T 20752－2006《猪肉、牛肉、鸡肉、猪肝和水产品中硝基呋喃类代谢物残留量的测定　液相色谱－串联质谱法》、GB/T 20759－2006《畜禽肉中十六种磺胺类药物残留量的测定　液相色谱－串联质谱法》、GB/T 20756－2006《可食动物肌肉、肝脏和水产品中氯霉素、甲砜霉素和氟苯尼考残留量的测定　液相色谱－串联质谱法》等。

四、水产品标准

GB 2733－2005《鲜、冻动物性水产品卫生标准》规定了鲜、冻动物性水产品的卫生指标和检验方法以及生产过程、包装、标识、贮存与运输的卫生要求，适用于鲜、冻动物性水产品，其指标要求有感官、理化、农药残留量等，其中理化指标包括挥发性盐基氮、组胺、铅、无机砷、甲基汞、镉、多氯联苯等。农药残留应符合相关规定，如六六六、滴滴涕应符合 GB 2763－2012《食品中农药最大残留限量》规定等。腌制生食动物性水产品应符合 GB 10136－2005《腌制生食动物性水产品卫生标准》，其指标要求除包括感官、挥发性盐基氮、无机砷、甲基汞、多氯联苯外，还有 N－二甲基亚硝胺指标以及按照 GB 4789.20 进行菌落总数、大肠菌群和沙门菌、副溶血性弧菌、志贺菌、金黄色葡萄球菌等致病菌微生物指标。

GB/T 5009.45－2003《水产品卫生标准的分析方法》规定了多种鲜鱼类及其他水产品中的多项指标分析方法。在水产品的农兽药残和非法添加物质的检测方法上国家标准也建立了很多检查方法，在本章第五节分析检验方法标准中已有叙述，如 GB/T 22959－2008《河豚鱼、鳗鱼和烤鳗中氯霉素、甲砜霉素和氟苯尼考残留量的测定　液相色谱－串联质谱法》、GB/T 20756－2006《可食动物肌肉、肝脏和水产品中氯霉素、甲砜霉素和氟苯尼考残留量的测定　液相色谱－串联质谱法》、GB/T 20361－2006《水产品中孔雀石绿和结晶紫残留量的测定　高效液相色谱荧光检测法》、GB/T 19857－2005《水产品中孔雀石绿和结晶紫残留量的测定》、GB/T 23217－2008《水产品中河豚毒素的测定　液相色谱－荧光检测法》以及农业部、水产行业标准，如农业部 958 号公告《水产品中氯霉素、甲砜霉素、氟甲砜霉素残留量的测定　气相色谱－质谱法》、农业部 1163 号公告《水产品中己烯雌酚残留检测　气相色谱－质谱法》、水产行业标准 SC/T 3029－2006《水产品中甲基睾酮残留量的测定　液相色谱法》等。

五、果蔬类食用农产品

依据国家和农业部农药最大残留限量的要求判定果蔬类食用农产品质量情况。

在国家 5009 系列标准中建立了果蔬类的多项分析测定方法，如 GB/T 5009.38－2003《蔬菜、水果卫生标准的分析方法》中规定了感官检查为外观正常，不能有腐烂霉变现象；在理化检验中有六六六、滴滴涕、有机磷农药、汞、镉、氟、砷和农药残留甲基托布津和多菌灵等检测项目。

蔬菜和水果的国家标准建立了较多的检测方法，随着果蔬、食用菌等食用农产品质量标准的细化和修改，出现了很多的行业标准，如农业部和地方标准，无公害、绿色、有机食品等标准。蔬菜和水果的国家标准中以农药残留检验为主要的测定项目，如 GB/T 23380－2009《水果、蔬菜中多菌灵残留的测定　高效液相色谱法》、GB/T 20769－2008《水果和蔬菜中 450 种农药及相关化学品残留量的测定　液相色谱－串联质谱法》适用于苹果、橙子、洋白菜、芹菜、西红柿中 450 种农药及相关化学品残留的定性鉴别，381 种农药及相关化学品残留量的定量测定；GB/T 19648－2006《水果和蔬菜中 500 种农药及相关化学品残留的测定　气相色谱－质谱法》规定了苹果、柑橘、葡萄、甘蓝、芹菜、西红柿中 500 种农药及相关化学品残留量的测定，方法检出限为 0.0063～0.8000mg/kg。在 GB/T 23202－2008《食用菌中 440 种农药及相关化学品残留量的测定　液相色谱－串联质谱法》中对食用菌中 440 种农药及相关化学品残留量进行测定。

六、饮料及冷冻饮品

GB 10789－2007《饮料通则》中规定，饮料（饮品）是指经过定量包装的，供直接饮用或制成饮料浓浆后按一定比例用水冲调饮或冲泡用的，乙醇含量不超过质量分数为0.5%的固体或液体制品，不包括饮用药品。

饮料按原料或产品性状进行分类，可分为11个类别及相应的种类，分为碳酸饮料类（汽水）、果汁和蔬菜汁类、蛋白饮料类、包装饮用水类、茶饮料类、咖啡饮料类、植物饮料类、风味饮料类、特殊用途饮料类、固体饮料类、其他饮料类。

GB 7101 – XXXX《食品安全国家标准 饮料》正在制定中，新标准将代替GB 2759.2 – 2003《碳酸饮料卫生标准》、GB 7101 – 2003《固体饮料卫生标准》、GB 11673 – 2003《含乳饮料卫生标准》、GB 16321 – 2003《乳酸菌饮料卫生标准》、GB 16322 – 2003《植物蛋白饮料卫生标准》、GB 19296 – 2003《茶饮料卫生标准》、GB 19297 – 2003《果、蔬汁饮料卫生标准》、GB 19642 – 2005《可可粉固体饮料卫生标准》，适用于饮料，不适用于包装饮用水、食品工业用浓缩液（汁、浆）。

GB/T 12143 – 2008《饮料通用分析方法》建立了饮料中特定组分的分析及有可溶性固形物、氨基态氮、抗坏血酸、二氧化碳、乙醇、果汁含量等的测定方法。

包装饮用水类指密封于容器中可直接饮用的水，包括有：饮用天然矿泉水、饮用天然泉水、其他天然饮用水、饮用纯净水、饮用矿物质水、其他包装饮用水，标准有：GB 8637 – 1995《饮用天然矿泉水》、GB/T 8538 – 2008《饮用天然矿泉水检验方法》、GB 17323 – 1998《瓶装饮用纯净水》、GB 17324 – 2003《瓶（桶）装饮用纯净水卫生标准》、GB 19298 – 2003《瓶（桶）装饮用水卫生标准》。

GB 2759.1 – 2003《冷冻饮品卫生标准》中规定，冷冻饮品是以饮用水、甜味剂、乳品、果品、豆品、食用油等为主要原料，加入适量的香精、着色剂、稳定剂、乳化剂等食品添加剂，经配料、灭菌、凝冻而制成的冷冻固态饮品，如冰淇淋、雪糕、冰棍、食用冰块等。

七、酒类

按照国家标准GB/T 17204 – 2008《饮料酒分类》中定义，饮料酒系指酒精度在体积含量为0.5%以上的酒精饮料。根据不同原料、生产工艺和产品特性将饮料酒分类为发酵酒、蒸馏酒和配制酒三大类。发酵酒是指以粮谷、水果、乳类等为主要原料，经发酵或部分发酵酿制工艺制成的饮料酒，主要有啤酒、葡萄酒、果酒、黄酒、奶酒和其他发酵酒；蒸馏酒是指以粮谷、薯类、水果、乳类等为主要原料，经发酵、蒸馏、勾兑等工艺制成的饮料酒，主要有白酒、白兰地、威士忌、伏特加、朗姆酒、杜松子酒、奶酒和其他蒸馏酒；而配制酒是以发酵酒、蒸馏酒或食用酒精为酒基，加入可食用或药食两用的辅料或是添加剂进行调配、混合或再加工制成，已改变其原酒基的风格的饮料酒。该标准适用于饮料酒的生产、研发以及产品标准、分析方法和与饮料酒相关标准的制定。

新的食品安全国家标准GB 2757 – 2012《蒸馏酒及其配制酒》和GB 2758 – 2012《发酵酒及其配制酒》2013年2月1日起实施。我国还制定了适用于各类酒的生产、检验与销售的标准，如：在GB 15037 – 2006《葡萄酒》标准中规定了葡萄酒的术语和定义、产品分类、要求、分析方法、检验规则和标志、包装、运输、贮存。依据该标准葡萄酒可以按色泽分类为白葡萄酒、桃红葡萄酒、红葡萄酒；按含糖量分类为干葡萄酒、半干葡萄酒、半甜葡萄酒、甜葡萄酒；按二氧化碳含量分类为平静葡萄酒、起泡葡萄酒、高泡葡萄酒、低泡葡萄酒。标准附录 A 还给出了葡萄酒的感官分级评价描述。国家标准 GB 4927－2008《啤酒》规定了啤酒的术语和定义、产品分类、要求、分析方法、检验规则以及标志、包装、运输和贮存。GB/T 13662－2008《黄酒》规定了黄酒的术语和定义、产品分类、要求、分析方法、检验规则、标志、包装、运输和贮存；GB 2758－2005《发酵酒卫生标准》规定了发酵酒的卫生指标要求和检验方法以及食品添加剂、生产加工过程、包装、标识、运输、贮存的卫生要求等。

白酒是我国传统的饮料酒，白酒按香型分为浓香型（如泸州大曲）、清香型（如汾酒）、米香型（如广西湘山酒）、酱香型（如茅台酒）、浓酱兼香型（如中国玉泉酒）和其他香型（如西凤、董酒）等。系列国家标准 GB/T10781.1－2006《浓香型白酒》、GB/T 10781.2－2006《清香型白酒》、GB/T 10781.3－2006《米香型白酒》以及 GB/T 26760－2011《酱香型白酒》、GB/T 20823－2007《特香型白酒》、GB/T 23547－2009《浓酱兼香型白酒》等标准对各香型白酒的术语和定义、产品分类、要求、分析方法、检验规则和标志、包装、运输、贮存等作出了规定。

各类酒的分析方法有：GB/T 10345－2007《白酒分析方法》、GB/T 5009.49－2008《发酵酒及其配制酒卫生标准的分析方法》、GB/T 5009.48－2003《蒸馏酒与配制酒卫生标准的分析方法》、GB/T 4789.25－2003《食品卫生微生物检验　酒类检验》、GB/T 15038－2006《葡萄酒、果酒通用分析方法》、GB/T 4928－2008《啤酒分析方法》等，规定了各类酒产品的分析方法，适用于产品的检测。

酒类的质量检定依据不同类型的饮料酒在检测项目上有区别，一般包括感官品评、理化指标和卫生指标等。感官品评主要包括色、香、味和风格，是鉴别伪劣酒的主要方法之一。理化指标包括酒精度、总酸、总脂、各酯类、固形物等检验项目。卫生指标包括甲醇、杂醇、杂醇油、氰化物、铅、锰和食品添加剂等项目。

新修订的国家标准形成了酒类强制性标准，并制定了农药及相关化学品残留量检测等标准，如：GB/T 23206－2008《果蔬汁、果酒中 512 种农药及相关化学品残留量的测定　液相色谱－串联质谱法》，规定了橙汁、苹果汁、葡萄汁、白菜汁、胡萝卜汁、干酒、半干酒、半甜酒、甜酒等品种的 512 种农药及相关化学品残留量的测定等。

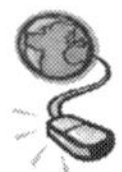

知识链接

其他相关食品标准

目前，我国还推行有无公害食品、绿色食品和有机食品等标准。

1. 无公害食品　是按照无公害食品生产技术标准和要求生产的、符合通用卫生标准并经有关部门认定的安全食品。严格来讲，无公害食品应当是普通食品都应当达到的一种基本要求。GB 18406.1～4 系列标准对无公害蔬菜、水果、畜禽内、水产品的安全要求进行了规定，GB/T 18407.1～5 系列标准对无公害蔬菜、水果、畜禽类、水产品、乳与乳制品产地环境要求进行了规定。

2. 绿色食品标准　绿色食品标准由农业部发布，属行业标准。绿色食品标准主要内涵是以“从农田到餐桌”全程质量控制为核心，包括绿色食品产地环境标准、绿色食品生产技术标准、绿色食品产品标准以及绿色食品包装与标签、贮藏运输标准等。绿色食品按质量标准分为两类：A级绿色食品和AA级绿色食品。

A级绿色食品要求在生产过程中限量使用限定的化学合成生产资料，并积极采用生物学技术和物理方法，从而保证产品质量符合“绿色食品”标准要求。AA级绿色食品则较为严格地要求在生产过程中不使用化学合成的肥料、农药、饲料添加剂、食品添加剂、兽药及有害环境和人体健康的生产资料，而是通过使用有机肥、种植绿肥、作物轮作、生物或物理方法等技术，培肥土壤、控制病虫草害、保护或提高产品品质。从本质上来讲，AA级绿色食品的生产标准基本上等同于有机农业标准，是从普通食品向有机食品发展的一种过渡产品。

3. 有机食品标准 有机食品是指来自有机农业生产体系，根据有机农业生产的规范生产加工，并经独立的认证机构认证的农产品及其加工产品等。有机食品是国际上对无污染天然食品普遍认同的叫法，也有叫生态或生物食品。有机食品通常来自于有机农业生产体系，是根据国际有机农业生产要求和相应的标准生产加工的。国际有机农业运动联合会（IFOAM）给有机食品下的定义是：根据有机食品种植标准和生产加工技术规范而生产的、经过有机食品颁证组织（如国家有机食品发展中心）认证并颁发证书的一切食品和农产品。国家环保局有机食品发展中心（OFDc）认证标准中有机食品的定义是：来自于有机农业生产体系，根据有机认证标准生产、加工，并经独立的有机食品认证机构认证的农产品及其加工品等。

经认证的有机食品主要包括粮食、蔬菜、水果、奶制品、禽畜产品、蜂蜜、水产品、调料、茶叶、奶粉等。

目前我国的有机食品标准有GB 19630. 1－19630. 4《有机产品》系列。其内容涵盖环境和生态保护，作物种植、畜禽养殖，水产养殖、蜜蜂和蜂产品、林产品、食品和纺织品加工、贮藏、运输、包装、标识、销售等过程。

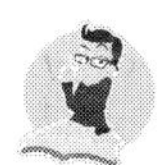

思考题

1. 我国现行餐饮服务食品安全监管体系标准有哪些？
2. 什么是强制性标准？食品安全基础标准主要指哪些标准？
3. 各类标准之间的关系和联系是什么？

学习小结

《中华人民共和国食品安全法》在第三章中，对“食品安全标准”作了专门的规定。食品安全标准的宗旨以保证公众身体健康为主，以做到科学合理、安全可靠为目的，并且是强制执行的标准。餐饮服务食品安全法规和标准体系由法律法规、部门规章、管理规定和技术标准体系构成。

参考文献

[1] 周才琼．食品标准与法规．北京：中国农业大学出版社，2009.

[2] 石阶平. 食品安全风险评估. 北京：中国农业大学出版社，2010.

[3] 马建堂.2010年国民经济运行态势总体良好. 中国统计信息网 http://www.stats.gov.cn 2011.01.20.

[4] 贾岩. “十二五”食品药品安全保障步入科学监管轨道. 医药经济报，2011年1月17日 第001版

[5] 顾振华. 积极参与标准制定，不断提升监管能力. 中国卫生标准，2 (2)：13-14.

[6] 国家食品药品监督管理局. 国际食品法典汇编 (1-4册). 北京：科学出版社，2009.

[7] 邵栋梁. 塑料食品包装材料的卫生安全性分析. 包装与食品机械，2010：(1)

第五章

餐饮服务食品安全风险监测与风险评估

餐饮消费环节位于食品链的末端，承载着从农田到餐桌的食品安全风险，具有饮食习惯的多样性、食物链的复杂性和安全风险的累积性等特点，食品安全事故易发，食品安全风险大。食品安全风险监测与评估作为《食品安全法》中前瞻性的重要制度设计，是制定、修订食品安全标准、实施食品安全监督管理以及突发食品安全事件处理的科学依据，在食品安全监管中具有重要作用。加强餐饮服务食品安全监管，应进行食品安全风险监测与风险评估，提前发现餐饮服务食品安全隐患，采取针对性措施，预防食品安全事故的发生。

第一节　餐饮服务食品安全风险概况

学习要点

了解食品安全风险的基本概念。
了解食品安全危害因子的种类及主要来源。
了解餐饮服务食品安全的特点。
掌握风险、危害、风险评估、风险管理、风险交流等基本概念。

一、风险的认识及相关概念

1. 风险　饮食存在风险，同企业、财务、水利等一样。食品安全“零风险”是一个相对的概念，即使对人体有益的成分或食物，或者其毒性极微，如果食用数量过多或食用不当，仍然会对身体健康造成危害，例如：食盐过量会增加高血压的风险，饮酒过度会导致酒精肝等。随着技术的进步和食品安全质量体系的加强，判定食品是否安全的标准越来越细化和综合化，人们对食品安全期望值也越来越高。在对食品安全风险的认识上，国际社会已经基本形成共识，即食品经历从农田到餐桌整个过程中，能遵循一些良好操作规范（如 GAP、HACCP、GMP 等），符合食品安全国家标准，不存在可能损害或威胁人体健康的有毒、有害物质致消费者病亡或者危及消费者及其子孙后代的隐患。所以对政府来讲，不是消除危害，而是控制风险，无论在发达国家还是发展中国家都是如此。最科学和实际的做法就是通过各种措施将风险尽可能降低到可以接受的程度。

风险的定义是讨论风险分析的起点。那么什么是风险呢？联合国化学品安全项目（International Program on Chemicals Safety，IPCS）中将风险定义为：风险是指暴露某种特定因子后在特定条件下对组织、系统或人群（或亚人群）产生有害作用的概率。在风险评估中与风险相对应的一个概念是危害。危害是指当组织、系统或人群（或亚人群）暴露在某种特定因子之下而有可能产生或导致有害作用的这种特定因子或状况的固有特性。国际食品法典委员会（Codex Alimentarius Commission，CAC）对危害和风险的定义与其他国际或地区组织有一定的差异，危害指食品中存在或因条件改变而产生的对健康不良作用的生物、化学和物理等因素；风险指食品中的危害因子产生对健康不良作用和严重后果的概率函数。

自古以来，人们在日常生活中，为保障生命和财产安全，习惯性或无意识的采取一些措施降低风险，如过马路看红绿灯，出门前关紧水龙头等。在餐饮服务环节，生产经营者、消费者、监管者，都要采取有效措施或方法来降低食品安全风险。生产经营者遵循《食品安全法》，具备良好的从业道德，建立诚信体系，不购买腐败变质的原料，不使用非食品原料或者不添加食品添加剂以外的化学物质和其他可能危害人体健康物质的食品，或者不使用回收食品作为原料生产食品，加工过程中不交叉污染，注意食品添加剂的保管和使用等。而作为消费者，应客观地认识食品安全风险，零风险是个相对概念，有些风险是可控的，而一些风险是需要通过制定相应的法律法规来约束和控制的；正确认识食品添加剂与非食用物质的本质差别；适当地改变饮食消费习惯，如平衡膳食，多样化摄取食品，改变烹饪方式等来降低风险。例如不合格食品就是有毒食品吗？不一定，食品是有标准的，不符合标准的食品都是不合格的食品，不合格食品是属于有缺陷的食品。有毒食品包括在不合格食品里面，可是不合格食品却不一定是有毒食品。食品安全监管者应采取科学合理的监管方式，进行食品安全风险监测与评估，加大对生产经营者的针对性检查，同时加强对消费者食品安全知识的宣传，预防食品安全事故的发生。

2. 风险分析 食品安全是动态的概念，风险分析也是不断对引起或可能引起不良后果的事件进行分析和评估。1995 年在日内瓦召开的联合专家咨询会议将风险分析分为三个部分：风险评估、风险管理、风险交流。同时会议也认识到当时对不同来源的风险分析定义明显不同，认为有必要在国家食品法典工作中对风险分析的术语进行统一。国际食品法典委员会（CAC）定义风险分析为由风险评估、风险管理和风险交流组成的一个过程，并于 2006 年对风险评估、风险管理、风险交流分别进行了如下定义。

（1）风险评估 对有害事件发生的可能性和不确定性进行的评估，由危害识别、危害特性、暴露评估和风险评述 4 个步骤组成的以科学为基础的一个过程。

（2）风险管理 在咨询了利益相关方的前提下，综合考虑风险评估结果、保护消费者安全和促进公平贸易等相关因素的基础上，权衡管理政策改变的影响，并在需要时选择合适的防控措施的过程。

（3）风险交流 通过风险分析的过程，在对风险分析、风险相关因素和风险认知的基础上，在风险评估者、风险管理者、消费者、工业界、学术团体和其他利益相关者之间交换信息和建议，包括对风险评估结果的解释和风险管理决定的基础等。

风险分析的 3 个部分在功能上相互独立，必要时三者之间或相互之间需要信息交换。风险评估与风险管理的相对独立，对确保风险评估结果的科学客观具有重要意义。

风险分析实施的原则应与联合国粮农组织（FAO）/世界卫生组织（WHO）认可的原则相一致。这些原则是国际食品法典委员会制定风险管理文件的基础。

3. 风险管理 食品风险管理的目标是通过选择和实施适当的措施，尽可能地控制这些风险，从而保障公众的健康。CAC 制定的食品法典是防止人类免受食源性危害和保护人类健康的统一要求。风险分析方法的使用有利于风险评估结果的一致性和决策的科学性。风险评估不是由国际食品法典委员会而是由如食品添加剂专家委员会（JECFA）、微生物风险评估联席会议（JEMRA）和农药残留联席会议（JMPR）等联合专家委员会承担。联合专家委员会基于科学原则作出评价，并确保风险评估结果的一致性。国际食品法典委员会是一个风险管理的国际组织，承担着对食品中农药残留、兽药残留、污染物和食品添加剂等制定最大残留限量和允许使用量等标准的管理职责。风险分析将提供危害的可接受水平（极限值）或产品中危害的可接受程度等信息，并据此实施预防计划、HACCP 计划和卫生条例等。

二、餐饮中主要危害的来源

一般来说，餐饮中主要的危害因子可分为三类，即生物危害因子、化学危害因子和物理危害因子。

1. 物理性危害因子 核试验、核爆炸、核泄漏及辐射等能通过环境及食物链而危及人类健康。常见放射性核素有：^{137}Cs，半衰期为 30 年，但是它可以很快地从人体内排除；^{90}Sr 是一种最危险的放射性元素，可以引起白血病或者骨癌；此外还有痕量的 ^{14}C 和氘。人类受到自然辐射暴露量为每年 2mSv（Sv 为核辐射的剂量当量），其中 0.38mSv 来自于食品。奶类和蔬菜中的放射性核素的最大值为 500Bq/L 和 250Bq/kg。

2. 化学性危害因子 食物化学污染的原因如下。①来自生产、生活和环境中的污染物。农药、有害金属、多环芳族化合物、*N*－亚硝基化合物、二噁英等。无机污染物的主要污染源是工业、采矿、能源、交通、城市排污及农业生产带来的。如铅，随着工业化的发展和汽车中含铅汽油的排放越来越严重。燃烧产生的无机铅化合物污染公路周围大气、土壤，通过植物进入食物链。另外含铅的锡制炊具、焊料金属、含铅的瓷釉，当与酸性物质接触时铅污染更为突出，但这类污染较为轻微。常见的多环芳族化合物有苯并芘、哌啶等，它们具有不同程度的致癌性。食品受多环芳烃化合物的污染有：大气沉淀物、用燃烧气体直接干燥谷物和熏烤食品（野餐烤肉和木炭烧烤、熏香肠、汉堡或鱼等）。②从工具、容器、包装材料及涂料等溶入食品中的原料材质、单体及助剂等物质。如金属容器中的铅、镉、锌，橡胶、塑料中的单体和助剂以及包装材料中的石蜡、油墨等。③天然含有的化学性危害因子包括植物、动物、微生物体内存在的天然毒素，如蛋白酶抑制剂、生物碱、氰苷、有毒蛋白和肽等，其中一些是致癌物，又如食品储藏过程产生的过氧化物、龙葵素和醛、酮类化合物。例如，蔬菜是人们膳食中的重要组成之一，它们含有硝酸盐，一般情况下是安全的，但是如果大量、单独、连续食用硝酸盐含量高的蔬菜或腐败的蔬菜就能引起中毒。海产鱼中的青皮红肉鱼类，因其含有较高量组氨酸，在含组氨酸脱羧酶细菌作用下产生组胺，可引起类过敏性食物中毒。④滥用农药、兽药、食品添加剂。这些人为化学性危害因子都是为特定目的而在种植、加工、包装、储藏等环节，即从农田到餐桌整个食品供应链中产生或人为加入的物质。食品添加剂的使用目的是为了在食品加工和储藏时增强食品的感官性状，保持食品的营养成分。可以说没有食品添加剂就没有食品工业。食品添加剂在安全监督管理下，在允许的范围内按照要求使用一般来说都是安全的。⑤掺杂、掺假和伪造，使用非食用物质。如“有毒大米”、将工业用油作为食用油、假酱油、假醋；用廉价的鱼涂上黄色染料变成“小黄鱼”；“注水猪、牛肉”、硼砂肉馅、瘦肉精、苏丹红等。⑥烹饪加工过程产生的危害因子。2002 年 4 月瑞典国家食品管理局和斯德哥尔摩大学研究人员率先报道，在一些油炸和烧烤的淀粉类食品，如炸薯条、炸土豆片等中检出丙烯酰胺。丙烯酰胺主要在高碳水化合物、低蛋白质的植物性食物加热(120℃以上）烹调过程中形成。还有如氨基甲酸乙酯，是伴随发酵食品（如面包、酸牛奶、乳酪、酱油等）和酒精饮料（如葡萄酒、苹果酒、啤酒、中国黄酒和日本清酒等）酿造而产生的一种具有致癌作用的物质。另外，2004 年 5 月，FDA 发布：在很多经过加热处理的食品中检出了可能使人类致癌的污染物呋喃，瑞典公共健康管理局和加拿大等的许多研究也发现了呋喃潜在的致癌危险。这些都应得到足够的重视。

3. 生物性危害因子 无论在发达国家还是在发展中国家，食源性疾病都是非常普遍的公共卫生问题。食源性致病菌、寄生虫、化学性污染因素是食源性疾病发生的主要原因。目前已知的食源性疾病大约有 250 多种，大多数为由生物因素导致的感染性疾病。生物因素包括致病菌、病毒和寄生虫，不同国家和地区主要的致病因素也不相同。致病菌和病毒在发达国家和发展中国家都非常普遍，但寄生虫污染一般更多发于发展中国家。我国食源性疾病监测网数据显示，微生物食源性疾病中由副溶血性弧菌引起的约占 30%，其次是沙门菌约占 17%，变形杆菌约占 14%，葡萄球菌肠毒素约占 8%，蜡样芽孢杆菌约占 6%，致病性大肠埃希菌约占 5%。由副溶血性弧菌导致的水产品污染在我国食源性疾病的发生率呈上升趋势。寄生虫和病毒导致的污染也不容忽视。随着生食方式的增多，由生食淡水鱼类导致的华支睾吸虫感染已经成为中国的主要寄生虫病之一。病毒也已经成为食源性疾病的一个重要因素，诺如病毒与甲型肝炎病毒是最常见的食源性病毒，大多数病毒性食源性疾病都是由于受感染的加工者污染导致，如甲型肝炎主要通过粪 - 口途径传播。微生物性污染与其他污染的不同之处在于：它的污染物是活的生物，能够逐步适应新的环境，不断增殖并占据优势，从而危害其他生物的生存和人类的生活。某些原来存在于人畜肠道中的病原细菌，如伤寒、副伤寒、霍乱细菌等都可以通过人畜粪便的污染而进入水体，随水流动而传播。一些病毒，如肝炎病毒、腺病毒等也常在污染水中发现。某些寄生虫病，如阿米巴痢疾、血吸虫病、钩端螺旋体病等也可通过水进行传播。餐饮服务环节食品安全常见微生物污染见表 5 - 1。

表 5 - 1 餐饮服务环节微生物污染情况

	易污染食品	污染来源
沙门菌	肉、禽、蛋、鱼、奶类及其熟制品	被污染的水、食物、餐具
金黄色葡萄球菌	奶类、糕点、熟肉类	人或者动物的化脓性病灶
蜡样芽胞杆菌	剩米饭、奶、肉、豆制品	土壤、空气、尘埃、昆虫
副溶血性弧菌	生食鱼贝类、卤、咸菜	海水、海产品

续表

	易污染食品	污染来源
志贺菌	含水量高的食品、熟制品	患者粪便、水源
肉毒梭菌	自制发酵豆制品、肉制品低酸型罐头	土壤、动物粪便
大肠埃希菌	牛肉、牛奶及其制品、鸡肉、蔬菜、水果、饮料	患病或带菌动物、动物粪便

三、餐饮服务食品安全特点

餐饮消费环节是从农田到餐桌整个食品供应链的末端，种植养殖、生产加工、市场流通等各环节食物中危害因子都直接带入到餐饮服务环节，不同的食物原料可能含有相同或类似的危害因子，在消费环节表现为危害因子的累加性；从农田到餐桌的食物链中，随着时间、空间的变化，食物中的食品安全风险因子会随之发生变化，如食品中有害微生物可能呈对数级增长，表现为危害因子富集性和暴涨性。因此，原本在消费环节之前评估可能不会引起食源性疾病的危害因子，都有可能累积到餐饮消费环节而爆发，酿成食品安全事件。可以肯定的是，餐饮消费环节之前安全的食物原料，不一定能确保消费环节饮食安全；但是餐饮消费环节之前不安全的食物原料，消费环节饮食一定不安全。我国餐饮业数量众多，业态复杂，小型餐饮企业所占比例较大；从业人员素质参差不齐，不了解相应的法律法规，缺乏系统的食品安全基础知识，食品安全意识差，未深刻意识到病原性微生物可能导致的食物中毒等食品安全隐患；一些唯利是图的不法经营者存在违法违规行为，食品安全风险较大。

近几年来，餐饮环节食品安全隐患仍来自于高风险自制品的微生物污染，如熟肉制品、盒饭、非发酵豆制品等，主要表现于菌落总数、大肠菌群、金黄色葡萄球菌；另外还存在食品添加剂超量使用、超范围使用以及非法使用非食用物质，如亚硝酸盐、苯甲酸、合成着色剂、苏丹红等；食品原料中仍存在违禁、超量使用兽药，如孔雀石绿、呋喃唑酮、呋喃西林、氯霉素、恩诺沙星、氯丙嗪等。

餐饮食品安全还应密切关注食品加工中产生的一些危害物质，如烟熏、烧烤时产生的多环芳烃和腌制时的亚硝酸盐都有很强的致癌性；用于水果、蔬菜或加工设备的清洁剂和消毒剂也会残留在食品中；食品烹饪时，因高温而产生杂环胺等也是毒性极强的致癌物质；食品加工过程中使用的机械管道、锅、塑料管、橡胶管、铝制容器及各种包装材料等，也有可能将有毒物质带入食品，如聚苯乙烯材料中的单体苯乙烯、聚碳酸酯材料中的单体双酚A、增塑剂或胶黏剂中的邻苯二甲酸酯类等；当采用陶瓷器皿盛放酸性食品时，其表面釉料中所含的铅、镉和锑等盐能溶解出来；用荧光增白剂处理的包装纸中残留有毒的胺类化合物；不锈钢器皿存放酸性食品时间较长溶出的镍、铬等也可污染食物等。

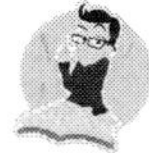

思考题

1. 食品安全污染主要有哪些，请举例说明。
2. 食品安全烹饪加工中有哪些更为突出的食品安全问题？

3. 你认为食源性疾病最为有效的控制手段有哪些?
4. 怎么客观的看待食品安全风险?

第二节 风险监测和风险评估的特点及作用

学习要点

了解食品安全风险监测与风险评估的特点和意义。
了解食品安全风险监测与风险评估的发展历程。

一、食品安全风险监测和评估的特点及作用

前瞻性是食品安全风险监测与评估制度最大的特点，其将对于食品安全风险的监控提前到食品安全风险发生之前，通过对风险的监控，防止风险的发生或是降低风险所带来的损害。

食品安全风险监测所获得的数据材料为食品安全风险评估直接提供了支撑，而食品安全风险评估的结果则为食品安全风险监测计划和方案的实施提供了导向。这两项制度有着密切的关系，相辅相成，为食品安全风险的事前监管起到了重要的作用。另一方面，该制度与其他食品监管制度之间，如食品安全标准制度、食品安全追溯机制、食品安全处罚机制等，食品安全监测与评估制度起到了提供监测数据，评估结果，处理建议的作用，而直接影响到整个食品安全监管体系。

二、食品安全风险监测和评估的重要意义

1. 食品安全风险监测和评估是制订食品安全法律规范的依据 食品安全风险监测与评估是依靠科学技术手段，针对食品的安全性做出的评价。所谓食品的安全性评价就是指评价食品安全中有关危害成分或者危害物质的毒性以及相应的风险程度，这就需要利用足够的毒理学资料确认这些成分或物质的安全剂量。通过对食品安全的监测和流行病学调查来获得食源性疾病、食品中有毒化学物质、致病菌污染的数据和信息，进行危险性评价，从而得出科学的结论，成为制定食品安全法律法规、标准措施的重要依据。

2. 食品安全风险监测和评估是实施食品安全监督管理的科学依据 《食品安全法》第十六条规定："食品安全风险评估结果是制定、修订食品安全标准和对食品安全实施监督管理的科学依据。"食品监管部门面对纷繁复杂的食品市场和食品生产加工产业链，如何确保监管到位、提高监管效率至关重要。食品安全风险监测与评估为监管部门工作的开展提供了科学依据。若食品安全风险监测与评估结论显示个别食品不安全，则应当立即停止该食品的生产经营，通告消费者不能食用，并且及时召回不安全食品，及时处理因食品不安全造成的事故。而对于某类食品普遍所存在的不安全结论，

监管部门则要重点对该类食品进行监管，采取定期和不定期的抽查，及时掌控该类食品的安全动态。同时实践中，受到重点监管的食品往往是与公众生活最为密切的食品，经过食品安全风险监测与评估的事前监督，以科学的结论作为监管的指导，必将大大提升公众的食品安全信心。

3. 食品安全风险监测和评估有利于我国在 WTO 框架下开展食品贸易 随着世界贸易的发展，食品贸易同样面临着在 WTO 框架下的机遇和挑战。目前 WTO 框架下《技术性贸易壁垒协定》（TBT 协定）和《实施卫生与植物卫生措施协定》（SPS 协定）是专门针对技术性贸易壁垒的多边协定。根据 SPS 协定的宗旨，各国可以采取限制贸易措施，以保护本国居民的生命或健康，但此限制贸易措施需遵守科学证据原则、风险评估和适当保护原则、国际协调原则。当前发达国家大多制订了严格的技术贸易壁垒，我国必须建立完善的食品安全风险监测与评估制度，在国际食品贸易中赢得主动。

三、我国食品安全风险监测和评估制度的发展历程

1999 年原国家商检局会同农业部参照欧盟 96/22 和 96/23 指令要求，建立了“中华人民共和国动物及动物源性食品中残留物质监控计划”。2003 年农业系统和检验检疫系统内批准承担动物源食品药物残留监控计划基准实验室 8 个。2008 年质检总局为进一步加强植物源性食品源头监管和质量控制，在 2004 年建立的植物源性食品中残留物质监控体系基础上，颁布了《中华人民共和国出口植物源性食品残留物质监控计划》。批准承担植物源食品残留物质监控计划基准实验室 4 个。

从 2000 年开始，卫生部在全国范围内开始建设食品污染物监测网，建立了食品污染物和食源性疾病致病因素监测点，该监测点的建立参照了全球环境监测规划/食品污染监测与评估计划（GEMS/FOOD）。同时，卫生部通过开展全国膳食与营养调查，基本掌握了全国居民的膳食、饮食结构，以及疾病的趋势，针对消费量大的食品以及常见的食品致病病菌和化学污染物进行常规的监测。初步形成了我国食品安全风险评估体系，该体系借鉴发达国家的经验，依托科学数据的分析，采用风险评估原则和方法，对部分食品进行了风险评估。这些工作为全面部署《食品安全法》规定的国家实施食品安全风险监测制度和风险评估制度提供了前期准备。

2001 年食品安全风险分析进入到农产品安全领域，2002 年农业部畜牧兽医局成立了“动物疫病风险评估小组”，对我国动物疫病进行风险评估和风险管理。2006 年《农产品质量安全法》的实施，确立农产品风险评估制度，随后其他食品领域的风险评估制度也相继建立起来。

2004 年 11 月，由国家食品药品监督管理局、公安部、农业部、商务部、卫生部、海关总署、国家工商行政管理总局、国家质量监督检验检疫总局联合发布的《食品安全监管信息发布暂行管理办法》中，明确规定了食品安全监测评估信息的发布主体，原则以及程序。

2008 年 11 月，山东省产品质量监督检验局率先建立了食品安全风险监测实验室。这是我国仿效发达国家建设的第一个保障食品安全的实验室，建立了包括食品种植、转基因、食品加工、食品检测、食品安全评估、食品包装材料检测与评估的完整检测链条，还建立了覆盖各类食品的风险分析技术支撑平台，以国家葡萄酒及白酒露酒质

检中心、国家啤酒及饮料质检中心、国家蔬菜质检中心、山东省茶叶质检中心等为技术依托，依靠在各个领域设立的食品安全情报机构，有针对性地对某种食品内所含的所有物质进行全覆盖检测，并对这些物质是否有毒有害进行风险评估，一旦发现食品中所含物质可能对人类构成危害，将通过政府和有关部门发布安全预警，避免危害食品的流通。

2009 年 2 月 28 日，《食品安全法》确立了食品安全风险监测和食品安全风险评估制度，规定国家要建立食品安全风险评估制度，成立由医学、农业、食品、营养等方面的专家组成的食品安全风险评估专家委员会，开展食品安全风险评估。

2009 年 12 月 8 日，第一届国家食品安全风险评估专家委员会在北京成立，卫生部根据《食品安全法》的规定，组建了由 42 名委员组成的第一届国家食品安全风险评估委员会，其主要职责是承担国家食品安全风险评估工作，参与制订与食品安全风险评估相关的监测和评估计划，拟定国家食品安全风险评估的技术规则，解释食品安全风险评估结果，开展食品安全风险评估交流，并承担卫生部委托的其他风险评估相关任务。各地也成立了相应的专家组，为食品安全风险监测和评估工作的开展做出了积极的工作，初步形成了我国食品安全风险监测和评估体系。2009 年，我国对 20 大类 400 余种食品约 120 项指标进行了监测，获得监测数据约 30 万个。

2010 年 1 月 21 日，根据《食品安全法》和《食品安全法实施条例》的规定，卫生部会同工业和信息化部、农业部、商务部、工商总局、质检总局和国家食品药品监督管理局制定的《食品安全风险评估管理规定（试行）》公布生效。随后，《食品安全风险监测管理规定（试行）》也颁布实施。

2010 年正式开展食品安全风险监测，目前初步建立起由 31 个省级、244 个地市级食品污染物监测点和 377 个县级食品污染物、食源性致病菌和食源性疾病监测点组成的全国食品安全风险监测网络。

2011 年 10 月 13 日，国家食品安全风险评估中心（简称“评估中心”）挂牌，这将改变过去食品安全风险评估资源分散在农业、质监、卫生、食品药品监管等多部门的局面，实现评估资源的整合。评估中心是经中央机构编制委员会办公室批准成立的公共卫生事业单位，经费来源由财政全额保障，采用“理事会决策监督管理模式”。卫生部是理事长单位，食安办、农业部为副理事长单位，工商总局、质监总局、国家食品药品监督管理局等部门为理事单位。理事会成员还包括医、农、食品等领域的专家。评估中心作为国家级专业技术机构，承担国家食品安全风险评估、监测、预警、交流和食品安全标准等技术支持工作。业务技术部门包括风险评估、风险监测、风险交流、风险预警、食品安全标准、参比实验室、数据信息分析等单元。

到 2011 年底，我国已初步建立以 32 个省级、244 个地市级和 716 个县级食品污染物、食源性致病菌和食源性疾病监测点组成的全国食品安全风险监测网络。2011 年通过食品安全风险监测，全国共获得食品安全相关数据近 80 万个，为开展食品安全整顿提供了重要线索。在构建食品安全风险监测网的同时，卫生部还加强了国家食品安全风险监测参比实验室、食品中非法添加物和放射性物质检测等实验室建设，正在筹划建立食品安全风险监测数据共享平台，并在国务院食品安全委员会办公室的领导下，建立了食品安全风险监测结果会商研判机制。

我国食品安全风险监测与评估总体上基础比较薄弱，组织体系尚需不断完善和健全，管理体制和运行机制尚待磨合，方式方法等都处于探索阶段。现阶段的工作重心是掌握和摸清我国食品安全的现状及一般规律，搜集基础数据并掌握各种健康影响因素的波动趋势，并据此建立完善我国的食品安全预警机制。

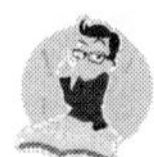

思考题

1. 食品安全风险监测和风险评估在制度上有哪些特点？
2. 食品安全风险监测和风险评估有哪些关联？

第三节　食品安全风险监测

学习要点

了解风险监测的基本概念、特点以及与监督抽验的区别。
了解风险监测的对象及意义。
了解风险监测如何组织实施。

一、风险监测的内涵和特征

《食品安全风险监测管理规定（试行）》第二条规定：食品安全风险监测，是通过系统和持续地收集食源性疾病、食品污染以及食品中的有害因素的监测数据及相关信息，并进行综合分析和及时通报的活动。《食品安全法实施条例》第九条也规定，食品安全风险监测工作人员采集样品、收集相关数据，可以进入相关食用农产品种植养殖、食品生产、食品流通或者餐饮服务场所。风险监测的基本特征是系统性和连续性。系统性，即将整个食物链的全过程纳入监测范围，是从农田、生产加工、销售到餐桌各个环节的不完全依据国家食品安全标准开展的监测工作，最终目标是要评价我国食品安全总体状况。连续性，即食品安全风险监测是一项具有系统性和持续性的重大活动，不是零散和间断的活动，包括收集数据和信息、综合分析和通报等过程。具体而言，食品安全风险监测的工作流程包括主要 5 个步骤：收集、分析和研判食品安全风险信息；制定风险监测计划；采样和检验；上报、汇总和分析数据；发布、通报和后处理监测结果。其中监测计划的制定是整个风险监测工作的核心，其他活动都是围绕此活动开展的。

风险监测和监督抽检的总体目的都是发现问题，以保护消费者饮食安全，但各自又有具体的目的。风险监测的主要目的是收集数据，以制订或修订食品安全国家标准（发现实际状况），而监督抽检的目的是发现不符合现有的食品安全国家标准的产品（合法性审核），简言之，一个是为了制定规则，一个是为了符合规则。区别见

表5－2。

表5－2 食品安全风险监测与监督抽检的区别

比较内容	风险监测	监督抽验
主要目的	对食品中已知污染物开展长期连续的监测，了解监测范围内食品安全的动态及总体情况，还要发现隐患，侧重服务与评估	对重点食品中关注项目进行针对性检测以确定食品合格与否，侧重于管理
计划来源	根据职能，由卫生部或各省相关部门组织各监管部门参与	根据职能，各相关监管部门独立组织
数据利用	为风险评估提供依据；为制定标准、政策提供技术支持；为抽检或监督执法提供信息；形成数据库	对证实了的具体的问题食品执法监督处罚；公布结果，以便社会、公众监督
采集样品	按照采样计划的要求多环节、数量大、范围广、代表性好	根据计划，按照法定程序、针对某一个环节、数量少
实施方式	检验机构人员采集样品并进行检验，结果不具执法依据	执法人员采集样品送检验机构检验，结果具有执法依据
内容选择	反映总体情况的食品及项目组合（考虑代表性和连续性），如多种样品某一项目、多个环节某类样品某一项目、不同时段某类食品某项目	对目标食品进行某一时间段特征性检验（问题、热点等），项目的选择一般是具有标准检验方法并能进行合格与否评价
检测方法	推荐使用当前最灵敏的方法，也可使用标准方法	使用标准检验方法或技术规范或具有执法效力的方法，需有评判依据
结果评价	更注重总体的评价，不针对具体食品	针对每个食品进行合格与否评价

餐饮服务食品安全因突出的即食性、复杂性、综合性等特点，风险监测对其有着较为重要的时效性意义。可通过对食品原料，食品相关产品如餐具、包装容器材料等，食品贮藏、烹饪过程产生的化学性危害因子，生物性危害因子等开展风险监测，了解餐饮环节食品污染水平和变化趋势，发现食品安全隐患，进行风险预警，降低食源性疾病发病率，减少经济损失和社会不稳定感，有的放矢科学地指导餐饮从业人员加强食品安全管理，并且也有利于公众加强自身保护，同时为政府监管部门的工作和风险控制能力提供技术指导。监测结果也可用于食品安全风险评估与风险交流、食品安全标准制定或修订等工作。

二、风险监测的对象

一般而言，国际上食品安全风险监测项目主要是针对食品污染和食源性疾病。食品污染监测主要包括如下几部分。食品中各类化学污染物的监测，如铅、砷、镉、汞等来自食品养殖环境中不可避免的重金属污染物；黄曲霉毒素等来自植物生长过程中污染的真菌毒素；各类农业投入品的监测，如农药残留、兽药残留等；食品中各类生物污染物的监测，如各类食源性致病菌、寄生虫等。食源性疾病的监测需要了解监测点地区在一个时间段内因食用食品导致急性、亚急性疾病案例的数量，同时了解导致病例的原因食品、污染因素、发病时间、潜伏期、临床表现等信息。必要时，还需要通过对可疑食品的采样检测确定病原菌的分子分型。

我国食品安全风险监测主要有三项内容：一是食源性疾病，二是食品污染，三是食品中的有害因素。

食源性疾病监测是指通过医疗机构、疾病控制机构对食源性疾病及其致病因素的报告、调查和检测等收集的人群食源性疾病发病信息。

食品污染是指根据国际食品安全管理的一般规则，在食品生产、加工或流通等过程中因非故意原因进入食品的外来污染物，一般包括金属污染物、农药残留、兽药残留、超范围或超剂量使用的食品添加剂、真菌毒素以及致病微生物、寄生虫等。

食品中有害因素是指在食品生产、流通、餐饮服务等环节，除了食品污染以外的其他可能途径进入食品的有害因素，包括自然存在的有害物、违法添加的非食用物质以及被作为食品添加剂使用的对人体健康有害的物质。

国家食品安全风险监测应遵循优先选择原则，结合食品污染物监测网工作的多年监测数据，兼顾常规监测范围和年度重点，将以下情况作为优先监测的内容。①健康危害较大、风险程度较高以及污染水平呈上升趋势的；②易于对婴幼儿、孕产妇、老年人、病人造成健康影响的；③流通范围广、消费量大的；④以往在国内导致食品安全事故或者受到消费者关注的；⑤已在国外导致健康危害并有证据表明可能在国内存在的。

食品安全风险监测应包括食品、食品添加剂和食品相关产品。同时样品种类、项目的选择应综合考虑现有机构条件、能力和经费，为满足评估和制定标准的需要，遵循有限选择的原则基础上确定。

综合餐饮服务环节食品安全复杂性、累积性、高风险性等特点，借鉴危害分析与关键控制点理念，针对餐饮服务环节风险监测，可从以下几个方面进行，见表5－3。

表5－3　餐饮服务食品安全风险监测对象

监测关键点	监测原则	监测内容
餐饮饭店的加工场所和设备条件	分类定期监测、年度评估	按照餐饮企业的规模、硬件条件和管理水平进行分类，不同类型的企业设定不同的监测指标和监测周期，根据监测结果，做出年度评估报告。
原辅料监测	动态监测、实时评估	重点监测原辅料的索证信息；对特殊有毒有害原料、添加剂和违禁添加物进行专项监测；对原料化学危害物和致病微生物进行随机抽检，对其他辅料原则上进行定期抽检
成品监测	动态监测，根据需要随时评估	制成品和半成品的储藏条件；制成品和半制成品微生物和化学有害物监测
管理状态监测	随机监测，实时评估	制作环境管理；就餐环境管理；员工管理

三、风险监测的组织实施

1. 提升监测能力的规划　卫生部会同国务院有关部门在综合利用现有监测机构能力的基础上，根据国家食品安全风险监测工作的需要，制定和实施加强国家食品安全风险监测能力的建设规划，建立覆盖全国各省、自治区、直辖市的国家食品安全风险监测网络。省、自治区、直辖市卫生行政部门会同省级有关部门，根据国家和本地区食品安全风险监测工作的需要，制定和实施本地区食品安全风险监测能力建设规划，建立覆盖各市（地）、县（区），并逐步延伸到农村的食品安全风险监测体系。

国务院有关部门根据食品安全监督管理等工作的需要，提出列入国家食品安全风险监测计划的建议。建议的内容应包括食源性疾病、食品污染和食品中有害因素的名称、相关食品类别及检测方法、经费预算等。

卫生部根据医疗机构报告的有关疾病信息和国务院有关部门通报的食品安全风险信息，会同国务院有关部门对国家食品安全风险监测计划进行调整。

2. 制定监测计划　我国食品安全风险监测管理模式由管理机构、咨询机构和技术支持机构3个部分组成，中央和地方食品安全监管部门、专家委员会、技术支持机构分工清晰，职责明确。在中央层面，食品安全风险监测由卫生部牵头，会同国务院质检监督、工商行政管理和国家食品药品监管部门，以及国务院工业和信息化等部门制定、实施国家食品安全风险监测计划。

国家食品安全风险评估专家委员会提出计划建议，并征求行业协会、国家食品安全标准审评委员会与农产品质量安全评估专家委员会的意见，承担国家食品安全风险监测工作的技术机构应完成检测任务、报送检测数据和分析结果等工作，卫生部指定的专门机构进行数据汇总和分析。在地方层面，省、自治区、直辖市人民政府卫生行政部门根据国家食品安全风险监测计划，结合本行政区域的具体情况，组织制定、实施本行政区域的食品安全风险监测计划。

应根据收集到的食品安全风险信息制定本辖区餐饮服务环节食品安全年度监测计划或临时监测计划，对监测目标、监测范围、工作要求、组织保障和承担监测任务的技术机构作出明确规定。食品安全风险监测计划分为常规监测和临时监测计划。常规监测计划是为掌握食品安全总体状况而进行的系统、持续的检测活动，一般以年度为一个监测时段。临时监测计划是针对食源性疾病信息、食品安全热点问题和新发现的食品安全风险而制定和实施的食品安全风险监测计划。

监测形式一般分为两种：一是根据以往监测的食品类型和项目开展全局性的常规监测，以了解食品污染状况，掌握基线值。二是针对我国近期发生的某些重大食品安全事件以及对我国某些特殊地质结构区域、污染区域中指标性食品开展的专项监测，以确定污染状况，为科学地开展风险评估以及制定相关政策、标准提供依据。抽样计划使用多级分层抽样，要对辖区内各种类型的超市和集贸市场等销售市场、餐饮单位的分布和数量、食品品种和类型进行全局性摸底调查，根据被监测食品抽样数量的要求按照随机原则从中挑选出在本地具有代表性、典型性和适时性的监测样品。

3. 承担机构的选择　《食品安全法实施条例》规定食品安全风险监测工作由省级以上人民政府卫生行政部门会同同级质量监督、工商行政管理、食品药品监督管理部门等确定的技术机构承担。食品安全风险监测的技术机构应具备以下几个基本条件：较高的技术水准和质量控制能力，在同类技术机构中应具有较高的声望，具有国内一流的设备和高素质的技术人员，能够应对复杂样品和高难度的检测项目，能够在较短时间内完成大批量监测任务的能力。国家食品安全风险监测计划应规定统一的检测方法。食品安全风险监测采用的评判依据应经卫生部会同国务院有关部门确认。

食品安全风险监测技术机构根据食品安全风险监测计划和监测方案开展监测工作。监测计划和方案包括组织保障、时间安排以及各项技术规程和要求。

监测人员严格按照监测计划和执行方案进行食品抽样检验，在实际抽样检验过程中，如果发现监测计划和执行方案有不符合实际需要调整的情况，应及时通知监测计划委托方、总体负责人和相关人员，对监测计划和执行方案做出调整，并按照调整方案执行。

目前，全国各类从事食品检验的技术机构约7000家，分别隶属于卫生、质检、农业、粮食、商务、食品药品监管等部门。其中承担风险监测的检验机构绝大部分隶属于卫生部下属的疾病预防控制机构，食品药品检验所也相应承担国家食品药品监督管理局针对餐饮食品安全调查与评价任务。

4. 监测过程质量保证 运用科学的采样方法，严格控制监测过程质量。采样工作是整个监测工作的前提和基础，因此保证样品的代表性与合理性至关重要。在制定采样方案时，注重运用统计学方法，确定采集样品的方法、种类、数量和地点，同时还要对食品风险程度、食用人群、食品消费量和产量、监管的政策、历年检测情况、人口和面积等多因素进行综合考虑，保证样品的采集信息全面，并能够根据采集的信息来进行食品的溯源等。实验室分析和采样的质量控制是监测数据可靠性重要保证。应严格控制监测过程质量，对实验室进行质量控制考核，建立合理的现场督查措施，对食品安全风险监测采样过程控制、食品安全风险监测实验室检测质量控制、食品安全风险监测数据质量控制等进行规范管理，制定相关规范性文件。

检测数据是食品安全风险监测的基础。食品安全风险监测大部分数据来源于监测，监测数据是食品原料、生产加工过程、运输以及市场销售等环节中内部自我监控和外部监督检查的重要依据，更是支撑风险评估制度的基石。对安全相关参数的监测能够从数据中了解食品的安全性能。食品监测的手段多样，部分数据能够揭示其是否安全和安全的程度，也就是安全风险。监测技术是风险评估的保证。在实行从农田到餐桌管理的食品安全保障体系中，监测工作应当紧随产品的变化和标准的修订不断完善。随着食品品种的日益丰富及食品中安全卫生指标限量值的逐步降低，对监测技术提出了更高的要求，检验检测应向高技术化、速测化、便携化以及信息共享迈进。应建立并不断完善监测质量保证体系，加强监测技术储备和人员储备，为做好风险监测提供保证。

5. 监测结果的分析处理 数据的筛选、整理与分析是风险监测的主要方法。应尽快建立食品安全风险监测数据对比分析模型，采用定量分析为主，定性分析为辅的方法，深入挖掘数据内涵和规律。例如可将食品安全风险监测作为一个体系来研究，食品种类、风险因素、食品企业、时间是4个体系要素，也可称之为4维。采用4维分析法，将这4维的任意2维、3维或4维进行自由组合，对监测结果进行深入分析。对于食品种类－风险因素组合，如果以食品为主线，通过分析不同的风险因素，可以查找影响该食品安全危害的因素有哪些；如果以风险因素为主线，通过分析不同的食品种类，可以查找受到安全危害的食品有哪些。对于某个风险因素，可以从监测结果、性质描述、健康危害等方面进行分析。在分析检出情况时，可采用纵向和横向结合的方法，深入挖掘数据的内涵和规律。纵向法即比较自身在不同时间段的监测结果分析（如与当期总体平均结果的比较，与上季度、半年前、一年前等时间段的比较等），旨在挖掘某时期该因素可能导致的问题，总结问题发生和发展的规律；横向法即比较自身与其他风险因素在同一时期的监测结果，旨在挖掘该因素与其他因素相比是否具有普遍性还是特殊性，从而得出不同的结论。

6. 风险监测数据的应用 监测机构应该对检验结果进行技术处理，按照监测计划的要求，运用各种数学方法和统计工具对监测数据进行分析处理，如食品的总体质量安全状况，不同食品的高风险因子，某种食品的主要不合格因素和不同季度的安全质量状况。承担监测的技术机构应保证监测数据真实、准确，并按照食品安全风险监测计划和监测方案的要求，将监测数据和分析结果报送下达监测任务的部门。食品安全风险监测的目的是为食品安全风险评估提供客观数据；而食品安全风险评估意见会指导下一步的食品安全风险监测计划的制定和调整，二者相辅相成。

四、风险监测实例

2010 年国家食品安全风险监测情况如下。

1. 监测计划的制定 按照《中华人民共和国食品安全法》第二章第十一条的要求，卫生部于2009 年会同工业和信息化部、商务部、工商总局、国家质量监督检验检疫总局、国家食品药品监督管理局首次共同制定和下发了《2010 年国家食品安全风险监测计划》，各省级卫生行政部门会同相关部门根据国家食品安全风险监测计划制定了本行政区域的监测实施方案，并负责监测任务的组织和实施，这是我国首次在全国范围内开展全面系统的国家食品安全风险监测。其中，食品化学污染物风险监测是国家计划的重要组成部分，要求在 32 个省、自治区、直辖市及新疆生产建设兵团范围内开展调查，监测对象涉及 29 类食品和黄酒的加工过程，监测指标共 124 项：其中农药 43 项，无机元素 23 项，兽药 27 项，真菌毒素 11 项，食品添加剂 12 项，非法添加物质 6 项，食品加工过程中形成的有害物质 2 项。

2. 监测数据质量保证 为确保监测数据的准确性和可比性，国家级监测中心组织专家组统一制定了《2010 年食品中化学污染物和有害因素监测工作手册》，该手册包括了监测工作管理程序、监测计划制定原则、检测方法标准操作程序、质量控制操作程序和监测数据上报系统程序。根据 2010 年监测计划的安排，为提高监测能力水平，针对采样技术、农药残留检测技术、氨基甲酸乙酯检测技术、元素分析技术以及数据网络直报系统等内容，国家监测中心实验室举办了 5 次培训班，培训 400 余人次。

3. 监测情况分析 2010 年食品化学污染物风险监测对象主要是食品，也包括食品添加剂中的面粉处理剂，没有涉及食品相关产品。参照 CAC 的通用分类标准和我国食物成分表分类标准，全国监测食品品种共有 14 大类 67 小类，食品样本量约为 7.02 万份，包括食品原料、加工食品和餐饮食品，基本覆盖了我国居民日常消费的主要食品，基本实现了从农田到餐桌的食品生产加工环节中各食品全覆盖。

2010 年实际检验项目共 7 大类 144 项，包括农药 58 项，无机元素 26 项，兽药 9 项，真菌毒素 14 项，食品添加剂 19 项，非法添加物质 12 项，食品加工过程中形成的有害物质 6 项。截至 2010 年 12 月 31 日，全国上报的监测数据共 69.4 万个，其中无机元素 9.1 万个，农药残留 54.6 万个，食品添加剂 3.0 万个，真菌毒素 2.0 万个，兽药、违禁化学品以及生产过程中产生的有害物质 0.7 万个数据。

通过2010年国家食品安全风险监测结果分析表明，我国食品安全形势整体较好，虽未发现系统的食品安全风险，但也发现了一些食品安全问题，主要表现在以下几个方面。①食品中重金属污染问题。我国粮食、蔬菜、肉类和乳制品存在不同程度的重金属污染，这些重金属污染物主要来源于环境污染，是我国将长期面临的食品安全问题。②食品中农药的违规使用现象依然存在。蔬菜和茶叶等食品中农药残留的总超标率低于3%，总体污染情况继续好转，但是禁用的高毒农药如甲胺磷、甲基对硫磷、克百威、灭线磷、氯唑磷、甲拌磷等的违规使用现象依然存在。③真菌毒素污染问题。由于温度和湿度的原因，南方地区的花生、粮食存在黄曲霉毒素 B_1 等超标问题。④加工食品中存在食品添加剂滥用和超范围使用问题。例如油饼油条等面制品中含铝添加剂的过量使用以及发酵酒和蒸馏酒中甜味剂和着色剂等超范围使用。⑤食品中违禁添加物和非食用物质的违法使用仍需重点关注。例如，存在瘦肉精、孔雀石绿、三聚氰胺等违法使用的情况。

4. 监测数据的应用 2010年监测获得的69.4万个数据有助于了解我国食品安全的整体状况、可能存在的食品安全隐患及危害程度，并为风险评估、标准制定、污染趋势分析和相关管理措施提供基础数据。

（1）风险评估和标准制定 首先，铅、铝、镉、硼、甲醛等污染物的监测数据已被用于2010年进行膳食暴露评估，评估结果直接作为我国食品中安全标准制定和修订的依据。其次，通过对面粉中过氧化苯甲酰的监测数据及使用状况分析，为我国在2010年撤销其在面粉中的使用决定提供了参考。另外，对环境污染物、农药残留、生产过程中产生的有害物质等污染物，尤其是多种农药，国家还没有制定限量标准，这与国际差距很大，与目前食品安全监管要求不符，2010年获得的大量监测数据为这些化合物的风险评估、标准的制定提供了基础数据。

（2）违法添加物的监管 通过对食品中硼、铝、甲醛的监测，为区分是食品中天然本底含量还是违法添加提供了调查统计数据，同时监测中发现的安全隐患将为政府确定监管重点及制定相关监管措施提供信息。虽然不允许在乳制品中添加苯甲酸，但是不同来源的原料乳本身可能含有微量苯甲酸，其含量水平不一，对乳及乳制品中苯甲酸的调查将为判断是非法添加或者天然存在提供数据支持。

（3）监测结果的及时通报与预警 经过对监测结果的科学分析和健康风险评估后，加强监测结果的及时上报和部门间通报，建立食品安全风险监测数据库和信息共享平台，为监管部门主动采取监管措施提供支持，必要时发布风险预警，确保消费者对监测结果享有知情权，做好风险交流工作，引导民众规避食品安全风险。

2012年6月，甘肃省卫生厅在执行《2012年国家食品安全风险监测计划》中及时发现并报告了伊利婴幼儿配方食品汞含量异常问题。经国家食品安全风险评估中心复核检验后，卫生部依法组织国家食品安全风险评估专家委员会进行了风险评估。在国务院食品安全办的统一协调下，及时向相关监管部门通报情况，迅速采取控制措施，消除了食品安全隐患，有力维护了人民群众的身体健康。

另外，随着我国工农业的快速发展，由微生物危害导致的食源性疾病不断增加，传统的食源性致病菌导致的食品污染问题继续存在（如沙门菌、副溶血性弧菌污染等），其他国家较为突出的食源性致病菌在我国同样突出（如单核细胞增生李斯特菌、大肠埃希菌 O157：H7 等）。为开展对致病微生物的风险评估，确定地方水平和国家食品食源性致病菌的基线值，我国也开展了监测计划。由于大部分食源性疾病为人畜共患病，开展从农田到餐桌整个过程监测是必要手段。通过监测，主动收集动物、食品和环境中分离的病原情况以及对这些病原的耐药性和相似性进行分析，可以进一步确定污染源或污染环节，掌握我国主要食源性致病菌的流行和耐药趋势，制定有效的预防控制措施，同时也是为制订或评价良好生产、加工操作规范提供基础数据。监测分为常规监测和专项监测，专项监测又分为生产加工过程专项监测、耐药专项监测和溯源分析专项监测。监测种类和项目参照我国既往食品安全监测情况，细菌性中毒的原因食品及国内外食品安全风险信息，按照国家食品安全风险监测应遵循的优先选择原则，兼顾覆盖范围和年度重点，确定常规监测样品的种类和微生物检验项目，如 2010 年监测计划见表 5－4。

表 5－4　2010 年常规监测的样品种类及微生物检验项目

样品种类		项目
一、肉与肉制品		
1	生畜肉	沙门菌、单核细胞增生李斯特菌、大肠埃希菌 O157
2	生禽肉	沙门菌、单核细胞增生李斯特菌、空肠弯曲菌
3	熟肉制品	大肠菌群、沙门菌、大肠杆菌 O157、单核细胞增生李斯特菌、金黄色葡萄球菌
二、粮食加工品及米面制品		
1	速冻熟制米面制品	沙门菌、大肠埃希菌 O157、单核细胞增生李斯特菌、金黄色葡萄球菌
三、豆制品		
1	即食非发酵性豆制品	大肠菌群、沙门菌、金黄色葡萄球菌、单核细胞增生李斯特菌
四、动物性水产品		
1	鲜冻水产品	副溶血性弧菌、创伤弧菌、沙门菌
2	生食水产品	副溶血性弧菌、创伤弧菌、沙门菌、单核细胞增生李斯特菌、寄生虫
五、蔬菜及其制品		
1	生食类蔬菜	沙门菌、大肠埃希菌 O157
六、婴幼儿配方食品		
1	婴幼儿配方粉/米粉/谷粉/豆奶粉	阪崎肠杆菌
七、冷冻食品		
1	冰淇淋	沙门菌、金黄色葡萄球菌
八、餐饮食品		
1	中式凉拌菜	大肠菌群、沙门菌、金黄色葡萄球菌、大肠杆菌 O157
2	沙拉	大肠菌群、沙门菌、金黄色葡萄球菌、单核细胞增生李斯特菌
3	鲜榨果汁	大肠菌群、沙门菌、金黄色葡萄球菌

在上述监测范围的基础上，增加了对食品中有害因素的监测，主要内容为各类非法添加物的监测。尽管这类监测并非国际上常规监测的内容，但对于食品添加剂的添加水平和各类非法添加物的监测正在成为我国食品安全管理的一个重点内容。另外，三聚氰胺污染婴幼儿奶粉事件发生之后，我国卫生部将非法添加物导致的慢性食源性疾病也纳入了监测范围中，目前已建立异常疾病或健康事件的临床报告和预警机制，及时启动流行病学调查及实验室检测分析，早期发现具有潜在公共卫生意义的各类健康损伤和疾病。当临床医生发现符合定义的事件和病例时，经科室医师会诊后，及时填写制订的调查表格，通过在目前网络直报系统中增加的模块进行网络直报。各级疾控机构定期浏览上报信息，及时启动流行病学调查，查明病因及传播方式，并定期进行数据分析，对报告病例/事件进行综合评估，判断其是否为食源性疾病或其他疾病，将监测信息及时上报上级疾控机构及同级卫生行政机构，并反馈给有关医疗机构。

自2010年后，我国于2011年、2012年均开展了食品安全风险监测。我国食品安全风险监测体系已初步建立。全国共设置食品安全风险监测点1196个，覆盖了100%的省份、73%的地市和25%的县（区）。国家启动了食品安全风险监测能力建设试点项目，组织研究并及时公布食品中非法添加物和易滥用食品添加剂“黑名单”6批，涉及非法添加物64种、易滥用食品添加剂22种。

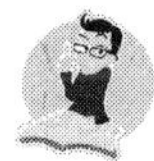

思考题

1. 食品安全风险监测和监督抽验有哪些区别？
2. 举例说明风险监测过程质量控制的意义。
3. 该如何科学应用风险监测的结果，其具有哪些指导意义？

第四节　食品安全风险评估

学习要点

掌握食品安全风险评估的概念以及基本内容。

掌握暴露评估的意义及评估方法。

了解食品安全风险评估对于食品安全管理的意义及其在食品安全管理中的作用。

了解食品安全风险评估如何组织实施。

了解目前各种危害因子风险评估的概况。

食品安全风险评估是指对食品、食品添加剂中生物性、化学性和物理性危害对人体健康可能造成的不良影响所进行的科学评估，包括危害识别、危害描述、暴露评估、风险描述等。风险评估是风险分析框架中的重要一环，是风险管理的基础，也是风险交流的信息来源。风险评估与风险管理和风险信息交流共同构成了风险分析这一国际公认的食品安全评价与控制领域中最重要的技术系统。

一、风险评估的基本内容

在风险评估中必须对“事件”的 3 个方面进行定义，即过程、可能后果和目标人群。“如何发生”是指摄入某一有害物质的事件，其发生条件的可能性。例如某一孕妇食用某种食物的次数。“结果如何”是指摄入某危害因素后产生不良后果的可能性。在描述一个事件时，应对该事件产生有害作用的可能性和不确定性进行预测。

风险评估的基本模式主要按照危害物的性质分为：化学危害物、生物危害物和物理危害物的风险评估，其内容包括国际公认的四大部分，即危害识别、危害描述、暴露评估、风险描述。风险描述结合了前面三步所收集的信息。

（一）危害识别

危害识别的目的在于确定人体摄入危害物的潜在不良作用，这种不良作用产生的可能性，以及产生这种不良作用的确定性和不确定性。危害识别不是对暴露人群的风险性进行定量的外推，而是对暴露人群发生不良作用的可能性作定性的评价。通常主要考虑两个问题：一是任何可能暴露于人群的对健康危害的属性，二是危害发生的条件。

通常由于资料不足，因此，进行危害识别的最好方法是证据加权。此法需要对来源于适当数据库的资料、经同行专家评审的文献及诸如企业界未发表的研究报告等科学资料进行充分的评议。

危害识别在微生物的风险评估中比在化学风险评估中更容易进行，因为微生物风险评估可以通过短期培养得到很好的认识，而化学风险在暴露之后需要较长的时间才能显现。微生物危害识别信息可能包括微生物的生长和死亡条件（pH，水分活度，*D* 值），关键是公众健康数据的有效性和风险初步来源、发生频率以及数量的初步评估。尽管对某些食物的食源性病原菌已经有了较好的研究，但是监测数据和流行病学研究可以揭示高风险性产品和加工工艺。然后，收集的信息应用到暴露评估中，即食物加工、储藏和配送（从生产到消费）过程对食源性病原菌数量的影响评估。

例如：畜产品中盐酸克仑特罗的危害识别。

物理化学特性：白色或类白色的结晶粉末，无臭、味苦，其化学性质稳定，加热至 172℃时才分解，一般方法不能将其破坏。

生物学特性：具有吸收快、分布广、脂溶性高以及残留性积累和半衰期长的特性。

药理作用：可作用于气管平滑肌细胞的 β 受体，使平滑肌松弛，支气管扩张，从而达到平喘作用。也可作用于骨骼肌慢收缩纤维上的 β_2 受体，使之加速收缩，表现为手不能握住，走路困难，面颈部骨骼肌震颤，尤其是交感神经功能亢进者更易发生。

残留：盐酸克仑特罗属于中度蓄积性药物，溶解代谢率较低，血循环量较大，随体液代谢量少，不易大量代谢排出，残留量较高。

流行病学研究：1989 年至今，西班牙、法国、意大利、英国、美国、中国等都发生过不同程度的盐酸克仑特罗中毒事件。中毒患者都表现有心搏过速、肌肉颤抖、神经过敏、头疼等典型症状。

再如：水产品中副溶血性弧菌的危害识别。副溶血性弧菌被视作诱发肠胃炎和极少例败血症的食源性病原菌。大多数自然分离菌株不具毒性。其毒性源于不同种类的毒素，如热稳定性溶血素、入侵肠道细胞及肠毒素。

（二）危害描述

对食品中的化学性危害而言，危害特征描述的重点就是确定剂量－反应关系，也就是剂量－反应评估。由于人为添加到食品中的物质（如食品添加剂、农药和兽药残留等）的暴露是可控的，而大部分污染物的暴露又是不可避免的，并且，通常情况下，这些物质是有阈值的（即没有遗传毒性或致癌性），因此，对这类物质最常用的剂量－反应评估方法就是设定相应的健康指导值来对其危害特征进行描述。

健康指导值是一个推导值，指人类在一定时期（终生或 24 小时）摄入某种（某些）物质，而不产生可检测到的对健康产生危害的量。作为食品中化学物质危害特征描述的一个主要量化指标，其主要用途是通过与膳食暴露量比较来进行风险特征描述。

农药、兽药、食品添加剂和污染物以及天然毒素在食品中的含量往往很低，通常只有百万分之几，甚至更少。为了达到一定的敏感度，动物毒理学试验的剂量必须很高，一般取决于化学物的自身毒性，一般为百万分之几千。为了与人体摄入水平相比较，需要把动物试验数据经过处理外推到低得多的剂量。因此人体健康风险评估多数都是基于动物试验的毒理资料。所以，在无阈值剂量的假设之下，用高于人体环境暴露浓度的动物试验剂量，由高至低的外推是必须也是可行的。

这种高剂量到低剂量的外推过程在量和质上皆存在不确定性。危害的性质或许会随剂量而改变或完全消失。如果动物与人体的反应在本质上不一致，则所选的剂量－反应模型可能有谬。人体与动物在同一剂量时，药物代谢动力学作用有所不同，而且剂量不同，代谢方式也不同。化学物质在高剂量或低剂量时，代谢特征可能不同。因此，毒理学家必须考虑在将高剂量的不良作用外推到低剂量时，这些因素和其他与剂量有关的变化存在哪些潜在影响。

在传统上，毒理学家认同不良作用存在阈值，但致癌作用除外。这种认识可追溯到 20 世纪 40 年代，当时便已认识到癌症的发生有可能源于某一种体细胞的突变。在理论上，少数几个分子，甚至一个分子都有可能诱发人体或动物的突变而最终演变为肿瘤。因此，在理论上通过这种作用机制的致癌物没有安全剂量可言。

近年来，已逐步能够区别各种致癌物，并确定有一类非遗传毒性致癌物，即本身不能诱发突变，但是它可作用于其他致癌物，或某些物理化学因素启动的细胞的致癌过程的后期。遗传毒性致癌物定义为，能间接或直接地引起靶细胞遗传改变的化学物。遗传毒性致癌物的主要作用是遗传物质，而非遗传毒性致癌物作用于非遗传位点，从而促进靶细胞增殖或持续性的靶位点功能亢进或衰竭。大量的报告详细说明了遗传毒性和非遗传毒性致癌物均存在种属间致癌效应的差别。

世界上许多国家的食品卫生界权威机构认定遗传毒性和非遗传毒性致癌物是不同的。在原则上，非遗传毒性致癌物能够用阈值方法进行管理，如可观察的最大无作用剂量水平－安全系数法。要证明某一物质属于遗传毒性致癌物，往往需要提供致癌作用机制的科学资料。

试验获得的最大无观察作用剂量（no observed effect level，NOEL）或未观察到有害作用剂量（no observed adverse effect level，NOAEL）值乘以合适的安全系数等于安全水平或每日允许摄入量。这种计算的理论依据是人体与实验动物存在着合理可比的剂量阈值。但是，人的敏感性或许较高，遗传特性的差异更大，并且膳食习惯更为不同。鉴于此，JECFA 采用安全系数以克服此类不确定性。通常对长期动物试验资料的安全系数为 100，但不同国家的卫生机构有时采用不同的安全系数。当科学资料数量有限或制定暂定每日允许摄入量（Acceptable Daily Intake，ADI）时，JECFA 采用更大的安全系数。其他卫生机构按作用强度和可逆性调整 ADI 值。ADI 值的差异构成了一个重要的风险管理问题，这应当引起重视。

ADI 值提供的信息是：如果按 ADI 值或更低的量摄入某一化学物，则没有明显的风险。如上所述，安全系数用于弥补种群差异。当然，理论上有可能某些个体的敏感程度超出了安全系数的范围。

对于遗传毒性致癌物，一般不能用 NOEL 这一安全系数来制定允许摄入量，因为即使在最低摄入量时，仍然有致癌风险。因此，对遗传毒性致癌物的管理办法有：①禁止商业化的使用该种化学物；②制定一个极低而可忽略不计，对健康影响甚微或者社会能接受的化学物的风险水平。

危害描述提供了摄入危害因子之后的有害作用的属性、严重性和有害作用的周期性评估，如特定地点接触一定量的微生物，那么疾病的发生概率有多大？如果可以得到充分的数据，就可以确定对应的剂量关系。微生物危害描述要考虑与微生物相关的重要因素，即食品和宿主。食品介质可以影响微生物病原菌的生存。例如，含高脂的食品能够保护微生物免受胃酸的攻击，所以增加存活并增加引起感染的机会。各种宿主相关因素会对发病产生影响。广泛认可的因素是年龄和免疫状况。据估计，20% 的人群免疫受损。食源性病原菌先前的暴露并不十分重要，因为许多病原菌还没有侵入宿主体内。危害描述必须考虑到病原菌摄入的生物反应的变化。变化从症状出现到生病（急性的、慢性的、间歇性的）再到死亡。风险的严重性可以通过疾病发生的时间、感染人群的数量、致死率等表示，还可以确定“风险人群”。对于引起慢性后遗症的病原菌（例如格林 - 巴利综合征），对生活质量的影响包括在危害特性之内。

例如：盐酸克仑特罗，人食用了含有盐酸克仑特罗的动物性食品后，中毒患者表现出血压升高、血管扩张、心跳加快、呼吸加剧、体温升高、肌肉颤抖、头痛、胸闷、神经过敏、肌肉疼痛、心悸、恶心、呕吐等症状。更为严重的是它可诱发和加重心律失常病人的病情，引起心室早搏，四肢、脸、颈部骨骼肌震颤。

副溶血性弧菌经摄入后在人体内的潜伏期为 4 ~ 96 小时（平均 15 小时）。发病时通常症状较为缓和，但也有一些病例可能需要住院治疗。平均起来，此病可持续大约 3 天。副溶血性弧菌的感染剂量可能大于 10^6 个微生物菌体。其毒性源于该菌产生的热稳定性溶血素（TDH）、该菌侵染肠道细胞的能力以及它可能产生的一种肠毒素。

（三）暴露评估

1. 暴露评估概述　对于农药和兽药残留、食品添加剂以及污染物、天然毒素等化学危害物暴露评估的目的在于求得某危害物对人体的暴露剂量、暴露频率、时间长短、路径及范围，由于剂量决定毒性，所以关于危害物的膳食暴露量估计需要有关食品消费量和这些食品中相关化学物浓度的资料。通过对不同人群摄入某种危害进行定性或定量分析获得要调查化学物的膳食摄入量，并用来食品中该化合物相关毒理学参数进行比较，以确定膳食安全性。膳食暴露评估可分为急性（短期）评估或慢性（长期）评估，并需要食物消费数据和食品中的化合物浓度数据。暴露评估所用数据库见表5-5。

表5-5 暴露评估数据库

数据库名称	描述
人口学数据库	包含调查对象的年龄、性别、体重等
消费量数据库	包含调查对象两天各种食物摄入记录等
残留量数据库	包含食物中残留物的浓度、检测限值等
参数数据库	包含食物的处理方法、处理因子等
桥梁数据库	包含将消费量数据库和残留量数据库联系一起的数据库，如数据模型

微生物的暴露评估决定了消费的可行性和消费者暴露的食物病原菌的可能数量。对于食源性病原菌微生物来说，暴露评估是以特定风险引起的食品污染和消费模式以及习惯为基础，其暴露是食品消费量和消费频率域污染水平和频率的函数。从初级生产到消费阶段使人类暴露于目标微生物的食品生产过程也叫“从农田到餐桌”全过程，其具有复杂性和不确定性。模型化和模拟研究是必要的。导致微生物数量增加的各因素是估计的重点。这些因素包括：食品的微生物生态；微生物生长需求；原料最初的污染量；动物性食品病原菌感染的流行状况；生产、加工、蒸煮、处理、储藏、配送和最终消费者的制备对微生物的影响；加工过程的变化和加工控制水平；卫生水平、屠宰操作、动物之间的传播率；污染和再污染的潜在性；食品包装、配送和贮藏方法条件等。通常认为，食源性病原菌的影响是剂量依赖型而非累积效应（不像许多化学危害）。所以必须确定消费频率，因为多次低剂量暴露并不一定和单次大剂量暴露产生同样的风险。

例如：盐酸克仑特罗的暴露评估。

暴露人群情况：盐酸克仑特罗的暴露人群无年龄、性别差异，各种人群只要食用了一定量的盐酸克仑特罗都会出现肌肉震颤、心慌、心悸、战栗、头疼、恶心、呕吐等典型症状。

暴露途径：①养殖过程：盐酸克仑特罗作为饲料添加剂用于动物养殖仍是其应用的主要途径；②食品加工：一些不法商贩高价收购含有盐酸克仑特罗的动物，因瘦肉率高、外观好看将其加工成火腿等其他副食品；③食用：化学性质稳定，一般的烹调过程不能将其破坏，所以人食用含有盐酸克仑特罗的产品后，很容易中毒。

2. 暴露评估方法

（1）暴露评估风险模拟 模拟是在实际环境中不能达到或能够达到又非常费时、费力或在数学计算太复杂或难以重现的情况下，对实际系统、思想或客体的抽象与描述。在食品安全风险评估中，暴露评估是很重要的一个环节，但是在风险评估过程中要获得充足的暴露数据在现实情况下是很难的，因此在暴露评估中一般都要运用模拟。

模拟是建立系统或决策问题的数学或逻辑模型，并以该模型进行试验，以获得对系统行为的认识或帮助解决决策过程中的问题，它的优点主要体现在，它将问题或系统的任何可能假设模型化。同时模拟也是围绕着模型进行的，模型是对实际系统、思想和客体的抽象与描述。模型有规定型的如线性规划模型，它们决定着最优策略，因为线性规划的结论表明决策制定者应当采取的最佳行动过程。还有描述型的，它们直接描述关系和提供评价信息，描述型模型用于解释系统的行为，预测输入规划过程的未来事件，并帮助决策者选择最优方案。

模拟的模型有许多种如蒙特卡罗模拟（Monte Carlo Simulation）和系统模拟（System Simulation）。蒙特卡罗模拟是一种表格模型，通过反复随机产生不确定因素的值来提供模拟实际状况的模型。蒙特卡罗是摩纳哥首都以赌城闻名于世。从技术的角度说，轮盘赌、掷骰子、老虎机等都是随机行为的表现。蒙特卡罗赌博游戏的随机行为，和蒙特卡罗模拟随机选择不确定因素值的原理是完全一样的。

根据不确定因素的不同分布类型产生随机数据，计算出多种模型方案。成熟的软件系统可以在数秒钟内提供需要的数百以至上千种方案。由于实际中可获得的数据经常是有限的，这样有限的数据并不能够得出统计学的结果，模拟的过程就是利用有限的数据形成大量的随机数据，并进行模拟，对这些模拟方案在实际中进行检验，再抽取，再检验，直到一个与实际数据符合的分布形式为止。

（2）暴露评估中的数学模型　在食品安全暴露评估中，所采用的食品消费数据与食品中化学物的存在及其浓度这两大数据类别之间并没有直接的关系。在暴露评估中也并没有一个数据能够代表所有个体的消费量以及消费相关物质浓度。因此，饮食成分的暴露评估经常需要建立模型来代表真实的暴露情况。广义而言，代表这种饮食暴露的模型可以用下列公式来表示：消费量×某种物质在食品中的含量（或浓度）=膳食暴露。将这些消费量数据与某种物质在食品中含量（或浓度）的数据结合起来的模型有很多种，并且这些用于暴露评估模型的影响因素也有很多。以下综述了食品成分暴露评估中所使用的结合食品消费量与某种化学物质含量的各种方法，并且比较各自的优缺点。

①结合食品消费量及化学物浓度的暴露评估模型　当分别获得某种食品的消费量数据和该食品中某化学物浓度数据系列时，使用以下三类方法中的一个来整合这些数据并提供暴露评估建立模型：点评估；简单分布；概率分析。方法的选择通常依赖于许多因素，其中包括评估的目的（目标化学物、人口群体及精度的要求）和数据的有效性。每一种方法都有可能过高或过低地评估它的暴露，这主要依赖于调查数据及所采用的代表参数。

②点评估　点评估或决定论模型是在一个模型中对每一个评估参数使用一个单一的“最佳猜想”以决定模型的结果。“点评估”是一种方法，在这一方法中要作出以下的假定：第一，从各种来源的暴露量等于一个食品消费量（如平均的或较高的消费量数据），第二，采用一个固定的残留物质含量或浓度（通常是平均残留量水平或耐受或法规允许值的上限），然后将这两个量相乘。在一些饮食暴露点评估的实例中包括食品添加剂的理论最大日摄入量（TMDI）（FAO/WHO，1985）和调料的理论附加最大日摄入量（TAMDI）。“人均×10”方法可以认为是点评估方法中的一种计算方法，因为这个方法计算的暴露评估是假定进入食品供给中的化学物由一个群体中10%的消费者分配。

点评估通常被用作是基于食品消费调查中暴露评估的第一步，因为它们相对而言比较简单，并且执行起来比较经济。点评估模型的实质是假定所有的个体对某一特定食品的消费水平一样，食品成分（添加剂、农药与营养成分）总是存在于食品中，且其总是处于一个平均（或较高）的浓度。因此这一方法并不能对在一个群体中可能发生的，或影响评估结果的主要因素等所有可能的暴露提供一个预警。当高水平含量的值用于代表食品消费量或化学物浓度数据时，把多种食品中的暴露量综合起来就会导致暴露量评估过高甚至常常不切实际。这就是使得那些风险评估者在决定哪些方案易于发生风险从而需要告知管理者、工业和消费者的都感到很模糊。点评估被认为是进行暴露筛选的最合适的方法。为了精确评估暴露，需要有能够整合食品消费量与化学物浓度的更为复杂的方法，这样才能够更切合实际的反应出真实的暴露情况。

③简单分布　暴露评估中的“简单分布”表达的是采用食品摄入量的分布，但对于食品中化学物残留量（或浓度）却使用一个固定参数值的方法。通常包括使用消费量调查的数据库系统。这种结果比点评估更具有信息价值，因为它考虑了食品消费模式中所存在的变量。但是它仍然保留了很多保守的假设（如个人消费的所有饮料，其中都含有超标的糖分；100%的农作物都用农药处理过，等等），因此经常只考虑作为暴露评估的上限。对于营养成分来说，每种食品中所含的每种营养成分分别用一个值来代表。因为营养成分通常仅存在一个慢性的影响，即这一平均浓度在长时期膳食暴露中是有危险的，而在某一特定的时刻并不会变化。当选择的目标产品存在系统的偏高或偏低时这一方法就会发生偏差。

④概率分析　与点评估的方法相反，概率分析包括对于各项参数变化性与不确定性参数分布的描述。因此它通过发生的概率对模型的每一个参数可能引发的各种结果进行考虑。

概率分析在用于食品中化学物的风险评估时，用来描述食品化学物的暴露风险分布，如对某一种特定的健康影响发生的概率。它也可用于描述最终可能用于概率风险评估的暴露分布。概率分析或叫概率评估在这里仅表示概率暴露评估。在食品化学物的膳食暴露概率分析的模型中，食品消费数据及残留量（或浓度）数据都使用概率分布，并且依据每一个输入的分布，找出与暴露过程相一致的数学模型，用随机生成的一些数值来模拟膳食暴露。即一旦选择了模型和输入的数据，运用合适的软件系统，就可以设置所需的模拟并得出模拟后的相似数据，而且还可以利用这个模型对所有可能的结果进行分析和判断，也可对一些与暴露评估相关的不确定性因素进行定性。

暴露评估的概率方法的实例有限，但确实存在，其中包括在水果和蔬菜中对农残的急性暴露、放射性沉降物的放射性暴露量以及调味品中有意加入物质的暴露评估。

暴露评估的每一方法均有优缺点：点评估是用一种食品消费量和某化学物质污染水平的确定性模型；简单分布考虑相关食品消费量的变异，但是假定某化学物质在所有食品中均以最高允许污染水平存在。点评估和简单分布的方法趋向于使用“最坏情况”的假设，而不考虑化学物在食品中存在的概率，不同食品中化学物的污染水平不同，或者食品消费量不同，因而常常过高地估计暴露水平。“最坏情况的点估计值”和“最坏情况的简单分布" 均假定食品中化学物的高暴露人群不但摄入大量相关食品，而且他们总是或者至少是主要暴露于含有高浓度所评价化学物质的食品。这显然不符合实际，因为持续摄入高浓度的食品在实际中很少发生。

当一个化学物广泛分布于多种食品时，在计算高消费者膳食暴露量时就会遇到困难，从一种食品的高暴露是由食品中该物质的浓度乘以高消费人群对该食品消费量而计算得出的。理论上，一个高暴露人群的膳食中该物质的总暴露量是由所有相关食品的高摄入量相加得到的；但这将在总体上过高估计可能的暴露量，因为每个个体对所有相关食品都是高暴露量的可能性不大，这就需要通过总膳食研究中市场菜篮子方法结合生物标志物的真实摄入资料，或者通过使用概率方法进行随机模型模拟来提供几种选择加以克服。概率法对相关水平的消费量及其所评价化学物在食品中的存在与污染水平（浓度）进行模拟，这种方法需要食品中化学物浓度的足够测量值和食品消费量数据库，这样评价才有意义。

在许多情况下，法定的市场监督检查要求并不能提供在统计学上有意义的分布特征。只有在科学抽样时，才可能用这一模型来估计某物质的暴露量是否超过预定的安全阈值。如果所获得的资料在质量上是有保证的，概率方法可能是最合适的方法：它将食品中某化学物的浓度与实际含有该物质的食品消费量结合起来，从而提供了一个真实暴露评价的基础。

（3）暴露评估中的不确定性与变异性　暴露评估中的不确定与变异性主要来源于数据方面即食品中化学物含量和饮食摄入量调查所带来的数据上的不确定度和模型的模拟两个方面。

当确定食品中某种化学物的含量时，会遇到以下三个主要的不确定因素。①采样。如何确保用于分析的样本具有代表性？一是污染物在食品中的不均一性，二是即使假定污染物在食品中是均一的，还存在采样模式的合理性问题。鉴于分析程序通常既昂贵又耗时，因此，必须通过最佳采样找到一种能减少繁琐分析的方法。当食品因加工而被均一化时，采样的可靠性就会增加。但并不是所有的食品都经过加工，并且对于初级产品和中间产品来说，如果不能确保由加工所致的内部均一化确实排除了食品化学物含量过高的风险，就有必要建立有意义的采样方法，通过剔除高污染的批次降低污染的整体水平。②分析的灵敏度。应当确保所选方法符合研究目的。有必要在个案的基础上平衡低灵敏度方法的假阴性问题和超高灵敏度方法发现阳性的可能性。低灵敏度方法可能检测不出有潜在问题物质的含量，而高灵敏度方法则可能得出生物学上不相关的结果。③食品化学物在加工链中的变化。如何将农作物数据可靠地外推到终产品？食品在工业加工过程，在餐饮业制备或家庭制备过程中，化学物如何转化的？某些情况下，尤其是当在加工食品中有意加入一些物质时（如食品添加剂或微量元素），生产商能合理地预测出市场产品中的期望含量。基于上市后的观察，能够进一步完善此方面的信息以了解实际情况下产品批次和货架期之间的变异性。对其他的食品化学物，如污染物，需要通过适宜的分析程序调查不同的加工食品获取此类信息。

在摄入量和消费量调查中，同样存在方法适用性的类似问题。由于产品生产企业是降低产品任何风险的实际责任者；因此对这一品牌产品的暴露量评估要以对特殊消费人群的实际了解为基础，并要说明在此特殊品牌产品中化学物的预计含量是否有可能导致过量摄入。所以这同样会导致不确定性：在许多情况下一种物质并非仅仅或主要限制于一种品牌产品，这时把注意力集中在一种品牌上并不能提供可靠的结果，因为还应该考虑如食品供应的分布、消费者的喜好、目标人群等特征。这需要综合性的暴露量评估，确定当把所有来源的摄入考虑在内时是否可能出现明显的危险。在一些国家，食品消费资料是针对个体而言的，但这些信息中通常不包括性别、年龄、体重或其他相关因素，例如吸烟。

（四）风险描述

风险描述的结果是提供人体摄入化学物质对健康产生不良作用的可能性的估计，它是危害识别、危害描述和暴露评估的综合结果。当考虑到食品中化学危害对公共卫生构成的风险时，定性风险评估是依靠先例、经验进行主观估计和判断，可提供给决策者低风险、中风险和高风险的定性判定。定量风险评估的目标是建立一个数学模式来阐明暴露于那些可造成健康损伤的因素所产生对健康不良作用的概率。

对于有阈值的化学物质风险评估，对人群风险可以用暴露量与 ADI 值（1 日摄取容许量值）比较作为风险描述。如果所评价的物质的暴露量比 ADI 值小，则对人体健康产生不良作用的可能性为零。即安全限值（Margin of safety，MOS）＝ADI/暴露量。

MOS≤1，该危害物对食品安全影响的风险是可以接受的；MOS＞1，该危害物对食品安全影响的风险超过了可以接受的限度，应当采取适当的风险管理措施；如果所评价的化学物质没有阈值，对人群的风险是暴露量和危害程度的综合结果。即：食品安全风险＝暴露量×危害程度。

在风险描述时必须说明风险评估过程中每一步所涉及的不确定性。风险描述中的不确定性反映了前几个阶段评价中的不确定性。在实际工作中依靠专家判断和额外的人体研究以克服各种不确定性。人体试验可以在产品上市前或产品上市后进行。

（五）食物消费量数据调查

联合国粮农组织/世界卫生组织（FAO/WHO）推荐的膳食暴露评估方法主要包括以下 3 种：①总膳食研究（total diet study，TDS）；②单一食物的选择性研究（selective study of individual foodstuffs）；③双份饭法研究（duplicate portion study）。

单一食物的选择性研究是针对某些具有代表性的食物，不能代表整个人群的膳食，一般用于初步评估。双份饭法是精确测量个体污染物实际摄入量的最佳方法，被认为是膳食摄入量研究的“金标准”，如实地反映了调查期间的膳食消费情况，但是工作量大，费用相对较多，很难开展大规模的研究。TDS 又称为市场菜篮子研究（market basket survey），是通过直接检测居民烹调后的全部膳食（包括饮水）中各种污染物的含量，得到一个人群或亚人群的食品污染物膳食摄入量，测定的食物样品接近人们的实际消费状态，是目前国际公认的评价一个国家或地区大规模人群膳食中化学污染物和营养素摄入量通用的、最好的方法。目前，全球约有 20 多个国家将 TDS 列为常规的食品污染物监测计划，各国 TDS 数据已经纳入了食品污染监测和评估规划（global environmental monitoring system，GEMS/Food），了解各个国家食品安全状况，制定国际食品安全标准和食品安全风险管理措施。

1. 总膳食研究　准确了解膳食构成是 TDS 的基础，并根据膳食构成制定食物清单（food list），以便抽取适宜的食物、获得膳食暴露的最佳评估。食物清单根据膳食结构的变化而变化，例如美国 TDS 的食物清单，至今有两个版本：第一个是 1990 年版，基于美国农业部（USDA）1987～1988 全国食物消费调查（nationwide food consumption survey，NFCS）；另外一个是2003版的，基于USDA的1994～1996年和1998年个体食物摄入量连续调查（continuing survey of food intakes by individuals，CSFII）。根据膳食调查结果显示的消费食物种类制定食物清单时，还要考虑到化学污染物存在特点，如在哪些食物中是高残留的。例如丙烯酰胺主要残留在焙烤的面包、饼干、肉制品以及咖啡等，金属铝作为食品添加剂主要存在于使用膨松剂的面制食品中，但在某些低消费食物如水发海蜇、膨化食品中的含量也是不容忽视的。另外，采集的样品要有足够的代表性。一方面尽量能够在不同的季节进行采样，减少时间上的差异；另一方面，采样地点的代表性也很关键。大多数国家根据地理环境、饮食文化、社会经济水平以及人口数量等条件来确定具体的采样地点。

2. 食物消费量调查方法 调查食物消费量数据时应考虑到不同地区人们的消费模式差异。影响不同模式下消费量调查数据的因素有：受访人群的人口统计学特征（年龄、性别、体重、民族、社会经济群体如收入群体）；地理区域；收集数据的周和季节的天数；易感人群消费模式（婴幼儿、育龄妇女 、老人）和个人极端消费模式等。目前，膳食调查方法主要有一下几种。

（1）食品消费记录或消费日记 要求被调查者（或观察者）报告特定时段内（通常为7天或更少）消费的所有食品。这些调查通常不仅收集所消费食品的类型，还收集食品的来源和一天中食用食品的地点和时刻等信息。所消费的食品数量应尽可能被精确测量，其数量可通过称重或测量容积而确定。

（2）24小时膳食回顾法 24小时膳食回顾法包括在前一天或在回顾受访者24小时前的食品或饮料（包括饮用水和一些营养品）。这些调查通常不仅收集所消费食品的类型，还收集食品的来源和一天中食用食品的地点和时刻信息。

（3）食品消费频度问卷调查（FFQ） 食品消费频度问卷调查有时也被称为“基于饮食的历史名录”，由单个食品或食品组的结构性名录构成。对食品名录中的每一项内容，要求受访者估计此食品每天、每周、每月或每年通常被消费多少次。食品的项目数量或类型可能会有所不同，频度类型的数量和类型也同样可能有所不同。

（4）基于饮食历史调查 饮食历史调查的目的在于评估日常个人的食品消费量。它包括在一个明确的时限内通常每一餐消费的各种食品和饮料的详细名录，往往是一个“典型周”。经过专门培训的访问员要彻底调查受访者这一典型周中每日的食品消费习惯模式。参考时限往往是过去的1个月或几个月内，如参考时限是过去一年的情况则可能会反映季节上的差异。

（5）饮食习惯问卷调查 饮食习惯问卷调查可用于收集一般或特定类型的信息，如食品感知能力和信念、食品喜好、食品的制备方法、食用的营养品和就餐时周围的社会环境等。这些类型的信息通常包含于其他4种方法中，但其也可能被用作收集数据的唯一基础。这些方法常被用于快速评估步骤中。

通过不同收集方法获得的消费量数据为提高其准确性和有效性进行组合。例如，食物消费记录数据可以同24小时回顾法调查数据进行组合。另外，除24小时膳食回顾法外，食物消费频度问卷调查侧重进行所选择的营养成分调查。24小时回顾法还被用于帮助建立典型饮食计划调查。这些调查信息可有助于由饮食历史方法中获得更佳的信息。同时，FFQ 法也可被用作其他三种方法交互验证的手段。

2002 年中国居民营养与健康调查中同时使用称重法、24 小时回顾法和食物频率法进行膳食调查。称重法是入户称量调查对象全家过去 3 天在家吃的所有食物重量；24 小时回顾法是回顾调查对象过去 3 天每天在家及在外所消费的食物的种类和数量；食物频率法调查对象过去 1 年内所摄入的 3 类食物及油盐和调味品的摄入频率及摄入量。

食物消费量信息是科学暴露评估的基础，但是现有消费量数据已无法满足当前评估工作的需要，因此逐步开展饮料和加工食品消费量调查是加强我国食品安全风险评估工作的一项重要而迫切的任务。为了贯彻落实《国家食品安全监管体系“十二五”规划》提出的“系统开展总膳食调查和食物消费量调查”要求，补充完善作为风险评估基础数据的食物消费量数据库，国家食品安全风险评估中心（以下简称食品风险评估中心）计划于 2012 年启动中国居民饮料消费状况调查（以下简称调查）。

二、食品中各种危害的风险评估概况

风险评估在食品安全中的应用涉及到方方面面，食品中可能危害人体健康的各种因素都可以应用风险评估的方法进行评估。目前，针对食品中的化学污染物、生物性污染物、食品添加剂、营养素补充剂等，均已建立了相应的评估方法。

（一）食品添加剂与污染物

对于化学性危险因素（包括食品添加剂、农药和兽药残留、污染物和天然毒素）而言，危害识别主要是通过动物毒性试验、体外试验和定量的结构 - 活性分析、流行病学研究或临床资料来确定某种物质的毒性。对于食品添加剂，是根据毒理学研究等的结果，结合流行病学和临床资料，提出人群日允许摄入量（ADI），作为制定风险管理措施的依据。对于金属污染物、霉菌毒素等食品中的污染物，由于其不同于具有功能特性的添加剂，则是在毒理学评价和流行病学数据的基础上提出每日耐受摄入量（TDI）、暂定每周耐受摄入量（PTWI）或暂定每月耐受摄入量（PTMI），确保人群在摄入此剂量以下的污染物是安全的。1956 年成立的 FAO/WHO 食品添加剂联合专家委员会（JECFA）是专门对食品中化学物质（包括食品添加剂、污染物和兽药残留）进行安全性评价的国际专家组织，JECFA 到目前为止已经评价了 1300 种食品添加剂。1963 年成立的 FAO/WHO 农药残留联席会议（JMPR）是专门对食品中农药残留进行安全性评价的国际专家组织。以上两个专家委员会在长期工作的基础上分别提出了关于食品中添加剂、污染物、农药残留的安全性评价原则，并形成指导性文件。

（二）营养素及相关物质

与食品添加剂、污染物等化学因素类似，营养素及相关物质摄入量超过某个上限值时，也能够导致副作用，这种对健康的潜在危害也需通过风险评估的过程进行描述。考虑到一定范围内营养素摄入能够满足机体功能的需要，在对过量摄入营养素进行风险评估时，不仅要在非营养素评估的基础上考虑建立新的模型，还要整合其他原则，并充分考虑营养素及相关物质的特殊性。总体上，营养素及相关物质评估还处于起步阶段。

近年来，尽管世界上许多国家和地区的政府和科研机构已将风险评估工作拓展至营养素及相关物质领域，并开展了很多里程碑似的工作，为此领域问题的解决做出了重要贡献，但这些评估所产生的结果各异，给国际范围内的评估方法的协调统一带来挑战。因此，FAO/WHO 试图开发全新模型，以阐明营养素风险评估的原则，并建立统一的营养素风险评估的框架。经过多次讨论，国际食品法典委员会于 2005 年日内瓦会议上通过了《建立营养素和相关物质的可耐受最高摄入量的模型》，标志着以科学为基础，制定营养素及相关物质安全摄入量上限工作的开始。

（三）微生物

对于微生物危险因素的评估研究，远不如化学性危险因素的研究那么成熟。对化学性物质的评估重点在于确定一种物质是否会对人体健康产生负面影响，而对于微生物危险因素，在评估前通常就已经确定该因素可以引起人类疾病。对微生物危险因素的危害识别包括识别微生物本身对人体危害和其产生的毒素对人体危害两部分。对微生物的暴露评估较化学物质要复杂得多，不但要考虑食品中微生物的污染情况，还应考虑食品加工、储藏、运输的条件、温度、时间等因素的影响。在描述一种微生物的危险性特征时，要考虑宿主在感染微生物时所起的作用。建立微生物污染与健康影响的剂量－反应关系是一种较为理想的评估方式，但由于微生物感染及产毒的复杂特性，很难建立一种相对稳定的线性关系模型。在这种情况下，建立风险评估的数学模型对于微生物评估很有帮助。自从 20 世纪 80 年代开始，已经建立了许多用于微生物性食品安全的预测数学模型。2000 年，为了满足对微生物风险评估工作的需要，FAO 和 WHO 组建了 FAO/WHO 微生物风险评估专家联席会议（JEMRA），负责对微生物风险评估的资料进行评价，向各方提出风险管理的建议。

三、风险评估的组织实施

风险评估一个很重要的特点是与风险管理相互独立和剥离。风险管理者（政府官员）不干预风险评估者（科学家）的独立工作，但并不等于风险管理者在整个风险评估中没有作用。在风险评估任务中，风险管理者既是任务的启动者，又是评估结果的使用者，并在整个过程中与风险评估者（科学家）密切合作。根据 FAO/WHO 食品安全风险分析指导中的风险管理一般框架（RMF），风险管理者的工作包括建立风险轮廓、决定是否需要风险评估、制定风险评估政策、委任风险评估任务，以及考虑风险评估的结果。

（一）风险评估原则

食品安全风险评估是以食品安全风险监测和监督管理信息、科学数据以及其他有关信息为基础，应遵循科学、透明和个案处理的原则进行，具体原则如下。

（1）风险评估应严格建立在科学数据的基础上。尽最大可能利用可获得信息，同时还应争取整合来自世界各地的相关数据。

（2）风险评估的整个过程应当独立、透明、客观。

（3）风险评估应考虑到整个食物链中有关生产、储存和处理方法，其中包括传统方法、分析、取样和检验方法等。

（4）在风险评估的每个步骤中应明确考虑对评估过程产生影响的制约因素、不确定性和假设，并以透明的方式加以记录。风险评估中对不确定性和变异性的表达可以是定性或定量的，但应在能以科学方式实现的程度上加以量化。

（5）风险评估应根据切合实际的暴露情形，考虑确定风险评估政策的各种情况，充分考虑易感和高风险人群。评估过程应考虑到急性、慢性（包括长期）、累计或合计的对健康不利的影响。

（6）风险评估报告应指出所有制约因素、不确定性和假设对评估的影响，还应记录少数人的意见。

（7）风险评估的结论应以通俗易懂的、实用的方式提交风险管理者和其他风险评估者及有关各方，以便他们能对这些评估进行审查和充分的交流。

（8）尽可能地将风险评估和风险管理的功能分开。即使是在人力资源不足的国家，有些人既是风险评估者又是风险管理者的情况下，也要做到两者的功能分开。一方面要强调功能分开，但另一方面也要保持风险评估者和风险管理者的密切配合和交流，使风险分析成为一个整体，而且有效。

（9）风险评估的结果需要基于新的科学信息而不断更新。风险评估是一个动态的过程，随着科学的发展和/或评估工作的进展而出现的新的信息有可能改变最初的评估结论。

（二）风险评估的相关组织部门

依据《食品安全法》第十三条，卫生部负责组织食品安全风险评估工作，成立国家食品安全风险评估专家委员会，并及时将食品安全风险评估结果通报国务院有关部门。

国务院有关部门按照有关法律法规和本规定的要求提出食品安全风险评估的建议，并提供有关信息和资料。地方人民政府有关部门应当按照风险所在的环节协助国务院有关部门收集食品安全风险评估有关的信息和资料。

国家食品安全风险评估专家委员会依据国家食品安全风险评估专家委员会章程组建。卫生部确定的食品安全风险评估技术机构负责承担食品安全风险评估相关科学数据、技术信息、检验结果的收集、处理、分析等任务。食品安全风险评估技术机构开展与风险评估相关的工作，并接受国家食品安全风险评估专家委员会的委托和指导。

国家食品安全风险评估专家委员会依据本规定及国家食品安全风险评估专家委员会章程独立进行风险评估，保证风险评估结果的科学、客观和公正。

任何部门不得干预国家食品安全风险评估专家委员会和食品安全风险评估技术机构承担的风险评估相关工作。

（三）风险评估的任务情况

有下列情形之一的，由卫生部审核同意后向国家食品安全风险评估专家委员会下达食品安全风险评估任务。

（1）为制订或修订食品安全国家标准提供科学依据需要进行风险评估的。

（2）通过食品安全风险监测或者接到举报发现食品可能存在安全隐患的，在组织进行检验后认为需要进行食品安全风险评估的。

（3）国务院有关部门按照《食品安全法实施条例》第十二条要求提出食品安全风

险评估的建议，并按规定提出《风险评估项目建议书》。

（4）卫生部根据法律法规的规定认为需要进行风险评估的其他情形。

国务院有关部门提交《风险评估项目建议书》时，应当向卫生部提供下列信息和资料：

（1）风险的来源和性质。

（2）相关检验数据和结论。

（3）风险涉及范围。

（4）其他有关信息和资料。

卫生部根据食品安全风险评估的需要组织收集有关信息和资料，国务院有关部门和县级以上地方农业行政、质量监督、工商行政管理、食品药品监督管理等有关部门应当协助收集前款规定的食品安全风险评估信息和资料。

对于下列情形之一的，卫生部可以作出不予评估的决定。

（1）通过现有的监督管理措施可以解决的。

（2）通过检验和产品安全性评估可以得出结论的。

（3）国际政府组织有明确资料对风险进行了科学描述且适于我国膳食暴露模式的。

对作出不予评估决定和因缺乏数据信息难以作出评估结论的，卫生部应当向有关方面说明原因和依据；如果国际组织已有评估结论的，应一并通报相关部门。

卫生部根据本规定第七条和国家食品安全风险评估专家委员会的建议，确定国家食品安全风险评估计划和优先评估项目。

卫生部以《风险评估任务书》的形式向国家食品安全风险评估专家委员会下达风险评估任务。《风险评估任务书》应当包括风险评估的目的、需要解决的问题和结果产出形式等内容。

国家食品安全风险评估专家委员会应当根据评估任务提出风险评估实施方案，报卫生部备案。对于需要进一步补充信息的，可向卫生部提出数据和信息采集方案的建议。

国家食品安全风险评估专家委员会按照风险评估实施方案，遵循危害识别、危害特征描述、暴露评估和风险特征描述的结构化程序开展风险评估。

受委托的有关技术机构应当在国家食品安全风险评估专家委员会要求的时限内提交风险评估相关科学数据、技术信息、检验结果的收集、处理和分析的结果。

国家食品安全风险评估专家委员会进行风险评估，对风险评估的结果和报告负责，并及时将结果、报告上报卫生部。

发生下列情形之一的，卫生部可以要求国家食品安全风险评估专家委员会立即研究分析，对需要开展风险评估的事项，国家食品安全风险评估专家委员会应当立即成立临时工作组，制订应急评估方案。

（1）处理重大食品安全事故需要的。

（2）公众高度关注的食品安全问题需要尽快解答的。

（3）国务院有关部门监督管理工作需要并提出应急评估建议的。

（4）处理与食品安全相关的国际贸易争端需要的。

需要开展应急评估时，国家食品安全风险评估专家委员会按照应急评估方案进行风险评估，及时向卫生部提交风险评估结果报告。

卫生部应当依法向社会公布食品安全风险评估结果，风险评估结果由国家食品安全风险评估专家委员会负责解释。

（四）风险评估的参考来源

对于不同类别的危害（化学的、生物的、物理的），不同性质的危害（已知的、新发现的、新技术等）以及现有的时间和资源的不同，需要采取不同的方法。最显然的是对化学性危害和生物性危害所采用的方法不同。这是由两者的本性不同所决定的；而且，化学性危害（如农药、环境污染物、职业危害）是可以人为控制的，而生物性危害是自然存在，难以消灭的。

无论是化学性危害评估，还是微生物性危害评估，凡是已有国际风险评估结果的，都可以参考，特别是危害识别和危害特征描述（如食品添加剂的 ADI，污染物的 PTWI）不必要重复进行，避免浪费资源。

但是必须强调的是，每个国家必须用本国数据进行暴露评估，因为各国食物种类、饮食习惯、膳食结构都不相同。对于发展中国家，这也是对国际风险评估工作做出贡献的重要机会；否则，国际评估的结果就会由于主要基于发达国家的暴露数据而造成评估结果的偏差。

四、风险评估报告的编写指导原则

1. 科学性 所谓的“科学性”是指针对某一风险物质有关生物学、生态学和释放环境背景信息十分了解，并且对与之相类似的风险物质的使用具有经验。但是熟悉并不表示所评估的风险物质无害，而是意味着可以采取已知的管理策略和措施对其进行有效的管理；不熟悉也不表示说评估的风险物质有害，而是意味着在对该风险物质熟悉之前，需要逐步对各种相关风险进行评估。

2. 逐步评估 一种食品安全风险的出现，必然伴随着该风险物质的开发、试验及大规模商业化生产等过程。逐步评估要求在每个阶段对该风险物质进行风险评估，前步试验获得的相关数据和经验可作为后步风险评估的基础。

3. 个案评估 由于每种风险物质存在各种不同的差异性，有可能是生物性的，有可能是化学性的，也有可能是物理性的，因此其带来的风险都有可能不同，必须针对具体的个案进行风险评估。

4. 实质等同性 借用转基因生物安全性评价的一个基本原则，所谓的“实质等同性”是指转基因在特定用途及对生态环境和人体健康的安全性方面，其新性状等同于本国正在使用的并且通常认为是安全的同种物种的生物体。那么，对其他风险物质来说，在评价其可能带来的风险时，也要究其本质，与现有的风险评价体系中已有结论的物质相比照，从本质上判定其安全性。

五、风险评估的作用

《食品安全法》规定，国家建立风险评估制度并由食品安全风险评估专家委员会来开展风险评估工作，但风险评估技术手段在我国食品安全工作中早已得到应用。卫生部自 20 世纪 70 年代起，就牵头完成了全国 20 多个地区食品中铅、砷、镉、汞、铬、硒、黄曲霉毒素 B_1 等污染物的流行病学调查，并于 1959 年、1982 年、1992 年和 2002 年进行了 4 次中国居民营养与健康调查，初步积累了我国居民膳食消费基础数据。此外我国参与过全球食品污染物监测计划，并成功开展了总膳食研究。2001 年就建立了食品污染物监测以及食源性疾病监测网络系统，初步掌握了我国食品中重要污染物的污染状况。我国目前许多食品安全标准的制定如食品中镉、铅限量标准的制定均是在开展风险评估的基础上进行的。在新资源、食品添加剂上市前的行政许可中，卫生部要求申请者提供相应的数据和信息进行风险评估，开展上市前的产品安全性评价。目前国家食品安全风险评估专家委员会正在根据制定标准需要，采集数据开展食品中镉和铝对健康的风险评估，为进一步修订食品中镉限量标准和含铝食品添加剂使用标准提供科学依据。在微生物领域，我国已启动了食物中毒菌中沙门菌和大肠埃希菌 O157: H7的定量风险评估，旨在通过食物中毒暴发的调查和运用数学模型，估计引起食源性疾病的最低活菌摄入量或造成 50% 食用者发病的活菌量。

在突发食品安全事件中，如 2008 年发生的“三鹿婴幼儿奶粉事件”中，开展三聚氰胺应急风险评估，制定乳与乳制品中三聚氰胺临时管理限值，为政府及时掌握市场中乳与乳制品食品安全状况和三聚氰胺对健康的风险提供了科学依据。此外，在 2005 年辣椒酱污染苏丹红、油炸食品含丙烯酰胺、苏丹红红心鸭蛋等突发食品安全事件中，开展了苏丹红和丙烯酰胺的风险评估，在风险评估基础上开展风险交流，科学引导消费者、媒体认识食品安全问题。风险评估技术手段的应用为政府应对突发公共事件处理提供了强有力的技术支撑。鉴于有关学者和公众对我国全民食盐加碘策略的科学性和部分沿海地区居民碘摄入可能“过量”及其潜在的健康损害的关注程度日益增加，为了解我国尤其是沿海地区居民的碘营养状况，国家食品安全风险评估专家委员会利用 1995 – 2009 年全国碘缺乏病监测、2002 年全国膳食与营养状况调查、2009 年沿海地区居民碘营养状况和膳食摄入量调查等数据，从尿碘水平和碘的膳食摄入量两个方面，对我国全民食盐加碘在预防控制碘缺乏危害方面的健康效益以及我国不同地区居民碘营养状况的潜在风险进行了评估，评估结果将为制修订我国碘缺乏病防治策略和风险交流提供科学依据。

在技术层面而言（科学家考虑的角度而言），风险是危害的严重性和危害发生的可能性的综合。当然，政府机构还会从社会学、心理学方面看待风险。不管从何种角度，世界上从来没有“零风险”的状态，人类的发展阶段实际是跟各种风险不断抗争的阶段。食品的种养殖、生产、加工、运输、销售、烹调等各个环节都不断受到重金属、农药、兽药、工业废水、污水、真菌毒素、病虫害、食品添加剂甚至非食用物质等因素的影响。这些因素可能来自环境、来自食品本身、来自生产加工机械，也可能由于人为有意或无意导入。国际食品法典委员会定义风险评估为：一个以科学为依据的过程，是由医学、营养、流行病学、食品工艺学等相关专业的科学家共同开展的工作。风险评估的作用是为了确认危害的严重性和发生的可能性，以便于政府机构在综合分析判断各利益相关方面的利弊后决定采取何种措施把风险控制在人类可以接受的范围内。

六、我国食品安全风险评估面临的挑战

改革开放以来，我国食品工业迅猛发展，食品产业已成为国民经济和人民生活的

重要支柱产业之一。我国是食品生产和消费的大国，随着工业发展造成环境条件的恶化加剧，食品污染的风险加大。此外，由于我国食品生产经营企业的规模化、集约化程度和自身管理水平不高，类似“三聚氰胺”的严重食品安全事件时有发生，一些不法分子在食品中人为添加违禁物质，由此导致食物中毒和食源性疾病等食品安全事件频发。我国正处于食品安全风险隐患凸现和食品安全事故高发期，因此面临的评估任务繁重，WHO 组织 SPS 协议规定，各国食品安全标准制定应以风险评估为基础，尽管食品安全风险评估在食品安全标准制定、突发食品安全事件处理等食品安全监管中得到应用。然而，与发达国家相比，我国在食品安全风险评估领域所做的工作尚有较大差距，主要表现如下。①用于危险性评估的技术支撑体系尚不完善，没有从事食品安全风险评估的实体机构，进行风险评估的专业技术人员缺乏；②风险评估技术与发达国家还有差距，危害识别技术、危害特征描述技术、暴露评估技术还有待进一步加强；③我国食品中诸多污染物暴露水平数据缺乏，用于风险评估的膳食消费数据库和主要食源性危害的数据库还很不完善，在 JECFA 对食品中危害因素进行评价和我国参加国际食品法典标准讨论时，往往由于不能及时提供我国的食品污染数据和人群暴露数据而处于被动地位；④食品安全风险交流工作没有得到足够重视，主动开展风险交流工作不够，消费者不能科学认识食品安全问题，使得食品安全问题被放大。

基于我国目前面临的挑战和存在的问题，重点应强调以下几方面工作：加强食品安全风险评估体系建设，建立食品安全风险评估实体机制，加强从事风险评估专业人员队伍培养。

（1）加强风险评估技术研究，加强危害识别技术、危害特征描述技术、暴露评估技术研究，加强评估所用模型和软件的开发，加强食品和食品中心的危害物质的系统毒理学安全性评价，将风险评估建立在自主性的危害识别科学研究基础上。

（2）加强风险评估基础数据的采集和信息平台的建设，加大用于人群暴露评估的膳食消费数据库建立，加强我国不同地区不同类别食品中各类污染物水平监测，获得食品污染物数据。

（3）有序开展食品中化学物和微生物的危险性评估，根据我国食品安全监管重点和国际关注热点，制定国家食品安全风险评估规划，提出优先风险评估计划，并对食品中化学性污染物和生物性污染物开展有序评估，评估结果作为制定食品安全标准和食品安全风险管理的依据。

（4）积极开展食品安全风险交流，使得消费者正确认识食品安全问题，防止食品安全问题放大。

我国风险评估现在仍缺少与公众共享的平台，可参照我国香港地区环境卫生总署食物安全中心的模式。香港地区环境卫生署食物卫生安全中心在食物安全监管工作上采用国际食物安全机关所倡导的风险分析机制，评估与食物或食物材料有关的各类危害，以及确定这些危害对市民可能带来的风险，从而制订适当风险管理措施和风险传达信息，保障市民健康。中心每年均会进行多项风险评估研究，全面研究和分析与公众健康有重大关系的食物危害（例如化学危害和微生物危害）。除了中心网页外，风险评估研究报告亦可在公共图书馆和各大教育院校索阅。风险评估报告的结果和建议会通过不同途径（例如新闻公报、教育小册子和业界指引）告知市民。这样可正确引导消费者对食品安全的客观认识。如该部门2009年9月检测了香港地区发酵食物和饮品中的氨基甲酸乙酯含量，并评估市民从膳食摄入氨基甲酸乙酯对健康带来的风险，并给业界和市民指引。这项研究结果表示：香港地区不同发酵食物的氨基甲酸乙酯含量不一。酒精饮品是市民从膳食中摄入氨基甲酸乙酯的主要来源，其次是发酵谷物类食品及豆类食品（发酵大豆食品）。一般市民从本地发酵食物和饮品摄入氨基甲酸乙酯的分量对健康构成的风险不大。不过，对于长期饮用大量酒精饮品的消费者，则不能排除因摄入较高量氨基甲酸乙酯而可能对健康构成风险。

一份完整的风险报告，应能让监管者、消费者、从业者等了解评估背景、评估对象的危害性、流行病学、暴露途径、暴露量、暴露评估的不确定性以及是否对消费者造成潜在的危害等，从而更为合理的指导监管、生产和消费。

餐饮服务食品安全的风险评估应更多的投入到烹饪加工中产生的危害因子，如热加工过程产生的呋喃类产物、丙烯酰胺，自制葡萄酒产生的甲醇等，这样可以更好地指导加工和消费。

七、风险评估实例

（一）苏丹红风险评估

1. 苏丹红

（1）一种人工合成的红色染料，常作为一种工业染料。

（2）亲脂性偶氮化合物，主要包括Ⅰ、Ⅱ、Ⅲ和Ⅳ四种类型。

（3）进入体内的苏丹红主要通过胃肠道微生物还原酶、肝和肝外组织微粒体和细胞质的还原酶进行代谢，在体内代谢成相应的胺类物质。致突变性和致癌性与代谢生成的胺类物质有关。

（4）苏丹红Ⅰ的产品清单已有几百种，包括香肠、泡面、熟肉、辣椒粉、调味酱等产品。

2. 风险评估

（1）如食品中苏丹红含量很低（仅几毫克），则即使按最大可能摄入的食品来进行评估，苏丹红诱发动物肿瘤的剂量是人体最大可能摄入量的10万－100万倍，则对人体的致癌可能性极小。

（2）但如果含量较高（达上千毫克），则苏丹红诱发动物肿瘤的剂量就是人体最大可能摄入量的100～1万倍。

3. 评估结果

（1）由于实际在辣椒粉中苏丹红的检出量通常较低，因此对人健康造成危害的可能性很小，偶然摄入含有少量苏丹红的食品，引起的致癌性风险性不大。

（2）但如果经常摄入含较高剂量苏丹红的食品，就可能会增加其致癌的风险性。

（二）食品中丙烯酰胺的危险性评估

1. 丙烯酰胺 丙烯酰胺（$CH_2=CH-CONH_2$）是一种白色晶体物质，分子量为70.08，是1950年以来广泛用于生产化工产品聚丙烯酰胺的前体物质。聚丙烯酰胺主要用于水的净化处理、纸浆的加工及管道的内涂层等。在欧盟，丙烯酰胺年产量约为8～

10 万吨。

2002 年 4 月瑞典国家食品管理局（National Food Administration，NFA）和斯德哥尔摩大学研究人员率先报道，在一些油炸和烧烤的淀粉类食品，如炸薯条、炸土豆片、谷物、面包等中检出丙烯酰胺；之后挪威、英国、瑞士和美国等国家也相继报道了类似结果。由于丙烯酰胺具有潜在的神经毒性、遗传毒性和致癌性，因此食品中丙烯酰胺的污染引起了国际社会和各国政府的高度关注。为此，2002 年 6 月 25 日世界卫生组织（WHO）和联合国粮农组织（FAO）联合紧急召开了食品中丙烯酰胺污染专家咨询会议，对食品中丙烯酰胺的食用安全性进行了探讨。2005 年 2 月，联合国粮农组织（FAO）和世界卫生组织（WHO）联合食品添加剂专家委员会（JECFA）第 64 次会议根据近两年来的新资料，对食品中的丙烯酰胺进行了系统的危险性评估。

2. 危害识别

（1）人体接触途径　人体可通过消化道、呼吸道、皮肤黏膜等多种途径接触丙烯酰胺，饮水是其中的一种重要接触途径，为此 WHO 将水中丙烯酰胺的含量限定为 1μg/L。2002 年 4 月斯德哥尔摩大学研究报道，炸薯条中丙烯酰胺含量较 WHO 推荐的饮水中允许的最大限量要高出 500 多倍。因此，认为食物为人类丙烯酰胺的主要来源。此外，人体还可能通过吸烟等途径接触丙烯酰胺。

（2）吸收、分布及代谢　丙烯酰胺可通过多种途径被人体吸收，其中经消化道吸收最快，在体内各组织广泛分布，包括母乳。经口给予大鼠 0.1mg/kg 的丙烯酰胺，其绝对生物利用率为 23% ~48%。进入人体内的丙烯酰胺约 90% 被代谢，仅少量以原形经尿液排出。丙烯酰胺进入体内后，在细胞色素 P4502E1 的作用下，生成活性环氧丙酰胺（glycidamide）。该环氧丙酰胺比丙烯酰胺更容易与 DNA 上的鸟嘌呤结合形成加合物，导致遗传物质损伤和基因突变；因此，被认为是丙烯酰胺的主要致癌活性代谢产物。研究报道，给予大小鼠丙烯酰胺后，在小鼠肝、肺、睾丸、白细胞、肾和大鼠肝、甲状腺、睾丸、乳腺、骨髓、白细胞和脑等组织中均检出了环氧丙酰胺鸟嘌呤加合物。目前，尚未见人体丙烯酰胺暴露后形成 DNA 加合物的报道。此外丙烯酰胺和环氧丙酰胺还可与血红蛋白形成加合物，在给予动物丙烯酰胺和摄入含有丙烯酰胺食品的人群体内均检出血红蛋白加合物，建议可用该血红蛋白加合物作为接触性生物标志物来推测人群丙烯酰胺的暴露水平。

3. 危害描述　丙烯酰胺毒性包括以下方面。

（1）急性毒性　急性毒性试验结果表明，大鼠、小鼠、豚鼠和兔的丙烯酰胺经口 LD_{50} 为 150 ~180 mg/kg，属中等毒性物质。

（2）神经毒性和生殖发育毒性　大量的动物试验研究表明丙烯酰胺主要引起神经毒性；此外为生殖、发育毒性。神经毒性作用主要为周围神经退行性变化和脑中涉及学习、记忆和其他认知功能部位的退行性变；生殖毒性作用表现为雄性大鼠精子数目和活力下降及形态改变和生育能力下降。大鼠 90 天喂养试验，以神经系统形态改变为终点，最大未观察到有害作用的剂量（NOAEL）为 0.2mg/（kg · d）。大鼠生殖和发育毒性试验的 NOAEL 为 2mg/（kg · d）。

（3）遗传毒性　丙烯酰胺在体内和体外试验均表现有致突变作用，可引起哺乳动物体细胞和生殖细胞的基因突变和染色体异常，如微核形成、姐妹染色单体交换、多倍体、非整倍体和其他有丝分裂异常等，显性致死试验阳性。并证明丙烯酰胺的代谢产物环氧丙酰胺是其主要致突变活性物质。

（4）致癌性　动物试验研究发现，丙烯酰胺可致大鼠多种器官肿瘤，包括乳腺、甲状腺、睾丸、肾上腺、中枢神经、口腔、子宫、脑下垂体等。国际癌症研究机构（IARC）1994 年对其致癌性进行了评价，将丙烯酰胺列为 2 类致癌物（2A）即人类可能致癌物，其主要依据为丙烯酰胺在动物和人体均可代谢转化为其致癌活性代谢产物环氧丙酰胺。

（5）人体资料　对接触丙烯酰胺的职业人群和因事故偶然暴露于丙烯酰胺的人群的流行病学调查，均表明丙烯酰胺具有神经毒性作用，但目前还没有充足的人群流行病学证据表明通过食物摄入丙烯酰胺与人类某种肿瘤的发生有明显相关性。

4. 暴露评估

（1）食品中丙烯酰胺形成　丙烯酰胺主要在高碳水化合物、低蛋白质的植物性食物加热（120℃以上）烹调过程中形成。140～180℃为生成的最佳温度，而在食品加工前检测不到丙烯酰胺；在加工温度较低，如用水煮时，丙烯酰胺的水平相当低。水含量也是影响其形成的重要因素，特别是烘烤、油炸食品最后阶段水分减少、表面温度升高后，其丙烯酰胺形成量更高；但咖啡除外，在焙烤后期反而下降。丙烯酰胺的主要前体物为游离天门冬氨酸（土豆和谷类中的代表性氨基酸）与还原糖，二者发生 Maillard 反应生成丙烯酰胺。食品中形成的丙烯酰胺比较稳定；但咖啡除外，随着储存时间延长，丙烯酰胺含量会降低。

（2）食品中丙烯酰胺含量　既然丙烯酰胺的形成与加工烹调方式、温度、时间、水分等有关，因此不同食品加工方式和条件不同，其形成丙烯酰胺的量有很大不同，即使不同批次生产出的相同食品，其丙烯酰胺含量也有很大差异。在 JECFA 64 次会议上，从 24 个国家获得的 2002、2004 年间食品中丙烯酰胺的检测数据共 6752 个，其中 67.6% 的数据来源于欧洲，21.9% 来源于南美，8.9% 的数据来源于亚洲，1.6% 的数据来源于太平洋。检测的数据包含早餐谷物、土豆制品、咖啡及其类似制品、奶类、糖和蜂蜜制品、蔬菜和饮料等主要消费食品，其中含量较高的三类食品是：高温加工的土豆制品（包括薯片、薯条等），平均含量为 0.477mg/kg，最高含量为 5.312mg/kg；咖啡及其类似制品，平均含量为 0.509mg/kg，最高含量为 7.3mg/kg；早餐谷物类食品，平均含量为 0.313mg/kg，最高含量为 7.834mg/kg；其他种类食品的丙烯酰胺含量基本在 0.1mg/kg 以下。

由中国疾病预防控制中心营养与食品安全研究所提供的资料显示，在监测的 100 余份样品中，丙烯酰胺含量为：薯类油炸食品，平均含量为 0.78mg/kg，最高含量为 3.21mg/kg；谷物类油炸食品平均含量为 0.15mg/kg，最高含量为 0.66mg/kg；谷物类烘烤食品平均含量为 0.13mg/kg，最高含量为 0.59mg/kg；其他食品，如速溶咖啡为 0.36mg/kg、大麦茶为 0.51mg/kg、玉米茶为 0.27mg/kg。就这些少数样品的结果来看，我国食品中的丙烯酰胺含量与其他国家的相近。

（3）人群丙烯酰胺的可能摄入量　根据对世界上 17 个国家丙烯酰胺摄入量的评估结果显示，一般人群平均摄入量为 0.3～2.0μg/（kg·d），90%～97.5% 的高消费人群中摄入量为0.6~3.5 μg/（kg·d），99%的高消费人群中摄入量为5.1μg/（kg·d）。按体重计，儿童丙烯酰胺的摄入量为成人的2~3倍。其中丙烯酰胺主要来源的食品为炸土豆条16%~30%，炸土豆片6%~46%，咖啡13%~39%，饼干10%~20%，面包10%~30%，其余均小于10%。JECFA根据各国的摄入量，认为人类的平均摄入量大致为1μg/（kg·d），而高消费者大致为4μg/（kg·d），包括儿童。由于我国尚缺少足够数量的各类食品中丙烯酰胺含量数据，以及这些食品的摄入量数据；因此，还不能确定我国人群的暴露水平。但由于食品中以油炸薯类食品、咖啡食品和烘烤谷类食品中的丙烯酰胺含量较高，而这些食品在我国人群中的摄入水平应该不高于其他国家，因此，我国人群丙烯酰胺的摄入水平应不高于JECFA评估的一般人群的摄入水平。

5. 风险描述 危险性评估如下。

对非遗传毒性物质和非致癌物的危险性评估，通常方法是在NOAEL的基础上再加上安全系数，产生出每日容许摄入量（ADI）或每周耐受摄入量（PTWI），用人群实际摄入水平与ADI或PTWI进行比较，就可对该物质对人群的危险性进行评估。而对遗传毒性致癌物，以往的危险性评估认为应尽可能避免接触这类物质，没有考虑这类物质摄入量和致癌作用强度的关系，没有可接受的耐受阈剂量，因此管理者不能以此来确定监管污染物的重点和预防措施，而管理者又非常需要评估者提供不同摄入量可能造成的不同健康危险度的信息。因此，目前国际上在对该类物质进行危险性评估时，建议用剂量反应模型BMDL和暴露限（MOE）进行评估。BMDL为诱发5%或10%肿瘤发生率的低侧可信限，BMDL除以人群估计摄入量，则为暴露限（MOE）。MOE越小，该物质致癌危险性也就越大，反之就越小。

对丙烯酰胺的非致癌效应进行评估，动物试验结果引起神经病理性改变的NOAEL值为0.2 mg/kg。根据人类平均摄入量为1μg/（kg·d），高消费者为4μg/（kg·d）进行计算，则人群平均摄入和高摄入的MOE分别为200和50；丙烯酰胺引起生殖毒性的NOAEL值2mg/kg，则人群平均摄入和高摄入的MOE分别为2000和500。JECFA认为按估计摄入量来考虑，此类副作用的危险性可以忽略，但是对于摄入量很高的人群，不排除能引起神经病理性改变的可能。对丙烯酰胺的危险性评估重点为致癌效应的评估。由于流行病学资料及动物和人的生物学标记物数据均不足以进行评价，因此根据动物致癌性试验结果，用8种数学模型对其致癌作用进行分析。最保守的估计，推算引起动物乳腺瘤的BMDL为0.3mg/（kg·d），根据人类平均摄入量为1μg/（kg·d），高消费者为4μg/（kg·d）计算，平均摄入和高摄入量人群的MOE分别为300和75。JECFA认为对于一个具有遗传毒性致癌物来说，其MOE值较低，也就是诱发动物的致癌剂量与人的可能最大摄入量之间的差距不够大，比较接近，其对人类健康的潜在危害应给予关注，建议采取合理的措施来降低食品中丙烯酰胺的含量。目前，欧洲有些食品生产企业在减少食品加工过程中丙烯酰胺的产生方面已取得了很好的效果。

在对丙烯酰胺的危险性评估中，用动物实验来推导的BMDL数据，人群摄入量评估，加之人与动物代谢活化强度的差别，因此存在不确定性。故需在进行的几项丙烯酰胺的长期动物试验结束后再次进行评价，并需考虑丙烯酰胺在体内转化为环氧丙酰胺的情况，以及发展中国家丙烯酰胺摄入量的数据，并将人体生物学标记物与摄入量和毒性终点结果相联系进行评估。

6. 风险管理建议　控制与预防措施如下。

由于煎炸食品是我国居民主要的食物，为减少丙烯酰胺对健康的危害，我国应加强膳食中丙烯酰胺的监测与控制，开展我国人群丙烯酰胺的暴露评估，并研究减少加工食品中丙烯酰胺形成的可能方法。

（1）尽量避免过度烹饪食品（如温度过高或加热时间太长），但应保证做熟，以确保杀灭食品中的微生物，避免导致食源性疾病。

（2）提倡平衡膳食，减少油炸和高脂肪食品的摄入，多吃水果和蔬菜。

（3）建议食品生产加工企业，改进食品加工工艺和条件，研究减少食品中丙烯酰胺的可能途径，探讨优化我国工业生产、家庭食品制作中食品配料、加工烹饪条件，探索降低乃至可能消除食品中丙烯酰胺的方法。

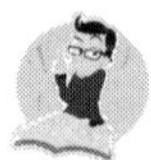

思考题

1. 简述风险评估、危害识别、危害描述、暴露评估、风险描述等的基本概念。
2. 简述健康指导值（ADI、PTWI、ARfD、NOAEL、NOEL 等）的基本概念及其在风险评估中的应用与意义。
3. 化学性污染物与微生物风险评估有哪些差异？
4. 点评估和概率评估各有哪些优缺点？
5. 作为一个管理者，你认为如何将风险评估结果与监管联系起来？

第五节　食品安全风险预警

学习要点

掌握食品安全风险预警的基本概念及其与风险监测、风险评估的关系。

了解食品安全风险预警对于食品安全管理的意义及其在食品安全管理中的作用。

了解食品安全风险预警该如何实施。

一、食品安全风险预警的内涵

食品质量安全检测数据是食品安全风险研判和实施食品安全科学监管的重要技术依据，如何对各级食品安全检验实验室产生的各类检验数据进行系统的信息化管理，为食品安全风险预警和科学监管提供有效的数据和信息支持，已成为我国食品安全监管部门和食品安全检测机构迫切需要解决的技术难题。国外食品安全预警一般与食品安全监测以及风险评估相互结合，通过强大的计算机网络与实验室信息化管理技术，采集、上报、汇总分布于全国各地检测系统食品实验室日常监管工作中产生的海量食品安全检测数据，建立数据库，并利用数理统计、数据挖掘、预测分析等各种现代统计分析手段对海量信息进行分析处理和深度挖掘，从而实时掌握食品安全宏观状态，发现和聚焦存在的安全问题，确定其性质、范围和程度，提出控制方案，为政府部门实施控制措施提供决策依据和技术支持。

从字面上看，预警可解释为事先警告，提醒他人注意或警惕。而从危害管理角度看，可将预警定义为对某一因素的现状和未来进行测度，预报不正常状态的时空范围和危害程度，并提出相应的防范措施。食品安全预警指对食品中有害物质的扩散与传播进行早期警示和积极防范，以避免对消费者的健康造成不利影响。

食品安全预警是一种预防性的安全保障措施。既然食品消费可能存在风险或潜在危害，为避免其影响，应采取积极的态度，即能够预先辨识食品成分中的危害物，了解其危害程度，对消费风险较大的食品事先告诫消费者谨慎食用，尽量将食品消费的风险控制在可接受的范围；另外，对消费者健康影响不明确的物质，要通过科学试验，评估其消费风险，建立有效的预防措施。只要食品对消费者构成的健康危害超过人们预期的风险承受度，无论这种危害是短期还长期影响，都需要采取一定的预防行为或在威胁发生之前采取高水平的健康风险保障措施，目的是降低不安全隐患，减少不确定性影响，进而对人类不良的生产与消费行为加以有意识的引导。

食品安全预警系统是食品安全控制体系不可或缺的内容，是实现食品安全控制管理的有效手段。食品安全预警通过指标体系的运用来解析各种食品安全状态、食品风险与突变等现象，揭示食品安全的内在发展机制、成因背景、表现方式和预防控制措施，从而最大限度地减少灾害效应，维护社会的可持续发展。鉴于预警的关键在于及时发现高于预期的食品安全风险，通过提供警示信息来帮助人们提前采取预防性的应对策略，从这个意义上讲，预警管理的目标具体应包括：建立食品安全信息管理体系，构建食品安全信息的交流与沟通机制，为消费者提供充足、可靠的安全信息；及时发布食品安全预警信息，帮助社会公众采取防范措施；对重大食品安全危机事件进行应急管理，尽量减少食源性疾病对消费者造成的危害与损失。

二、食品安全风险预警的功能

食品安全预警系统的主要任务是：对已识别的各种不安全现象，进行成因过程和发展态势的描述与分析，揭示其发展趋势中的波动和异常，发出相应警示信号。具体来说，预警系统的主要功能如下。

1. 发布功能 通过权威的信息传播媒介和渠道，向社会公众快速、准确、及时地发布各类食品安全信息，实现安全信息的迅速扩散，使消费者能够定期稳定地获取充分的、有价值的食品安全信息。预警信息的发布，一方面可以不断强化消费者的食品安全和自我保护意识，另一方面可节约社会获取安全信息的成本，因而它是一种节约社会信息成本的制度安排和有效工具。

2. 沟通功能 食品安全管理是对食品供应链的安全管理，离不开供应商、制造商、分销商到消费者之间的密切合作，也离不开食品生产经营者、消费者与政府之间的有效沟通。政府需要定期收集、汇总食品安全信息，开展食品安全现状调查，了解食品安全基本状况，为政府制定统一的监管政策措施提供依据。而消费者及时了解食品质量信息，有助于根据需要选择对自己身心没有危害或危害程度较低的食品。生产的产品质量信息被透明化后，可以对产品生产者的质量安全控制形成有效约束。

3. 预测功能 食品安全突发事件具有不可知性，在事件发生之初，很难在短时间内弄清事件爆发的确切原因，这会给民众造成一定的恐慌。预警在系统收集和分析监测资料的基础上，寻找食品生产经营过程中的不安全因子，对食品不安全现象可能引发的食源性疾病、疫病流行等进行预测，并将掌握的事件基本概况，及时准确地告知民众，采取措施迅速地控制局面，减少社会的动荡。

4. 控制功能 食品控制是由当地机关强制执行的一种调节活动，用来对消费者进行保护并确保所有的食品在生产、储藏、加工和销售过程中对人体是安全、卫生和健康的，符合安全和质量要求的。预警通过全面掌握相关环节和因素，协调各有关部门、机构的工作，形成综合性的预防和控制体系，因而是人们实现超前管理的有效工具，可帮助人们及早发现问题，并把问题解决在萌芽状态，减少不必要的损失。

5. 避险功能 不安全食品对消费者所造成的影响，不仅危害到人民的身心健康，而且影响到社会经济生活。预警功能的实现使得决策者和管理者在有限的认知能力和行为能力条件下，能够有效地把握未来的风险与管理决策安全，从而科学地识别、判断和治理风险，使之转化为安全。预警系统的正确运行，对于降低食源性疾病的危害和影响，保证社会稳定，促进社会可持续发展将起着重要作用。

风险监测与风险预警是两个不同的概念。风险监测不等于风险预警，风险监测是预警的前提，风险预警是风险监测的结果，只有实现了风险预警才能体现监测的意义。但是，我国目前的风险监测常常与预警相互脱离，风险监测的结果常常未发出预警信息，而预警的内容有时也并非系统监测得到的结果。可见，我国的风险监测和预警还未形成有机的整体。

风险预警的前提是风险监测中发现危害信息，之后在第一时间对信息进行确证、评估，从而发出预警信息，使得可能被危害波及的群体尽早知晓危害发生的原因、时间、地点、可能造成的损失以及控制方法等，使其尽快采取措施，从而将危害导致的负面作用降到最低程度。但风险预警的前提是危害出现，即危害是切实存在的，不等于未卜先知。

食品安全预警旨在通过对可能诱发食品安全公共事件的食品中危害风险因素进行主动监测、识别、分析与评价，在一定范围内发布警示性信息，并通过可持续的解决方案、危害后的重建措施等，最终达到在最大限度上减少危害的目的。为了有效防止风险导致的危害，建立风险监测与预警体系是我国政府部门主动监管的手段之一，但我们必须理解，风险预警只能降低危害，却不可能杜绝危害。

三、食品安全风险预警体系的构建

目前，许多技术机构开始致力于食品风险的监测和评估，要想构建行之有效的食品安全风险监测与预警体系，以下四个环节尤为重要。

1. 建立有效的风险信息共享平台 我国食品安全监管由多部门分段管理，《食品安全法》则明确了卫生部门统一管理的整体思路，这是构建我国食品安全风险信息共享平台的政策基础。目前，质检总局有一套贯穿全国质检系统的风险监测体系，卫生部门有一套覆盖全国十多个省的污染物、食源性疾病监测系统。但是，食品安全风险监测与预警应是结合质检、农业、卫生以及环保在内的风险信息交流平台，而每一个平台则应系统的收集可能发现安全隐患的信息源。正如婴幼儿配方奶粉中检出三聚氰胺是地方医院的大夫在患者结石中率先发现的，而广州发现豆制品中碱性橙，则是质检系统在执法过程中发现的。但是，如何将各部门、各系统发现的问题集中分析，实时预警则是构建我国食品风险信息共享平台首先要解决的问题。在现阶段，将资源有机整合，避免重复建设最直接的方式就是建立跨部门的风险信息共享平台，只有建立了信息共享平台，才能真正做到风险无缝隙传递，才能在最大范围内有效防控风险，减少由危害导致的各项损失。

2. 设置风险预警专业技术哨点 如果说发生的问题没有发现是信息监测有漏洞，可以通过建立信息共享平台来解决，那么发现的问题没有发出预警则有多方面的原因，但原因之一则是没有专门从事风险预警的专业技术哨点。目前，我国疾病控制部门设立了部分疾病监测的哨点，这种模式也应推广到食品安全风险监测与预警上来。食品安全是永恒的主题，安全的食品不仅与环境污染、源头污染有关，同样与食品加工工艺，食品工业的发展密不可分。一般情况下，我们将哨点理解为网络信息的节点，但这里其不仅应是网络信息的节点，更应是专业分析的节点。因为，面对海量信息，如何准确筛选信息不是网络智能化就可以解决的，这需要专业技术人员对信息的分析、确证。从我国近两年发生的食品安全事件来看，每一起事件都有苗头可循，例如2005年辣椒制品中的苏丹红事件，实际上2004年欧盟就多次就此问题进行通报；2007年辣椒酱瓶垫迁移邻苯二甲酸酯也是2006年欧盟就通报过的。特别是2007年宠物食品中境外检出三聚氰胺，反而成了造假者的指导书，最终导致了2008年乳制品三聚氰胺事件，这些危害的扩散，在一定程度上也是由于政府部门缺乏风险预警的专业技术哨点而导致的。

3. 形成食品专家对安全问题的评价体系 在中国要完善风险监测和预警机制，除了专业的技术哨点外，还需要形成专门的食品安全专家对安全问题的评价体系。该评价不同于食品安全风险评估，食品安全风险评估重在毒理性评价和暴露量评估，此处专家对安全问题的评价，则主要对有疑问的风险信息的筛分和判断。事实上，我们现有的许多评价也是通过专家评价实现的，但该种评价应形成评价体系，对专家的资格要审核、对专业评价的方向要规范，对评价结果更应担负相应的责任。特别是评价体系中专家的构成更是涉及多领域、多角度，如食品科学、疾病预防、法律法规、检验检疫、环境卫生等，只有这样才能更客观的评价风险信息，更准确、更适度的做出相应判断，从而主动控制风险，树立政府监管的良好形象。这种评价体系及评价结果更应是公开透明的，只有这样才能确保食品安全的舆论监督，防止新闻炒作误导政府行为。

四、餐饮服务食品安全风险预警的具体措施

餐饮服务食品安全的风险来自两部分，一是餐饮服务前端食品安全风险因子的带入，如不安全食品原辅料、餐饮加工用具、餐饮具和餐饮服务人员等可能带入；二是餐

饮服务加工经营过程中产生的，如不正确的烹饪温度、不正确的储藏温度、交叉污染、人员卫生和消毒剂的残留等。为了有效控制餐饮服务的食品安全，应当有针对性地采取控制措施。国家食品药品监督管理部门发布2012年第1期餐饮服务食品安全预警公告，内容如下。

（一）餐饮服务单位应强化预防措施

餐饮服务单位是餐饮安全的第一责任人，在餐饮经营中应认真做好以下工作。①严把原料采购关。严格执行《餐饮服务食品采购索证索票管理规定》，不采购腐败变质、霉变生虫、混有异物、掺假掺杂、感官性状异常以及超过保质期等法律法规禁止生产经营的食品。②严把人员健康关。所有的从业人员都应持有效的健康证明上岗。凡患有有碍食品安全疾病的，应将其调整到不影响食品安全的工作岗位。③严把场所环境关。食品加工制作、贮存场所应保持清洁、卫生，并切实做好防蝇、防虫、防鼠等工作。④严把餐饮具消毒关。所有餐饮具使用前应彻底洗净消毒，定位存放，保持清洁。⑤严把制作过程关。严格落实《餐饮服务食品安全操作规范》要求，控制食品加工总量、加工温度和时间，加热食品应烧熟煮透，贮存食品应及时冷藏或热藏，应尽量缩短食品存放时间。凉菜应由专人在专间内制作，且应尽量当餐用完。现榨饮料和水果拼盘当餐不能用完的，应妥善处理，不得重复利用。各餐饮单位不得采购、贮存和使用亚硝酸盐。

（二）消费者应增强自我保护意识

广大消费者要选择具有餐饮服务许可证的餐饮服务单位就餐，建议选择餐饮安全监督量化级别较高的餐饮服务单位就餐。就餐过程中如发现餐饮服务单位供售的食品腐败变质、感官性状异常的，应及时向食品药品监管部门投诉举报；就餐结束时，应主动索取发票等就餐凭证；就餐后如出现食物中毒症状，应及时到医疗机构就诊，并向当地卫生部门和食品药品监督管理部门投诉。

在家就餐时，食品原料要充分清洗；加工制作用餐具、砧板、容器应生熟分开，且用前消毒，用后洗净；冰箱中冷藏食物存放时间不宜超过24小时。慎食野生植物，原则上不随意采食不认识的野生植物和蘑菇。

（三）积极预防夏季细菌性食物中毒

夏季气温高，适合多数细菌生长。为避免发生细菌性食物中毒，建议采取以下预防性措施。

1. 防止交叉污染 应重点防控食品、食品加工人员以及食品制作环境、工具、容器、设备、设施间形成的细菌性交叉污染，特别是要防止熟食品成品与半成品、食品原料间形成的交叉污染。

2. 妥善存放食品 当熟制食品存放在10～60℃之间的温度条件时，存放时间应不超过2小时。食品中心温度保持在60℃以上（热藏）的集体用餐配送食品，其保质期应不超过烧熟后4小时；食品中心温度保持在10℃以下（冷藏）的食品，其保质期应不超过烧熟后24小时。

3. 食品应烧熟煮透 食品烹饪前应彻底解冻，食品加工时中心温度应达到70℃。长时间贮存的食品食用前应彻底再加热至中心温度70℃以上，以防止食品原料中的细菌存活。

4. 彻底清洗原料 泡发干制原料或培养芽苗类蔬菜，应定期更换用水，避免有害细菌的繁殖。对于动物性食品原料、植物性食品原料、水产品原料，应用流动的洁净水多次清洗，去除存留在食品原料表面的细菌，避免造成污染菌的存留。

五、风险预警实例

（一）织纹螺预警

2012 年7 月卫生部发布关于预防织纹螺食物中毒的公告（卫生部公告2012 年第13号），内容如下。

近期，浙江等地发生多起因食用织纹螺引起的中毒事件。织纹螺，俗称海丝螺、海狮螺、麦螺或白螺等，主要分布于浙江、福建、广东沿海。织纹螺的外形特征表现为尾部较尖，细长，长度约为 1cm 左右，宽度约为 0.5cm，约指甲盖大小。引起织纹螺中毒的主要原因是其含有的河豚毒素，食用后可产生头晕、呕吐、口唇及手指麻木等中毒症状，潜伏期最短为 5 分钟，最长为 4 个小时。对食用织纹螺引起的中毒，目前尚无特效治疗解毒药物。

夏秋季节是织纹螺食物中毒的高发季节，为保护消费者身体健康，避免此类事件的再次发生，现公告如下：

一、任何食品生产经营单位不得采购、加工和销售织纹螺。

二、广大群众要提高自我保护意识，不购买和食用织纹螺。误食织纹螺后，如发生口唇麻木等类似神经系统中毒症状的，应当立即到医院就诊。

三、消费者若发现食品生产经营单位采购、加工和销售织纹螺的，应当及时向当地食品安全监管部门举报。

（二）国家局餐饮食品安全预警

国家食品药品监督管理部门分别发布：2011 年第 1 期餐饮服务食品安全预警，谨防亚硝酸钠引发食物中毒；2011 年第 2 期餐饮服务食品安全预警，预防细菌性食物中毒；2012 年第 1 期餐饮服务食品安全预警公告；2012 年第 2 期餐饮服务食品安全预警公告，预防毒蘑菇中毒。

（三）上海市药监局预警新模式

上海市食品药品监督管理局有关餐饮服务食品安全风险预警模式值得借鉴。首次尝试主动防控细菌性食物中毒，并根据环境温度、湿度等气象条件的变化，适时向市民发布预警，是食品安全监控由事后被动处置向事前预防转变的一次有益实践。如2012 年6 月，预警称，市食品药品监管局和市气象局联合研发并已投入运行的“上海市细菌性食物中毒预警系统”慎重向市民警示：最近几天，本市细菌性食物中毒风险等级分别为中度（6 月7 日）、高度（6 月8 日）和中度（6 月9 日）。预警告诫本市各类餐饮单位加强食品安全防护，消除食物中毒隐患，提醒广大市民增强自我防范意识，注意日常饮食安全。

上海市食品药品监督管理局还针对节日（春节、劳动节、国庆节等）、婚宴、自办席等向各餐饮单位和广大市民发出食品安全警示，提醒广大市民，外出就餐、购买外卖套餐、家庭自行加工食品和家庭自办酒席时多项食品安全注意事项。

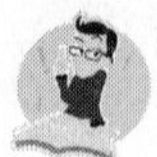

思考题

1. 谈谈对风险预警的认识，以及在食品安全监管中的意义。
2. 作为一个监管者，提出在我国实施风险预警的可行性和合理的预警模式。
3. 谈谈如何指导餐饮加工者有效预防食物中毒的发生。

参考文献

[1] 王璋，许时婴，江波等．食品化学［M］．第三版．北京：中国轻工业出版社，2003.
[2] 石阶平，史贤明、岳田利．食品中微生物风险评估［M］．北京：中国农业大学出版社，2007.
[3] 吴永宁．现代食品安全科学［M］．北京：化学工业出版社，2003.
[4] 周雪．我国食品安全风险监测和评估制度研究．西南政法大学硕士学位论文，2010（3）
[5] 梁春穗，罗建波．食品安全风险监测工作手册［M］．北京：中国质监出版社，2012.
[6] 腾葳，柳琪，李倩等．重金属污染对农产品的危害与风险评估［M］．北京：化学工业出版社，2010.
[7] 石阶平，陈君石．食品安全风险评估［M］．北京：中国农业大学出版社，2010.
[8] 钟凯，伍竟成，牛凯龙等．食品安全风险监测与监督抽检相关问题的探讨［J］．中国食品卫生杂志，2012，24（02）.
[9] 蒋定国，李宁，杨杰等．2010 年我国食品化学污染物风险监测概况、存在问题及建议［J］．中国食品卫生杂志，2012，24（03）.
[10] 房宁．保障食品安全－需要风险评估［N］．农民日报，2008，(11)，11.
[11] 隋海霞，刘兆平，李凤琴．不同国家和国际组织食品接触材料的风险评估［J］．中国食品卫生杂志，2011，23（01）.
[12] 古艳丽，曲志娜，郑增忍．畜产品中盐酸克仑特罗残留的风险评估［J］．畜牧与兽医，2006，38（02）.
[13] 张春梅，彭亚拉，杜波．对我国食品安全风险评估的思考［C］．2009 年第二届国际食品安全高峰论坛论文集．
[14] 吴永宁．国内外食品安全风险监测数据需求概述［J］．中国食品卫生杂志，2011，23（01）.
[15] 李思．国内外食品安全风险评估机构的比较［J］．食品工业，2011，10.
[16] 李宁，严卫星．国内外食品安全风险评估在风险管理中的应用概况［J］．中国食品卫生杂志，2011，23（01）.
[17] 标准生活编辑部．解读《食品安全风险监测管理规定（试行)》［J］．标准生活，2010，03.
[18] 吴孝槐．流通环节食品安全风险监测工作初探［J］．中国工商管理研究，2009，11.

[19] 刘晓毅，石维妮，刘小力．浅谈构建我国食品安全风险监测与预警体系的认识［J］．食品工程，2009，(02)．

[20] 王玉环．浅议风险分析与食品质量安全管理［J］．中国农业科技导报，2004，06 (06)．

[21] 王菁，李崇光．食品安全风险监测的内涵、作用与相关建议［J］．中国食物与营养，2011，17 (01)．

[22] 张经华，王覃，赵新颖．食品安全风险监测与分析评价系统［C］．第四届全国实验室管理科学研讨会论文集，2009，(07)．

[23] 王海明，郑培，潘海虹．食品安全风险监测预警系统研究［J］．中国卫生监督杂志，2010，17 (06)．

[24] 褚遵华，周景洋，康殿民．食品安全风险监测制度探讨［J］．预防医学论坛，2011，17 (04)．

[25] 陈君石．食品安全风险评估概述［J］．中国食品卫生杂志，2011，23 (01)．

[26] 邹小南，谭红，钟英鹏．食品安全风险评估及其在农药残留上的应用［J］．贵州农业科学，2008，36 (3)．

[27] 黄晓娟，刘北林．食品安全风险预警指标体系设计研究［J］．哈尔滨商业大学学报（自然科学版），2008，24 (05)．

[28] 曾光琪，石俐俐．食品安全中的标准与风险分析［J］．云南农业大学学报（自然科学版），2008，30 (S1)．

[29] 郭波莉，魏益民，潘家荣．食品中丙烯酰胺风险评估及其形成机理研究进展［J］．食品科学，2006，27 (03)．

[30] 李太平．食品中农药最大残留限量标准的安全风险研究［J］．农业技术经济，2011，(03)．

[31] 陈天金，魏益民，潘家荣．食品中铅对人体危害的风险评估［J］．中国食物与营养，2007，17 (02)．

[32] 覃海元．食源性微生物风险评估的目的、原理与应用［J］．肉品工业，2008，(02)．

[33] 马丽萍，姚琳，周德庆．食源性致病微生物风险评估的研究进展［J］．中国片渔业质量与标准，2011，01 (02)．

[34] 焦红．谈食品安全风险监测与评估制度［J］．管理观察，2009，(08)．

[35] 张俭波．危险性分析技术在我国食品添加剂管理中的应用研究［D］．北京，中国疾病预防控制中心营养与食品安全所，2009.

[36] 李宁．我国的食品安全与风险评估［C］．中华预防医学会第三届学术年会/世界公共卫生联盟第一届西太区公共卫生大会/全球华人公共卫生协会第五届年会，2009，11.

[37] 曾娜．我国食品安全风险评估机制的问题探析［J］．昆明学院院报，2010，32 (05)．

[38] 樊永祥，刘秀梅．食源性疾病控制与餐饮食品安全管理［J］．国外医学卫生学分册，2006，33 (03)．

[39] 边振甲．加强餐饮服务食品安全环节监督管理［N］．中国食品安全报，2011，12，10，第 A04 版．

[40] 石阶平．餐饮服务食品安全监管机制的探索［J］．中国食品药品监管，2010，02.

[41] 叶剑. 餐饮业安全监督管理方法的思考和对策 [J]. 中国卫生监督杂志, 2005, 12 (3).
[42] 周天兵, 戴月. 江苏省2000~2002年食源性疾病分析 [J]. 江苏预防医学, 2004, 15 (4).
[43] 柯跃斌, 杨国安. 不同健康教育方式对预防食物中毒知识、态度、行为的影响 [J]. 中国健康教育, 2004, 20 (5).
[44] 钱永忠, 陈晨, 李耘. 美国应用于人体暴露评估模型原理和方法 [J]. 农业质量标准, 2008, (04).
[45] 杨杰樊, 永祥, 杨大进等. 国际食品污染物监测体系理化指标监测介绍及思考 [J]. 中国食品卫生杂志, 2009, 21 (2).
[46] 赵丹宇, 张志强等. 危险性分析原则及其在食品标准中的应用 [M]. 北京: 中国标准出版社, 2001.
[47] 肖颖, 李勇译. 欧洲食物安全: 食物和膳食中化学物的危险性评估 [M]. 北京: 北京大学医学出版社, 2005.
[48] 马爱进. 中外食品中农药残留限量标准差异的研究 [J]. 中国食物与营养, 2008, (1).
[49] 杨丽. 美国食品安全风险分析与评价 [J]. 中国食物与营养, 2005 , (1).
[50] 潘家荣, 吴永宁, 魏益民等. 欧盟食品安全管理体系的特点 [J]. 中国食物与营养, 2006 , (3).
[51] 官文祥. 当行政遇上科学: 从风险评估谈起－以美国法为例 [J]. 月旦法学杂志, 2008, (2).

第六章

信息技术

学习要点

掌握信息技术的基本特征；了解信息技术的发展及其对人类文明社会进步的意义；了解信息技术在餐饮服务食品安全监管中的基本应用。

熟悉餐饮服务数据库的基本架构及应用。

了解食品安全信息溯源系统的基本结构功能及在大型活动食品安全保障中的应用。

了解远程视频监控系统的主要技术及在餐饮服务食品安全监管中的应用。

信息技术是指所有与电子计算机和通信设备的设计制造以及信息的处理、传输、变换、存取有关的技术，如集成电路技术、电子计算机技术、电子通讯技术等。它主要是应用计算机科学和通信技术来设计、开发、安装和实施信息系统及应用软件。信息技术的特征是“新”、“快”、“高”及“密”。信息技术的发展，使人类的生产方式和生活方式都发生了革命性的变化，在人类的历史上，信息技术的每次变革都把人类推向新的文明阶段。在餐饮服务食品安全监管方面，二维条码技术、射频识别技术、EPC 全球产品电子代码体系、无线传感器网络技术、物流跟踪定位技术及物联网等信息技术都得到了很好的应用。

餐饮服务管理系统是建立在与餐饮食品安全相关的大量基础数据之上，为用户提供信息共享和信息服务，并实现对样品信息进行快速查询分析和统计。餐饮服务管理系统的建立为监管部门分析餐饮安全的现状和趋势提供了数据支持，为政府部门依法管理和制定相关法律法规提供了技术支撑。随着信息技术的发展，餐饮服务管理系统也必然向着智能化的方向发展，具有高效的数据保障系统，更加准确的数学分析模型的餐饮服务数据库将成为食品药品监督管理部门高效办公的基础手段之一。食品溯源制度，也叫可追踪系统，是食品安全管理一项重要手段。它利用现代化信息管理技术给每件商品标上号码、保存相关的管理记录，从而进行追踪溯源。实行食品溯源制度可给予消费者知情权，通过向消费者提供生产商和加工商的全面信息，从而使消费者了解食品的真实情况；强化了产业链上各企业的责任；溯源制度可以事先预测危害的原因与风险的程度，从而降低相关环节的风险水平。食品溯源系统的技术构成有二维条码技术、RFID 信息技术采集、EPC 全球产品电子代码体系、WSN 技术、物流跟踪定位技术及物联网等。食品溯源架构是结合上述技术，把所有的流通环节（包括生产、运输、零售）统一起来，组成一个开放的、可查询的网络，从而大大提高对食品的追溯和安全预警水平。

实时监控是对各行业重点部门或重要场所进行监控的方式，管理部门可通过它获得有效数据、图像，通过信息集成形成优化控制、优化调度和优化决策等的判断或指令。实时监控系统技术主要有基于 RFID 的物品实时监控管理系统、远程视频监控系统等。

第一节　信息技术概述

一、信息技术定义

信息技术（information technology，IT），从广义上讲，是指能充分利用与扩展人类信息器官功能的各种方法、工具与技能的总和。从狭义上讲，指利用计算机、网络、广播电视等各种硬件设备及软件工具与科学方法，对文图声像各种信息进行获取、加工、存储、传输与使用的技术。它主要是应用计算机科学和通信技术来设计、开发、安装和实施信息系统及应用软件，也常被称为信息和通信技术（information and communication technology，ICT）。

对信息技术的定义，因其使用的目的、范围、层次不同而有以下不同的表述。

（1）信息技术就是获取、存贮、传递、处理分析以及使信息标准化的技术。

（2）信息技术包含通信、计算机与计算机语言、计算机游戏、电子技术、光纤技术等。

（3）现代信息技术以计算机技术、微电子技术和通信技术为特征。

（4）信息技术是指在计算机和通信技术支持下用以获取、加工、存储、变换、显示和传输文字、数值、图像以及声音信息，包括提供设备和提供信息服务两大方面的方法与设备的总称。

（5）信息技术是人类在生产斗争和科学实验中认识自然和改造自然过程中所积累起来的获取信息、传递信息、存储信息、处理信息以及使信息标准化的经验、知识、技能和体现这些经验、知识、技能的劳动资料有目的的结合过程。

（6）信息技术是管理、开发和利用信息资源的有关方法、手段与操作程序的总称。

（7）信息技术是指能够扩展人类信息器官功能的一类技术的总称。

（8）信息技术指应用在信息加工和处理中的科学，技术与工程的训练方法和管理技巧；上述方法和技巧的应用；计算机及其与人、机的相互作用，与人相应的社会、经济和文化等诸种事物。

（9）信息技术包括信息传递过程中的各个方面，即信息的产生、收集、交换、存储、传输、显示、识别、提取、控制、加工和利用等技术。

信息技术按表现形态的不同，可分为硬技术与软技术。前者指各种信息设备及其功能，如显微镜、电话机、通信卫星、多媒体电脑。后者指有关信息获取与处理的各种知识、方法与技能，如语言文字技术、数据统计分析技术、规划决策技术、计算机软件技术等。信息技术按工作流程中基本环节的不同，可分为信息获取技术、信息传递技术、信息存储技术、信息加工技术及信息标准化技术。信息获取技术包括信息的搜索、感知、接收、过滤等。如显微镜、望远镜、气象卫星、温度计、钟表、Internet 搜索器中的技术等。信息传递技术指跨越空间共享信息的技术，又可分为不同类型。如单向传递与双向传递技术，单通道传递、多通道传递与广播传递技术。信息存储技术指跨越时间保存信息的技术，如印刷术、照相术、录音术、录像术、缩微术、磁盘术、光盘术等。信息加工技术是对信息进行描述、分类、排序、转换、浓缩、扩充、创新等的技术。信息加工技术的发展已有两次突破：从人脑信息加工到使用机械设备进行信息加工，再发展为使用电子计算机与网络进行信息加工。信息标准化技术是指使信息的获取、传递、存储、加工各环节有机衔接，提高信息交换共享能力的技术。如信息管理标准、字符编码标准、语言文字的规范化等。

有人按使用的信息设备不同，把信息技术分为电话技术、电报技术、广播技术、电视技术、复印技术、缩微技术、卫星技术、计算机技术、网络技术等。也有人从信息的传播模式分，将信息技术分为传者信息处理技术、信息通道技术、受者信息处理技术、信息抗干扰技术等。信息技术又可按技术的功能层次不同，将体系分为基础层次的信息技术（如新材料技术、新能源技术），支撑层次的信息技术（如机械技术、电子技术、激光技术、生物技术、空间技术等），主体层次的信息技术（如感测技术、通信技术、计算机技术、控制技术），应用层次的信息技术（如文化教育、商业贸易、工农业生产、社会管理中用以提高效率和效益的各种自动化、智能化、信息化应用软件与设备）。

二、信息技术的发展

在人类的历史上，信息技术的每次变革都把人类推向新的文明阶段。人类从产生的那天开始，就生活在信息的海洋里。例如，原始人在森林中搜索野果、野兽以及各种猎物的信息。人类很早就懂得利用信息的一些性质来达到特定的目的，例如，结绳记事就是利用信息的可存储性。远古时期，人类只是利用自身的生理功能，以手势、面部表情等相互传递和交换有限的信息；后来语言的产生，人们可以用声音传递信息；后来光和声的利用（比如中国的烽火台和锣鼓号角），使得信息能够传播到较远的距离，信息传播在空间上有了突破；再后来文字图像的发明，人们可以利用其储存信息，以书信的形式传递信息，使得信息的传递在时间上有了突破。这一阶段，信息技术基本是以光、声、文字等方式进行的。到了近代，信息传播技术和存储技术都取得了突破性进展。信息传播技术的突破源于 1937 年，美国科学家莫尔斯发明了有线电报和电码，把“电”引入信息技术领域，使人类的信息活动进入了一个全新的阶段。随着电信革命的深入，有线通信、无线通信、卫星通信等新的信息传播方式不断涌现，新的信息传输工具，如电报、电话、广播、传真、电视等各具独特功能。与此同时，录音磁带、唱片、录像带等各种听觉和视觉信息存储方式迅速发展，使信息存储技术也取得了突破性进展，实现了信息技术划时代的进步。因此，不少科技史学家认为，现代意义上的信息技术是在电信后产生和成长起来的。

随着计算机软硬件技术与通信技术日益紧密的结合，利用控制技术可以按照计算机输出的信息来改变外部事物的状态，控制事物的运动方式，信息技术又进一步完善为“3C”技术，即 Communication，Computer，Control。当今，信息技术的发展更呈现数字化、网络化、综合化、智能化、多媒体化、集体化和并行化的趋势。如今，一方面电视机、手机、个人数字助理（PDA）等家用电器和个人信息设备都向网络终端设备的方向发展，形成了网络终端设备的多样性和个性化，打破了计算机上网一统天下的局面；另一方面，电子商务、电子政务、远程教育、电子媒体、网上娱乐技术日趋成熟，不断降低对使用者的专业知识要求和经济投入要求；互联网数据中心（IDC）、门户服务等技术的提出和服务体系的形成，构成了日益完善的互联网使用社会化服务体系，使信息技术日益广泛地进入社会生产、生活各个领域。

物联网（internet of things）是在互联网的基础上，将其用户端延伸和扩展到任何物品与物品之间，进行信息交换和通信的一种网络概念。其定义是：通过射频识别（RFID）、红外感应器、全球定位系统、激光扫描器等信息传感设备，按约定的协议，把任何物品与互联网相连接，进行信息交换和通信，以实现智能化识别、定位、跟踪、监控和管理的一种网络概念。用一句话来理解物联网即是把所有物品通过信息传感设备与互联网连接起来，以实现智能化识别和管理。

目前，全球范围内物联网的产业实践主要集中在三大方向。第一个实践方向被称作“智慧尘埃”，主张实现各类传感器设备的互联互通，形成智能化功能的网络。第二个实践方向即是广为人知的基于 RFID 技术的物流网，该方向主张通过物品物件的标识，强化物流及物流信息的管理，同时通过信息整合，形成智能信息挖掘。第三个实践方向被称作数据“泛在聚合”意义上的物联网，认为互联网造就了庞大的数据海洋，应通过对其中每个数据进行属性的精确标识，全面实现数据的资源化。

三、应用于餐饮服务食品安全监管的信息技术

在信息技术渗透各个行业的今天，充分利用信息技术的优势，为餐饮服务食品安全保驾护航具有重要意义。食品安全监管中能够充分利用信息技术的综合集成功能、统计分析功能、保障功能，促进信息处理的自动化和监管过程的智能化，就可以有效提高监管效能。

首先，在管理方面，制订和完善有关食品安全的相关法律制度，加强政府监管和信息的披露与透明，加强与公众的互动，接受群众监督，塑造食品监管部门形象，建立公众对食品安全的信任。其次，借助信息技术，实现绿色供应链管理，提高对产品质量的监管、预警以及重大事件应对能力。加强食品安全可追溯管理，食品安全管理的数据量大、环节复杂，不仅要做到事后的被动追溯，而且能实现事前、事中的主动管理和监控。

（一）二维条码技术

二维条码/二维码（2－dimensional bar code）是用某种特定的几何图形按一定规律在平面（二维方向上）分布的黑白相间的图形记录数据符号信息（图 6－1）；在代码编制上巧妙地利用构成计算机内部逻辑基础的“0”、“1”比特流的概念，使用若干个与二进制相对应的几何形体来表示文字数值信息，通过图像输入设备或光电扫描设备自动识读以实现信息自动处理。它具有条码技术的一些共性：每种码制有其特定的字

符集，每个字符占有一定的宽度，具有一定的校验功能等。同时还具有对不同行的信息自动识别功能及处理图形旋转变化等特点。二维条码/二维码能够在横向和纵向两个方位同时表达信息，因此能在很小的面积内表达大量的信息。一维条码用于对“物品”进行标识，二维条码则用于对“物品”进行描述。二维条码具有信息储存量大、保密性高、追踪性高、抗损性强、备援性大、成本便宜等特性。这些特性特别适用于表单、安全保密、追踪、证照、存货盘点、资料备援等方面。

图 6－1　二维条码

（二）射频识别技术

射频识别（radio frequency identification，RFID）技术是一种非接触式的自动识别技术，又称电子标签。它通过射频信号自动识别目标对象并获取相关数据，识别工作无须人工干预，可工作于各种恶劣环境。RFID 技术可识别高速运动物体并可同时识别多个标签，操作快捷方便。

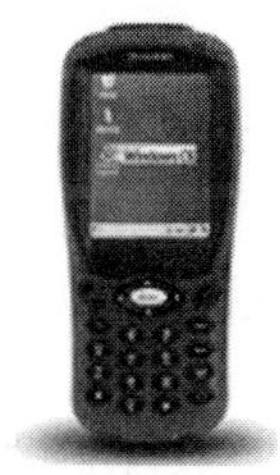

图 6－2　MSR－A2 系列移动智能识读器

RFID 技术利用无线射频方式在阅读器和射频卡之间进行非接触双向传输数据，以达到目标识别和数据交换的目的。

最基本的 RFID 系统由三部分组成。

（1）标签（Tag，即射频卡）　由耦合元件及芯片组成，标签含有内置天线，用于和射频天线间进行通信。

（2）阅读器　读取（在读写卡中还可以写入）标签信息的设备，见图 6－2。

（3）天线　在标签和读取器间传递射频信号。有的系统还通过阅读器的 RS232 或者 RS485 接口与外部计算机（上位主机系统）连接，进行数据交换。

（三）EPC 全球产品电子代码体系

EPC 的全称是 electronic product code，中文称为产品电子代码。EPC 的载体是 RFID 电子标签，并借助互联网来实现信息的传递。EPC 旨在为每一件单品建立全球的、开放的标识标准，实现全球范围内对单件产品的跟踪与追溯，从而有效提高供应链管理水平、降低物流成本。EPC 是一个完整的、复杂的综合系统。

（四）无线传感器网络技术

无线传感器网络（wireless sensor network，WSN）由部署在监测区域内大量的微型传感器节点组成，通过无线通信方式形成的一个多跳的自组织的网络系统。其目的是协作地感知、采集和处理网络覆盖区域中被感知对象的信息，并发送给观察者。传感器、感知对象和观察者构成了 WSN 的三个要素。构成 WSN 的网络技术，具有远距离传输特性，抗干扰能力强、组网灵活等优点和特性；可实现多设备间的数据透明传输。在食品溯源体系利用 WSN 技术，主要用来实现对相关数据的传输与信息交互。无线传感器网络（WSN）节点原理见图 6－3，无线传感器网络见图 6－4。

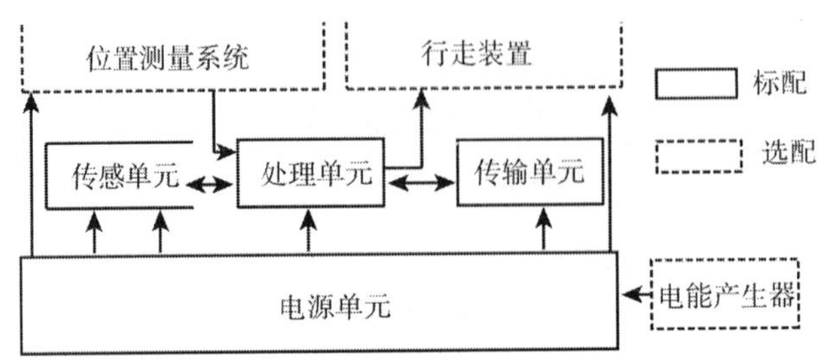

图 6－3　无线传感器网络（WSN）节点原理框图

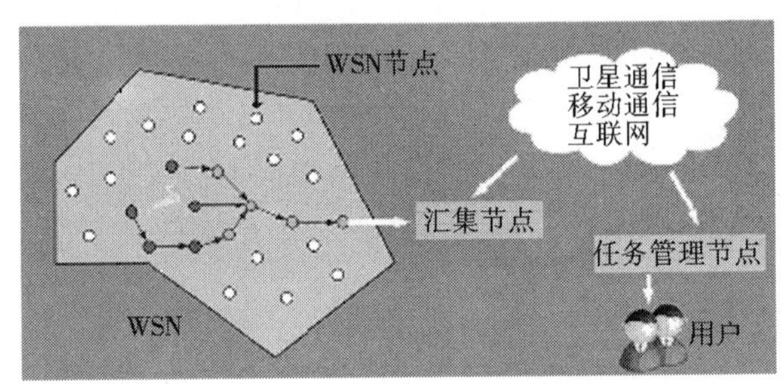

图 6－4　无线传感器网络（WSN）示意图

（五）物流跟踪定位技术（GIS/GPS）

要做到食品追溯，就要贯穿整个食品的过程，包括生产、加工、流通和销售，全过程必须严格控制，这样才能形成一个完整的、全产业链的食品安全控制体系，以保证向社会提供优质的放心食品，并可确保供应链的高质量数据交流，让食品行业彻底实施食品的源头追踪以及在食品供应链中提供完全透明度的能力。因此，物流运输环节对于整个食品的安全来说就显得异常重要。

地理信息系统（geographic information system，GIS）和全球定位系统（global positioning system，GPS）技术的运用，正好解决了物流运输过程中的准确跟踪和实时定位的难题。GIS 是以地理空间数据为基础，采用地理模型分析方法，适时的提供多种空间和动态的地理信息，是一种为地理研究和地理决策服务的计算机管理系统。尤其是近些年，GIS 更以其强大的地理信息空间分析功能，在 GPS 及路径优化中发挥着越来越重要的作用。GPS（全球定位系统）是一种利用地球同步卫星与地面接收装置组成的，可以实时进行计算当前目标装置（接收装置）的经纬度坐标，以实现定位功能的系统。现在越来越多的物流系统采用 GIS 与 GPS 结合，以确定运输车辆的运行状况。食品溯源系统通过组建一张运输定位系统，可以有效的对食品进行监控与定位。

（六）物联网

物联网是以互联网为基础，包括了感知层、数据传递运输层和智能判断决策层等三层最基本架构组成的系统，包含了上述技术的运用。当每个而不是每种物品能够被唯一标识后，利用识别、通信和计算等技术，在互联网基础上，构建的连接各种物品的网络，就是人们常说的物联网。

物联网主要由标签编码、识别、中间件服务、名称解析服务和信息服务等五部分组成。在物联网中，每个物品均被赋予唯一的 ID（物品编码），这个 ID 通常是存储在物品上的 RFID 中。与条码等标签相比，RFID 在存储长度、可反复读写以及读写方式与读写速度上具有独到的优势。

由于各种 RFID 应用系统之间存在差异，我们可以通过物联网中间服务来解决硬件系统间的兼容问题，各种物品上 RFID 内存储的 ID 和其他数据都能传送到后台信息系统。

物联网对象名解析服务（object name service，ONS）的作用是将通过互联网传来的物品 ID 进行解析，生成相应的 URI（通用资源标志符）。人们熟悉的 URL（统一资源定位符）是 URI 的子集。至此，就可以通过访问互联网的方式访问物联网信息服务器。

但是目前，世界上真正的物联网尚未到来。

第二节　餐饮服务数据库

一、数据库简介

餐饮服务数据库是食品药品监督管理部门对餐饮服务的管理工作实施标准化管理的基础。把样品相关信息录入到数据库系统，可对所有的抽样分类和检验标准进行维护，并实现对相关数据的查询分析和统计等，为监管部门依法管理提供有效的数据支持。餐饮服务数据库系统已成为食品药品监督管理部门高效的信息化办公模式。

餐饮服务数据库系统是一个为食品药品监督管理机构和检验机构提供样品抽样和检验规范操作流程的软件平台。通过该软件平台，抽样单位录入和移送样品信息登记单，检验单位进行签收登记单并填写检验结论，最后由审核员审核并公布样品检验结果，随后抽检管理中心和各业务单位机构可各自进行查询，导出报表，统计分析等操作。

本节介绍的餐饮服务数据库是目前上海市食品药品监督管理系统应用于餐饮服务食品安全监管及食品安全风险监测工作的信息系统之一。是上海市食品药品监督管理局于 2006 年开发并投入使用。

数据库系统采用基于角色的权限控制模式，涉及到的人员可分为五类角色，如图 6－5 所示。

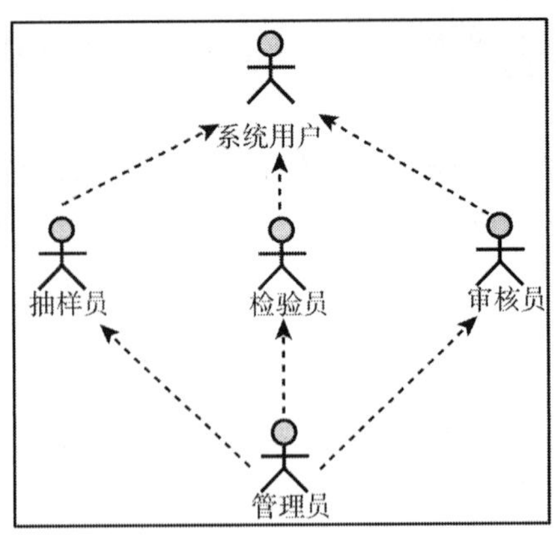

图6－5 餐饮服务数据库系统角色权限控制模式

管理员根据系统角色和实际的业务关联性，对系统用户进行授权，为数据库系统的安全性和扩展性提供优良的支持机制，以及权限的灵活定制等。每类角色只能操作相应权限内的系统功能和业务数据。

餐饮服务数据库系统的功能构成如图6－6所示。

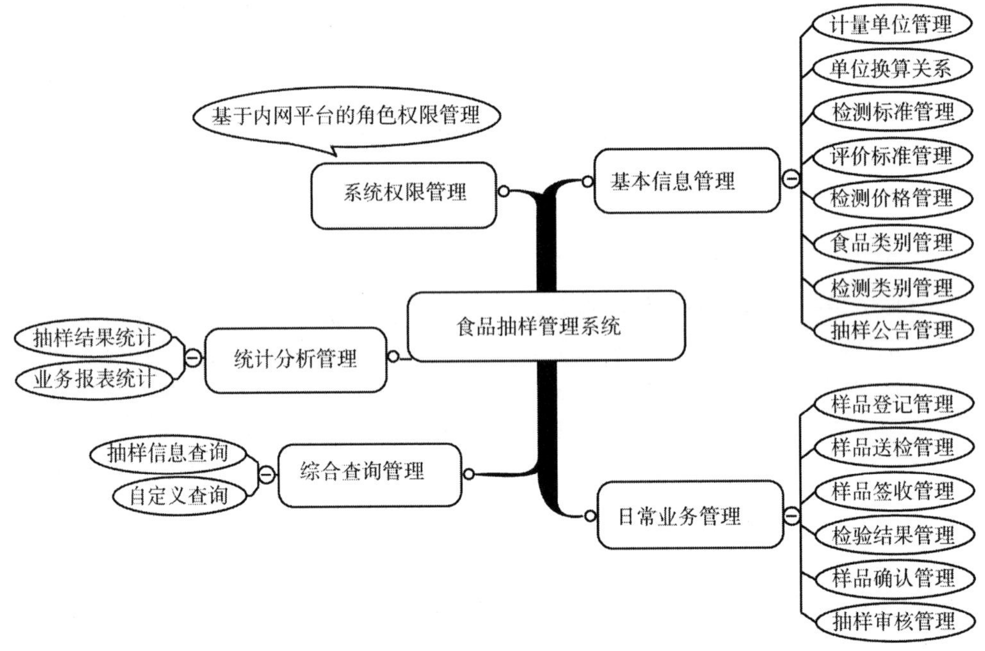

图6－6 餐饮服务数据库系统的功能构成

二、系统功能介绍

成功登陆系统后，显示的总体界面包括抽样信息管理、检验信息管理、综合查询、统计分析管理等模块，有不同的权限设置，使各级人员在系统中能够开展相应的工作，也负责各自信息的输入。

（一）抽样管理工作台

1. 抽样汇总信息界面 界面设置如图 6－7 所示。

抽样件数的汇总可按照类别分别统计，其中详细信息可链接到每一个类别。

抽样总台帐如下：

（第 2 季度）食品抽检 (17) 件			
局财政 (17) 件		区县财政 (0) 件	
计划性抽样 共 (17) 件	非计划性抽样 共 (0) 件	计划性抽样 共 (0) 件	非计划性抽样 共 (0) 件
• 污染物监测 (0)	• 食品中毒可疑样品检测 (0)	• 污染物监测 (0)	• 食品中毒可疑样品检测 (0)
• 监督抽检 (0)	• 食品污染事件样品检测 (0)	• 监督抽检 (0)	• 食品污染事件样品检测 (0)
• 快速检测 (11) 验证 (5)	• 重大活动保障样品检测 (0)	• 快速检测 (0) 验证 (0)	• 重大活动保障样品检测 (0)
• 专题调研 (6)	• 群众投诉举报样品检测 (0)	• 专题调研 (0)	• 群众投诉举报样品检测 (0)
• 其他 (0)	• 其他 (0)	• 其他 (0)	• 其他 (0)

图 6－7 抽样汇总信息界面

2. 抽样具体信息 抽样明细台账是根据抽样工作需求进行设计的，由抽样人员输入抽样的全部信息，各管理部门可根据权限对不同状态的抽样信息能够进行分类统计。

抽样信息登记显示已送检、撤消送检、待送检、未送检等样品状态。已送检抽样单包含已检测、检测中、复检中、待签收、被退回等状态。已检测完成抽样单包含待审核、已审核、已批准、已作废等状态。点击蓝色数字可快速进入相关模块进行操作或查看。如：点击进入食品抽样登记管理模块、抽样信息查询模块等。

（二）检验信息管理工作台

检验明细台账是根据检验机构工作需求进行设计的，由检验机构输入全部的检验相关信息及结论；同时设置权限给管理部门对不同状态的抽样信息能够进行分类统计。

已送检抽样单包含已签收、待签收、已退回等状态。已签收抽样单包含已检测、检测中、复检中等状态。已检测完成抽样单包含待审核、已审核、已批准、已作废等状态。点击数字可快速进入相关模块进行操作或查看。如食品抽样登记单签收退回管理模块、抽样信息查询模块、食品抽样登记单结论管理模块、食品抽样登记单结论管理模块。

（三）综合查询工作台

1. 抽样信息查询 抽样信息查询模块可以对已经抽样的记录进行简单的条件过滤与查询。

填写完查询条件后，点击“查询”按钮，可以在页面下部的列表中显示符合条件的记录，也可点击“导出”按钮，将数据导出到 Excel 文件。

2. 自定义查询 如果显示列和查询条件不能满足需要，自定义查询模块提供了更为全面、完善的查询以及数据导出功能。用户进入本模块时，系统会显示该用户上一次使用本模块时所定义的查询条件及显示列，也可以任意组合查询条件和显示列以达到所要查询的目的。结果可以导出到 Excel 文件或 CSV 格式文件。

（四）统计分析工作台

系统设置了权限，能够将庞大的数据库信息进行分组筛选，设计固定报表模板，或者将数据导出后进行分析。

三、系统基本信息管理

（一）抽样信息管理

在样品的列表信息界面中，设置监测类型，如：监督抽检、污染物监测等；再设置费用类型，如：局财政、区县财政；第三则是该样品具体的抽样场所、抽样人、日期、样品所属类别等信息，填入相应的信息后，点击“保存样品”按钮，则该条样品信息即被保存。应根据需要设置必填项和唯一性编号。

更改信息需由原输入者进行，点击样品列表界面中的修改链接，进入样品的详细信息界面，即可对样品的基本信息进行修改，修改状态可以新增和修改检验项目。对于多批次样品，可以进行批处理。修改完成后，点击“保存样品”。

已经监督机构确认的样品和已送检的样品不能修改。

（二）食品类别管理

食品类别管理是对采集的样品进行分类管理。这个模块主要是为业务模块和标准库管理服务，包含对样品类别的查询、新增、修改、删除、导出等操作。模块的界面包括了食品类别分类导航区域、食品类别详细信息和食品类别操作区域。导航区可展开其下一级样品类别，最多可扩展21级。同时在操作区域中显示其下一级食品类别分类的详细信息并可进行相关操作。

1. 查询 默认为查询全部记录，当选择查询方式时可根据提示输入查询的匹配条件，再点击查询按钮。

2. 添加 点击“添加”按钮，出现食品类别添加页面，其中必填的栏目有标记强调。类别编码系统自动生成，可修改，只能输入三位数字或英文字，不能与已有的同级别编码重复，否则，系统将提示添加失败。添加成功后可继续进行添加操作。

3. 修改 在列表中选择一条食品类别记录后，点击“修改”按钮，出现与食品类别添加页面类似的编码类别修改页面，操作要求与编码类别添加类似，点“确定”按钮修改成功后可继续进行修改操作。

4. 删除 在列表中选择一条或多条食品类别记录后，点击“删除”按钮，系统将提示操作结果信息。注意：如果要删除的类别存在子类别，应先删除子类别，依次类推。

5. 导出 在列表中选择一条或多条食品类别记录后，点击“导出”按钮，确认后，系统将导出所选食品类别及其所有各级子类。导出成功后，系统会提示打开或保存已导出的Excel文件。

6. 搜索 点击“搜索”图标用户可进入查询页面。用户可根据类别编码，类别名称，上级分类过滤出相应的食品类别进行修改、删除、导出等操作。

（三）样品信息送检和撤消

1. 样品信息送检 当所有的检测项目填入后，可将抽样样品信息进行送检。在样品登记管理和样品送检管理中点击按钮，则本条记录会被送至样品信息中所对应的检测单位。若没有填写检测项目则提示送检失败。当检测机构已确认收到样品，则可对样品抽样信息记录进行签收的操作，抽样单位可以将此记录执行撤消送检操作并可以修改样品基本信息。多批样品可以进行批处理。

（四）检测类别管理

检测类别管理模块的功能是对实际业务中所检测的指标进行分类管理。该模块主要是为标准库和业务模块服务，主要操作有检测类别的输入、查询、新增、修改、删除、导出等。该模块的操作方法和食品类别管理基本一致。

1. 计量单位管理 本模块用于对检测中所使用的计量单位进行统一管理，主要包含计量单位的新增、修改、删除等。点击菜单栏中的“基本信息管理→计量单位管理”，进入如图6－8所示界面。

□	计量单位	备注	操作
□	afd/adsf		修改/删除
□	g/m		修改/删除
□	单位/米		修改/删除
□	145144	新23、d。d“基本信息管理?—>检测类	修改/删除
□	test2120		修改/删除
□	mL/L		修改/删除
□	g/L		修改/删除
□	10g/L		修改/删除
□	PPPPPP		修改/删除

图6－8 计量单位管理界面

2. 检测标准管理 检测标准管理模块的功能是为检测指标提供相应的检测依据，包括检测标准文件和检测方法及该方法的检测限。本节主要介绍对检测标准文件的新增、修改、删除等操作。管理员或具有管理该模块的权限的角色登录本系统进行管理，检验人员仅有调取使用的权限。标准管理界面如图6－9所示。

选择	标准类别	标准编号	标准名称	发布日期	实施日期	状态
□	国家标准	GB/T 5009.55-2003	食糖卫生标准的分析方法	2003-08-11	2004-01-01	启用
□	国家标准	GB/T 5009.56-2003	糕点卫生标准的分析方法	2003-08-12	2004-01-01	作废
□	国家标准	GB/T 5009.57-2003	茶叶卫生标准的分析方法	2003-08-11	2004-01-01	作废
□	国家标准	GB/T 5009.58-2003	食品包装用聚乙烯树脂卫生标准的分析方法	2003-08-11	2004-01-01	启用
□	国家标准	GB/T 5009.59-2003	食品包装用聚苯乙烯树脂卫生标准的分析方法	2003-08-11	2004-01-01	启用
□	国家标准	GB/T 5009.60-2003	食品包装用聚乙烯、聚苯乙烯、聚丙烯成型品卫生标准	2003-08-11	2004-01-01	启用

图6－9 标准管理界面

页面中显示的为检测标准文件列表，可以按照标准名称、状态进行过滤显示。其中，关键字输入框可输入标准名称或标准编号进行模糊查找。

（1）新增检测标准

①标准类型　通过下拉列表选择标准类型，如：国家标准、国际标准、欧洲标准等。

②标准名称　输入标准名称，如：食用植物油相关标准。

③标准编号　输入标准编号，如：GB－2716－88。

④发行时间　输入该标准的发布日期，如：2006－01－26。

⑤执行日期　输入该标准正式执行的时间，如：2006－02－19。

⑥状态　显示当前标准文件的状态，新增时状态显示为“待批准”且不能修改。

用户可点击[增加检验项目]来增加检验项目，举例如图6－10所示。

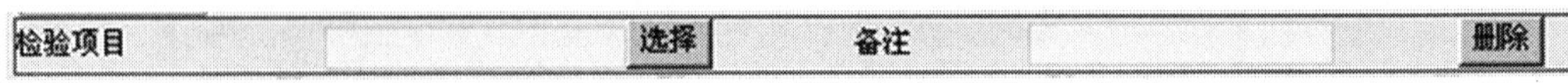

图6－10　增加检验项目界面

用户每点选一次“增加检验项目”可增加一条检验项目，点击“选择”可出现如图6－11所示页面。

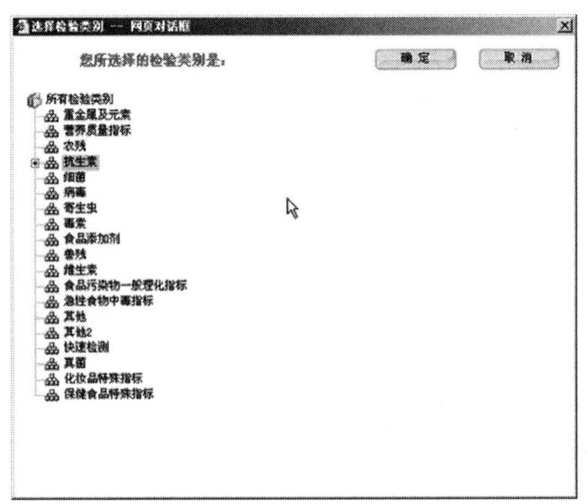

图6－11　选择检验类别界面

用户可在此选择相应的检验项目。填入相关的信息后点击“保存”按钮，则标准文件的基本信息增加完成。

在用户保存该文件之后，每条检验项目后会出现“检测方法”按钮，用户可点击此按钮编辑该检验项目的相应方法，如图6－12所示。

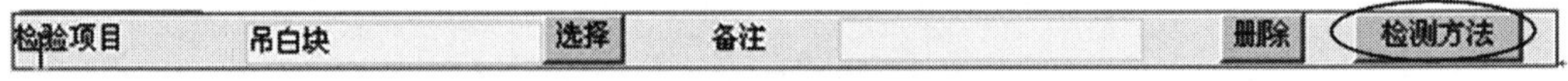

图6－12　进入编辑检测方法界面

（2）编辑检测方法　用户可在列表中点击选中的检测方法，用户也可在新增标准管理界面添加检测方法。用户可以从列表中选择该文件下各检验项目下已有的检验方法；从标准管理页面点击检验项目后的检测方法按钮进入，则只能编辑该项目的相应方法。用户可对已存在的检测方法进行新增、修改、删除操作。（注：只有在该检测标准为未批准或作废状态下才能编辑检测方法，其他状态的标准文件只能查看）。

（3）删除检测标准　用户可同时勾选一批未批准的标准文件将其全部删除，其他状态的文件不能删除。

（4）检测标准审批　用户可同时勾选一批未批准或作废的标准文件进行审批，将其状态改为已批准，若文件不是未批准的或是作废的都不能审批。

（5）检测标准启用　对于已审批完成的检测标准，用户可以选择一批将其全部启用，文件启用后可在抽样中使用。

（6）检测标准作废　用户可选择一批检测标准文件将其作废，作废后的文件不能在抽样中使用；继续使用该文件需重新审批后再予以启用。如需修改已启用的检测标准文件，须将其先作废后，再修改审批启用该文件。

3. 评价标准管理　评价标准是对某些指标判断是否合格的依据，它的类型主要有国家标准、部颁标准、CAC 标准、欧洲标准等。本节主要介绍评价标准文件基本信息维护、评价指标维护等。管理员或具有该模块管理权限的人登录本系统，点击菜单栏中的“评价标准库”进入如图 6－13 所示页面。

标准类别	标准编号	标准名称	发布日期	实施日期	状态	录入人	操作

图 6－13　评价标准文件列表

页面中显示的为评价标准文件列表，可以按照标准类型、关键字或状态进行过滤显示。其中，关键字输入框可输入标准名称或标准编号进行模糊查找。

（1）新增评价标准　标准类型：通过下拉列表选择标准类型，如：国家标准、国际标准等。标准名称：填入该标准的名称描述，如矿泉水类相关标准。标准编号：填入该标准的编号，如：GB2006001。样品类别：点击“新增”可以选择该标准所属的类别，如：鲜冻肉。

发行日期：该标准的拟定日期。执行日期：该标准的正式启用日期。状态：描述该标准的状态，不可编辑。填入相应的信息后，点击界面中的“保存”按钮，则完成该评价标准文件的基本信息输入。

编辑评价项目：对于新增的评价标准，用户需要建立相应的评价项目。

评价范围：用户可选择该评价项目中的评价范围（此范围取自用户在评价标准文件中所选择的样品类别），若选择范围不足，用户也可自行输入。值类型：选择该评价项目的取值范围。评价单位：选择该值所应的单位。评价标准值：用户需在此处定义该评价范围的标准值，若该值类型为区间则用户需按“xxx－xxx”的形式输入，其他则填入一个有效的数字即可。

评价项目与自动评价：本系统提供自动评价功能，系统自动评价的依据为用户维护的各评价标准，并且必须先存在相应的评价标准。

（2）删除评价标准　用户可勾选一批未批准的标准文件将其全部删除，其他状态的文件不能删除。

（3）评价标准审批　用户可勾选一批未批准或作废的标准文件进行审批，将其状态改为已批准，其他状态的文件不能审批。

（4）评价标准启用　用户可选择一批已审批完成的评价标准将其全部启用，文件启用后可在抽样中使用。

（5）评价标准作废　用户可选择一批评价标准文件将其作废，作废后该文件不能在抽样中使用，继续使用该文件需重新审批后再予以启用。用户修改已启用的检测标准文件必须将其先作废，修改后再审批启用该文件。

（五）检测项目管理

1. 新增检测项目　在样品的基本信息被保存后，选择每批样品的检测项目。可以点击设置按钮以下拉列表方式选择，在弹出的检测项目分类中选择相应的检测项目；若不能确定检测项目所在的路径，则可以用查找功能进行查找。例如：在项目名称框中输入检测项目名称，点击“搜索”按钮，页面如图 6－14 所示。

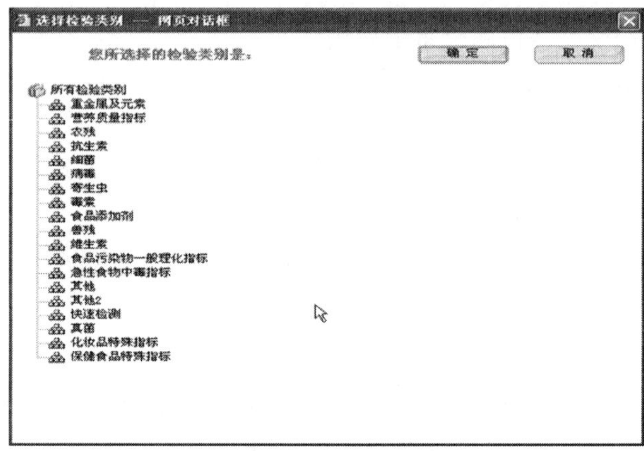

图 6－14　检测项目

点击“选择”按钮，则选中该检测项目。选择检测项目后，回到检测项目信息页面，将显示出相关的检测标准和评价标准，以及相应的检测方法和评价指标值。在下拉列表中选择后页面如图 6－15 所示。

查找检验类别 —— 网页对话框
类别编码：
类别名称：
上级分类：
查询
类别编码
类别名称
上级分类
选择 001001001001 总砷 砷
选择 001001001002 无机砷 砷
选择 001001001003 有机砷 砷
选择 001001002 铅 重金属及元素
选择 001001003001 总汞 汞
选择 001001003002 有机汞 汞
选择 001001004 镉 重金属及元素
选择 001001005 铬 重金属及元素
选择 001001006 铜 重金属及元素
选择 001001007 铝 重金属及元素
选择 001001008 硒 重金属及元素
选择 001001009 氟 重金属及元素

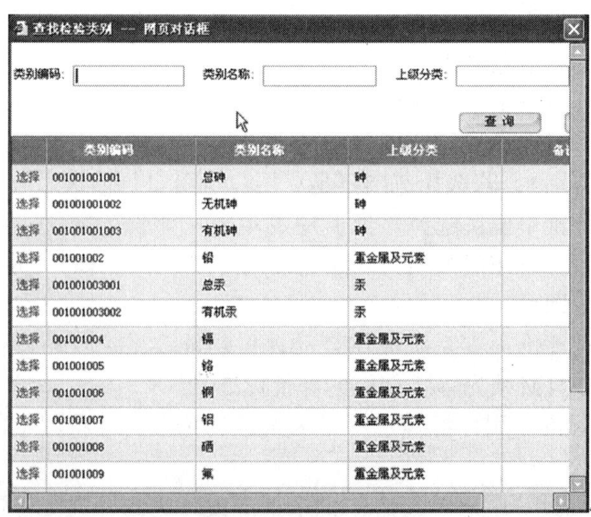

图 6－15　检测项目信息

如果标准库中没有相应的标准，可手工输入相应的标准名称和标准编号。如需继续增加检测项目，可点击“保存并新增”按钮，继续新增另一项目，否则点击“保存并返回”回到项目列表页面。

（六）结果的录入

检验结果由检测机构录入，填写完结论结果后点击系统自动评价，系统会自动把检测值和标准值比对，得出正确的检测结果。用户也可以手动填写检测结果。完成后保存并返回。

如果所有的检验结果都已经填写完成，则可以填写样品信息的结论，填写完成后样品信息将变成已结论状态，仍然可以对检验结论进行修改。

（七）抽样公告管理

1. 发布抽样计划或其他公告 由食品抽样管理员或具有相应权限的用户登录系统后，在“基本信息管理”下点击“抽样公告管理”，进入相应的页面。然后根据需要填写公告，也可上传相关的文件，确定后，保存即可发布了相应的公告。（公告性质：针对省/市局的，全局都可以看到，针对抽样单位的，则只能监督抽样单位可以看到，针对检验单位的，则只能检验单位可以看到）。

2. 查看抽样公告的内容 系统设置公告栏，则工作台会出现滚动的“最新公告”，点击即可查看相应的公告。

第三节 食品安全溯源系统

食品溯源系统结合二维条码技术、射频识别技术、产品电子代码体系、物流跟踪定位技术以及物联网等技术，把所有的环节（包括生产、运输、零售）统一起来，组成一个开放的、可查询的网络，从而实现对食品的追溯和安全预警。如图6－16所示。

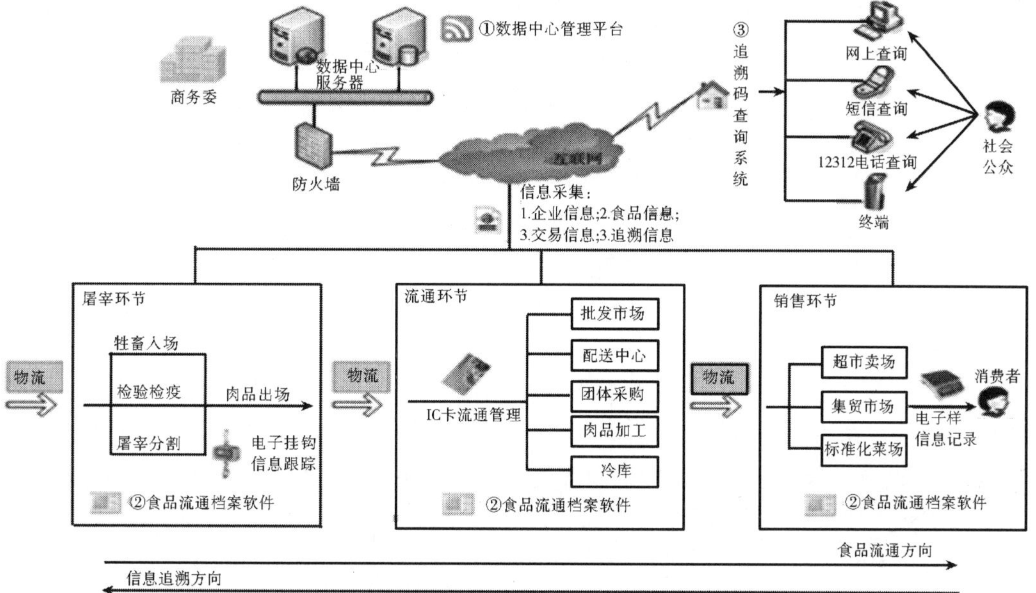

图6－16 食品安全溯源系统

食品追溯管理系统将利用先进的 RFID 技术并依托网络技术和数据库技术，通过信息的整合、查询、监控，为每一个生产阶段以及分销到最终消费领域的全过程提供基于每件货品的安全性、食品成分来源及库存控制的决策支持，实现食品安全预警。RFID 技术贯穿于食品安全始终，包括生产、加工、流通、消费各环节，全过程严格控制，建立一套覆盖完整产业链的食品安全控制体系。以保证向社会提供优质的放心食品，并可实现供应链的高质量数据交流，让食品行业彻底实现食品的源头追踪和食品供应链的完全透明度。

1. 上层数据中心 主要是由相关监督管理部门通过构建追溯信息查询系统，对每一个环节做到“来源可溯、去向可查、责任可究”，以满足食品监管部门对食品流通各个环节的监管，并在监管的基础上实现了食品流通环节重要数据的统计和关键数据的分析等功能，供相关部门决策。

2. 中层运营管理 主要包括生产环节、流通环节和销售环节，以及中间的物流环节，每一个环节都要做到信息的共享与数据查询服务，包括相关食品流通中的档案资料，都可以随时调用，做到环环不缺、环环紧扣。

3. 下层信息数据采集与处理 对于物体全面信息的感知和收集，包括对静态数据的感知和固定属性的动态感知，以及对环境信息的感知。通过中层传递，上层数据中心的处理并产生措施下达后，加以执行。

4. 食品安全信息溯源系统实例 2010 年上海世博会的食品溯源系统是基于 RFID 和 3G 无线网络等现代化信息技术而建立的，服务于企业和政府监管部门的食品溯源管理信息。它覆盖了世博园外从食品加工配送中心至园内餐饮单位和企业食品原料采购、半成品加工、物流运输、食品入园等多个环节。该系统通过建立食品及企业的数据库，采用 RFID 电子标签等信息技术对食品的溯源信息进行记录，一旦发现问题食品，可以在最短时间内进行追踪溯源，以便及时采取有效措施，最大限度消除或减轻危害。进入世博园区的散装食品均有该系统生成的溯源编码，运输车辆入园流转单均加贴电子标签。该系统以物流配送为关键控制点，保证供博食品的可溯源性。

（1）实现了中心厨房食品进货登记电子化，使进货登记工作变得更加清晰、高效，而且能够永久保存并被溯源系统使用。

（2）实现了对半成品加工过程的电子化管理记录。在溯源系统中，中心厨房每一种半成品使用的原料、加工日期、加工数量、批次都一一进行了记录。

（3）进一步规范了食品入园的配送行为。中心厨房通过溯源系统，将所有需要配送入园的食品或非食品都进行了预约登记，并制作打印食品物流流转单。车辆凭物流流转单入园。

（4）实现了食品安全信息全过程溯源。利用 RFID 电子标签技术，通过食品安全监管信息平台，在世博物流中心入园关口、园内食品经营单位，保障人员通过手持式 RFID 读写设备，现场核查、监控入园各类食品的来源、流向以及相关食品安全信息。

蔬菜溯源如图 6－17 所示。

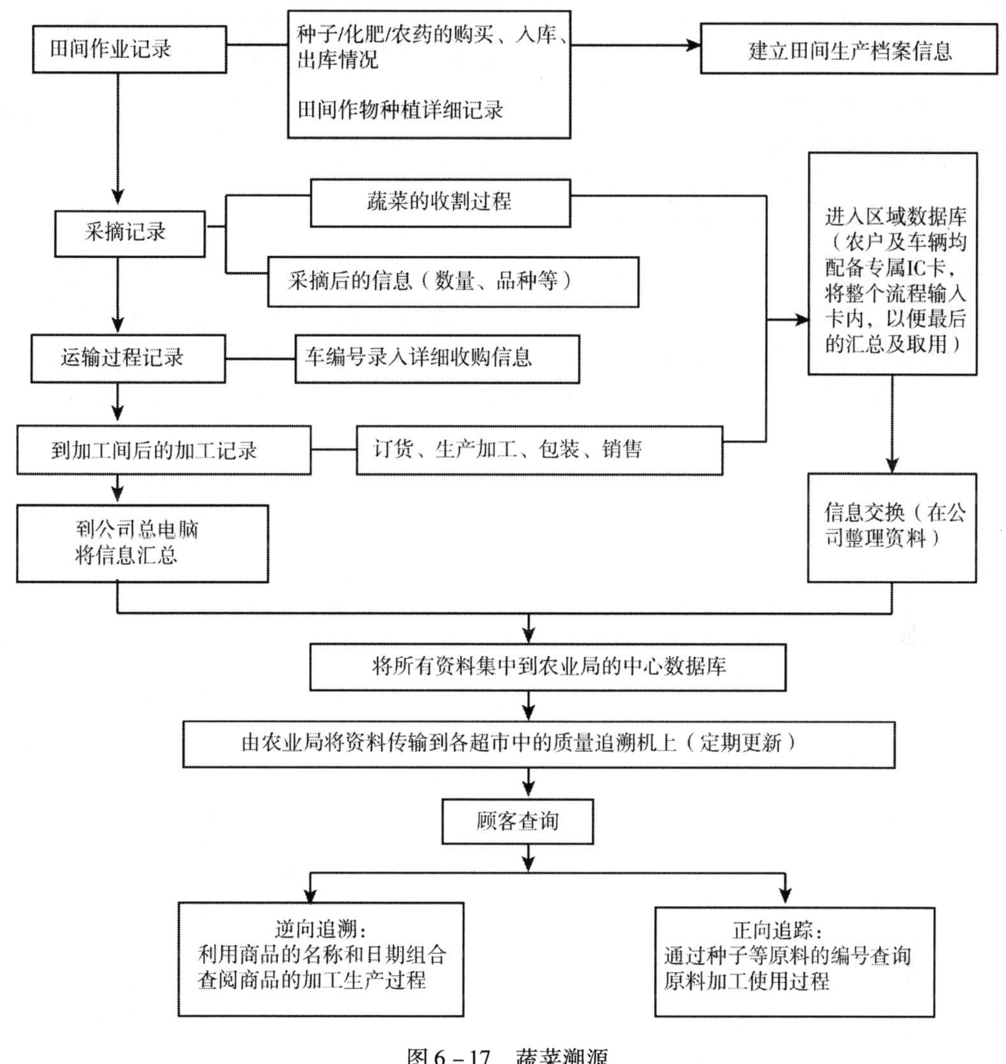

图 6－17　蔬菜溯源

第四节　远程视频监控系统

一、远程视频监控系统概述

视频监控系统是由摄像、传输、控制、显示、记录登记 5 大部分组成。摄像机将视频图像传输到控制主机，控制主机再将视频信号分配到各监视器及录像设备，同时可将需要传输的语音信号同步录入到录像机内。通过控制主机，操作人员可发出指令，对云台的上、下、左、右动作进行控制及对镜头进行调焦变倍的操作，并可通过控制主机实现在多路摄像机及云台之间的切换。利用特殊的录像处理模式，可对图像进行录入、回放、处理等操作，使录像效果达到最佳。

随着现代计算机技术、多媒体技术、网络技术和数字图像压缩技术的迅猛发展，传统模拟监控系统（VCR 监控系统）必将被新一代的数字化，网络化的数字视频监控系统（DVR 数字监控系统）所取代。只要根据需要在需监控的场所安装一定数量的摄像头，即可在值班控制中心实时监控区域内的活动情况，并将其录制保存下来，为事件发生后的调查提供第一手资料。

二、远程视频监控系统的构成

1. 监控前端（采集端） 前端系统主要由信号采集设备、可遥控动作设备以及嵌入式数字硬盘录像机、网络视频服务器以及安装视音频压缩卡的 PC 式 DVR 构成。

（1）信号采集设备包括视音频信号、报警信号采集及其他模拟采集设备，主要由摄像机、拾音设备、报警器、红外探头、门磁、烟雾传感器等组成，其作用主要是提供监控前端各种信号采集功能，如视频、音频、震动、烟雾、非法入侵等其他异常信号以及相关参数的采集。

（2）可遥控动作设备包括电动变焦镜头、全方位云台、室外电控防护罩及射灯开关等其他可控机电设备，这些设备按照中心控制端发来的遥控指令进行动作。

（3）嵌入式数字硬盘录像机、网络视频服务器以及 PC 式 DVR 是整个系统中最重要的设备，负责将采集到的视音频、报警等模拟信号编码、压缩为数字信号，按照标准的网络通信协议通过局域网、互联网或专网传输到监控中心机房。同时，还可以将监控中心机房发出的数字控制命令转化为模拟信号指令发给机电、报警等前端设备。整个系统可以做到监控前端无人值守、高效的监控运作方式。

嵌入式数字硬盘录像机提供视音频的采集、存储、上传，录像资料可以被授权用户访问（回放或下载）；提供报警信号采集、上传（主动）。

网络视频服务器主要实现视音频信号的 IP 化，将数字视音频信号进行压缩编码然后通过设备的以太网接口，将视音频编码数据以 IP 包的形式传送给多个远端 PC 或网络视频解码器，实现视音频的远程传输、监控和存储；同时也支持远程云镜控制和远程报警管理。网络视频服务器基于 IP 网络协议通信，支持以太网、ADSL、Cable Modem、拨号 Modem 等多种接入方式；视音频数据可以在局域网、广域网和互联网内传输；内建 Web Server，可通过 IE 浏览器直接浏览视音频。

2. 传输网络 前端监控设备（硬盘录像机、网络视频服务器）数据上传通道将采用 IP 网络，如局域网、宽带接入、ADSL 拨号等方式实现数据上传，对于少数无法采用有线通道实现上传的应用环境，也可以采用无线宽带设备、无线局域网，以保证视频数据采集的实时性。终端设备（PDA、手机、笔记本电脑）数据下传经过一定通道实现视音频实时监控。

3. 管理中心 管理中心按照逻辑功能可以划分为数据库服务器、管理服务器、流媒体服务器和备用服务器等服务器群。

（1）数据库服务器 提供系统数据的集中管理服务。该数据库系统功能有：用户帐号、登录信息管理；DVR 视频服务器信息管理；计费和流量统计管理。

（2）管理服务器 主要负责与数据库交互，为整个移动监控系统提供业务逻辑控制。其功能包括建立并维护多个客户端的网络连接；鉴权和身份认证；维护用户的登陆会话；接受用户的服务器定位搜索请求，从数据库服务器返回结果；根据用户的监控点要求，将用户需要浏览的服务器数据流重定位到客户端设备。

（3）流媒体服务器 是移动流媒体业务平台的服务器，是提供流媒体业务的核心设备，主要负责移动流媒体的录像保存、实时流媒体转发和码流负载均衡控制。

（4）备用服务器 该服务器在管理服务器或者数据库服务器发生意外故障的时候，能够自动转入服务状态，替代执行管理服务或者数据库服务。根据数据库服务器、流媒体服务器和管理服务器的架构可以为每一台服务器都架设一台备用服务器，备用服务器与主服务器组成双机热备系统。

三、餐饮服务监管对实施监控的运用

1. 温度实时监控系统 温度实时监控系统是采用无线传输的温度监测仪（RFID技术），对需要进行温度控制的冷库、冷链车辆、热链和冷链盒饭等的温度进行实时监控。系统采用无线不间断方式获取温度实时数据，监管人员可以在平台中的温度监控系统中查看被监测点的实时温度。如果被监测温度超过设定值，系统可自动向监管人员和企业负责人发送短信警报。

这一系统可有效节约人力，及时消除温度失控带来的食品安全隐患。利于监管部门在及时发现问题后，第一时间采取行动，也利于企业及时发现问题，在第一时间迅速采取措施纠正或避免不必要的损失，更好地进行管理。

2. 远程视频实时监控系统 远程视频实时监控系统采用高性能移动视频监控探头、通过无线路由和3G等无线信息传输技术将视频监控信息数据传输到监控视频终端。监管人员即可通过网络访问服务器，查看被监控加工场所的实时加工情况、从业人员的行为规范等。通过该技术的应用，监管人员可对食品生产经营单位是否按照规定行为进行实时监控，纠正不符合的行为，消除食品安全隐患。

视频监控的运用，对食品企业和从业人员起到了一定的威慑作用，使其更加自觉遵守食品卫生操作规范。同时，通过实时查看从业人员是否按规定要求进行操作，有助于及时发现提前操作、不规范操作等行为，一定程度上能在最短时间内消除食品安全隐患。

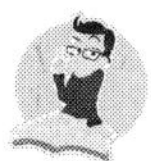

思考题

1. 你认为信息技术的发展趋势会有哪些方向？

2. 你认为本章介绍的餐饮服务食品安全数据库哪些方面可以改进？如果设计一个餐饮服务食品安全管理系统，如何设计其基本架构？

3. 如何将信息技术更好应用于餐饮服务食品安全监管工作中？

参考文献

[1] 史东承，梁超．信息与通信技术学科概论［M］．北京：清华大学出版社，2011.

[2] 饶运涛．电子标签技术［M］．北京：北京航空航天大学出版社，2011.

[3] 张星联，唐晓纯．我国食品安全预警数据库系统的建设与实现［J］．食品科技，2008，33（12）：250－253.

[4] 胡国瑞，张志强，文连奎．计算机信息技术在食品安全控制中的应用［J］．中国食品卫生杂志，2010，22（6）：567－572.

[5] 二维条码/二维码［EB/OL］．http：//www. systron. com. cn/2. htm

[6] RFID 电子封条在货物运输安全实时监控中的应用方案［EB/OL］．http：//wuliubbs. gotoip55. com/viewthread. php？ tid＝479

[7] 实时监控系统简介［EB/OL］．http：//www. livil. cn/Article/cproducts/d5/d1/201003/55. htm

[8] 基于 RFID 的物品实时监控管理系统设计［EB/OL］．http：//www. elecfans. com/tongxin/rf/20111104235746. html

[9] 视频监控系统［EB/OL］．http：//baike. baidu. com/view/2008112. html

[10] 移动视频监控系统的基本原理与结构组成［EB/OL］．［2005－09－15］．http：//www. enet. com. cn/article/2005/0915/A20050915454315. shtml

[11] 无线传感器网跟物联网是两码事（第 6 期）［EB/OL］．［2010－02－08］．http：//www. ciw. com. cn/newsdemo/ciwnews/201002/20100208143059. shtml

[12] 物联网并不等于 RFID（第 5 期）［EB/OL］．［2010－02－01］．http：//www. ciw. com. cn/newsdemo/ciwnews/201002/20100201114602. shtml

[13] 食品溯源的解决方案［EB/OL］．［2011－07－08］ http：//www. autooo. net/autooo/wuxiantongxun/jishu/2011－07－08/74982. html

[14] 食品溯源解决方案［EB/OL］．http：//www. codetag. com. cn/rfid/cn/sulutionShow. aspx？ ArticleID＝16

[15] 食品溯源的解决方案［EB/OL］．http：//www. shuncom. com/cn － jishuzhichi/spsy/500. html

[16] 动物溯源信息化管理系统［EB/OL］．http：//www. idiway. com/solutionshow. aspx？ ID＝23

[17] 周应恒．溯源系统在食品安全管理中的运用［讲义］．南京农业大学经济管理学院